中医四大经典

全|本|全|译|全|注

温病条辨

❧ 全本全译全注 ❧

吴少祯◎译注

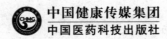

中国健康传媒集团

中国医药科技出版社

内容提要

　　《温病条辨》系清代吴瑭所著，是中医温病学中的一部重要专著，成书以来一直为后世医家所推崇，并作为学习温病学和临床参考的必读书。本书参考诸家注本，对《温病条辨》进行译注。全书共6卷，主要包括原文、白话解、注音、注释等内容，其中白话解通俗易懂，在词义、句式、词序上与经文相互对应；对于文中出现的冷僻费解或具有特定含义的字词、术语等内容，进行了必要的注音和注释。此外，本书采用原文和白话解左右对应的排版形式，行格舒朗，层次分明，方便读者诵读学习。本书适合中医药院校学生、中医药临床工作者及广大中医药爱好者参考阅读。

图书在版编目（CIP）数据

温病条辨全本全译全注/吴少祯译注.—北京：中国医药科技出版社，2022.1
（中医四大经典全本全译全注）

ISBN 978-7-5214-2681-6

Ⅰ.①温… Ⅱ.①吴… Ⅲ.①《温病条辨》-译文 ②《温病条辨》-注释
Ⅳ.①R254.2

中国版本图书馆CIP数据核字（2021）第175356号

美术编辑　陈君杞
版式设计　友全图文

出版　**中国健康传媒集团** | 中国医药科技出版社
地址　北京市海淀区文慧园北路甲22号
邮编　100082
电话　发行：010-62227427　邮购：010-62236938
网址　www.cmstp.com
规格　787×1092mm $\frac{1}{16}$
印张　19 $\frac{1}{2}$
字数　467千字
版次　2022年1月第1版
印次　2023年9月第2次印刷
印刷　三河市百盛印装有限公司
经销　全国各地新华书店
书号　ISBN 978-7-5214-2681-6
定价　**49.00元**

获取新书信息、投稿、为图书纠错，请扫码联系我们。

出版者的话

中医学是中国优秀文化的重要组成部分,传承发展中医药事业是适应时代发展要求的历史使命。中医古籍经典是中医药学发展的根基,中医临床则是其长久发展的核心力量。传承中医,要从读经典入手,文以载道,"自古医家出经典",中医传统思维尽在于医籍,因此经典要读。

《黄帝内经》《伤寒论》《温病条辨》《金匮要略》并称为中医学四大经典著作,几千年来在中医界有着崇高的地位,是后世所有医书所不能取代的,备受历代医家重视,也是现今中医学者必读的经典著作。

由于经典著作成书较早,文字古奥,语句艰深,为了让现代读者更好地古为今用、理解其核心要义,我社组织出版了"中医四大经典全本全译全注"丛书。本套丛书分为《黄帝内经素问全本全译全注》《黄帝内经灵枢全本全译全注》《伤寒论全本全译全注》《温病条辨全本全译全注》《金匮要略全本全译全注》5个分册。各分册主要包括原文、白话解、注音、注释等内容。其中原文选择公认的善本为蓝本;白话解通俗易懂,在词义、句式、词序上与经文相互对应;对于文中出现的冷僻费解或具有特定含义的字词、术语等内容,进行了必要的注音和注释。此外,为方便读者诵读学习,特将本套丛书设计为原文和白话解左右对应的排版形式,行格舒朗,层次分明。

本次整理,力求原文准确,遴选精善底本,若底本与校本有文字存疑之处,择善而从。整理原则如下。

(1)全书采用简体横排,加用标点符号。底本中的繁体字、异体字径改为规范简体字,古字以今字律齐。凡古籍中所见"右药""右件"等字样中,"右"均改为"上"。

(2)凡底本、校本中有明显的错字、讹字,经校勘无误后予以径改,不再出注。

(3)古籍中出现的中医专用名词术语规范为现通用名。如"藏府"改为"脏腑","旋复花"改为"旋覆花"等。

(4)凡方药中涉及国家禁猎及保护动物(如虎骨、羚羊角等)之处,为保持古籍原貌，未予改动。但在临床应用时，应使用相关代用品。

希望本丛书的出版，能够为诵读医籍经典、切于临床实用提供强有力的支持，为培养中医临床人才贡献一份力量。在此过程中，由于编者的知识和水平有限，疏漏之处在所难免，敬请广大读者提出宝贵意见，以便今后修订改进。

中国医药科技出版社

2021年6月

前　言

　　《温病条辨》全书共六卷，清代吴瑭撰，成书于嘉庆三年（1798年）。该书在清代众多温病学家成就的基础上，进一步建立了完全独立于伤寒的温病学说体系，创立了三焦辨证纲领，为温病创新理论之一，是温病学的重要代表著作之一。卷首引《内经》原文共计十九条，作为温病学说之起源。卷一上焦篇；卷二为中焦篇；卷三下焦篇；卷四为杂说，分论与温病病因、病机、诊断、治疗、善后有关的问题；卷五为解产难；卷六为解儿难。

　　吴瑭（1758－1836），字鞠通，淮阴（今属江苏）人。19岁时其父因病而死，伤痛之余，遂广购方书，研读中见张仲景《伤寒论》序中有"外连荣势，内忘身命"之论，因而弃举子业，专事医术。随后，吴瑭至京师，检校《四库全书》，得览明末清初医家吴又可《温疫论》，于是专心于温病诊治。经过10年的钻研，吴氏已有很多心得，但从未敢轻易治疗一人。乾隆五十八年（1793年），当时温疫大行，吴瑭才一展身手，救治了数十人。长期的阅读积累，又经过成功的临床实践，吴瑭开始著书立说。嘉庆三年（1798年），吴氏将书稿初步完成。直到嘉庆甲子年（1804年），吴氏将此书展示给友人徵保。又经过了10年，该书终告完成，并刊于嘉庆十八年（1813年）。

　　《温病条辨》从成编至今，已经历两百多年的历史，为了更好地古为今用，本书对它进行了系统整理，全书按照原著的顺序，对原文进行译注，力求简明扼要，以帮助读者理解其核心要义。全书主要包括原文、白话解、注音、注释等内容。其中原文选择公认的善本为蓝本；白话解通俗易懂，将吴瑭创立的三焦辨证纲领，伏气、时气、戾气三种病因，以及风温、温热、温疫、温毒、暑温、湿温、秋燥、冬温、温疟九大类温病用白话予以解读，在词义、句式、词序上与经文相互对应；对于文中出现的冷僻费解或具有特定含义的字词、术语等内容，进行了必要的注音和注释。此外，为方便读者诵读学习，本书采用原文和白话解左右对应的排版形式，行格舒朗，层次分明。

　　由于水平有限，疏漏之处在所难免，欢迎广大读者提出宝贵意见，以便今后修订改进。

译注者

2021 年 6 月

目　录

卷六 解儿难

凡 例

一、是书仿仲景《伤寒论》作法，文尚简要，便于记诵。又恐简则不明[1]，一切议论，悉以分注注明，俾（bì）[2]纲举目张，一见了然，并免后人妄注，致失本文奥义。

二、是书虽为温病而设，实可羽翼（yì）[3]伤寒。若真能识得伤寒，断不致疑麻桂之法不可用；若真能识得温病，断不致以辛温治伤寒之法治温病。伤寒自以仲景为祖，参考诸家注述可也；温病当于是书中之辨似处究心焉。

三、晋唐以来诸名家，其识见学问工夫，未易窥（kuī）测，瑭（táng）岂敢轻率毁谤乎！奈温病一证，诸贤悉未能透过此关，多所弥缝补救，皆未得其本真[4]，心虽疑虑，未敢直断明确，其故皆由不能脱

一、本书是仿照张仲景先生《伤寒论》的写法，文字力求简明扼要，便于记忆背诵。但又担心文字过于简练而表述不清，让读者产生歧义，因此把需要解释的地方详细地加以注明，使得条理分明，一目了然，同时也可避免后人胡乱注释而失去原来的深义。

二、这本书虽然是为温病而作，但内容上可以补充《伤寒论》之不足。如果真能认清伤寒，就不至于对麻、桂类方剂的治法产生疑惑而不用；如果真能认清温病，就不会用治疗伤寒的辛温方法来治疗温病。治疗伤寒应当以张仲景的《伤寒论》作为基础，参考后世医家的注解和说明就可以；治疗温病应当对这本书中的疑似病症进行深入的辨析和探究。

三、对于晋唐以来有名的医家，他们的学术思想和治病经验，很难全面掌握，我又怎敢轻率地批评指责他们呢？但是对于温病这一类病症，历代名医都没能研究透彻，多数医家只是作了细小的补充，没有认识到它的本质；有的医家心中虽然存有疑虑，也不敢直接指出，这都是因为他们不能从《伤寒论》的蓝本中跳出，他们本来是为了维护张仲景的学说，

---

[1]明：清楚。

[2]俾：使。

[3]羽翼：辅佐。

[4]本真：真实情况，本来面目。

却《伤寒论》蓝本，其心以为推戴仲景，不知反晦（huì）仲景之法。至王安道始能脱却伤寒，辨证温病，惜其论之未详，立法未备。吴又可力为卸却伤寒，单论温病，惜其立论不精，立法不纯，又不可从。惟叶天士持论平和，立法精细。然叶氏吴人，所治多南方证，又立论甚简，但有医案散见于杂证之中，人多忽之而不深究。瑭故历取诸贤精妙，考之《内经》，参以心得，为是编之作。诸贤如木工钻眼，已至九分，瑭特透此一分，作圆满会耳，非敢谓高过前贤也。至于驳证处，不得不下直言，恐误来学。《礼》云："事师无犯无隐，"瑭谨遵之。

四、是书分为五卷，首卷历引经文为纲，分注为目，原温病之始；一卷为上焦篇，凡一切温病之属上焦者系之；二卷为中焦篇，凡温病之属中焦者系之；三卷为下焦篇，凡温病之属下焦者系之；四卷杂说救逆，病后调治。俾阅者心目了然，胸有成局，不致临证混淆（xiáo），有治上犯中，治中犯下[1]之弊。末附一卷，专论产后调治与产后惊风、小儿急慢惊风、痘证，缘[2]世医每于此证，惑

却不知这样反而使张仲景的学术思想得不到发扬。到了王安道，才从伤寒的思想中跳出，把伤寒和温病加以辨别，可惜他对温病的论述并不详细，确立的治法也不够完备。吴又可企图摆脱伤寒论的影响，专门论述温病，可惜他的论述不够清楚，制定的法则杂乱，也不能让后人遵从。只有叶天士对温病的论述较为中肯，制定的法则精确细致。但是因为叶天士是苏州人，所诊治的疾病多为南方常见病，他的理论阐释非常简练，治疗温病的医案常常混杂在治疗杂病中，人们容易忽视而不能深入研究。因此，我收集了历代名家论述温病的精华部分，仔细研究了《内经》中的相关论述，加上自己的心得体会，编写了这本书。就好比木工在木板上打眼，历代名医已经钻了九分，而我只是再钻透了这最后一分，使这本书圆满完成，不敢说我比历代前贤还高明。至于书中对前人的纠正和补充，是害怕耽误以后学医的人，不得不直言不讳地指出。《礼记》说：应当尊重老师，但不要掩盖或隐瞒他的过失。我就是遵从了这一点。

四、本书分为五卷，卷首引用《内经》作为总纲领，再以每条原文下的注释作为条目，来阐释温病的基本理论。第一卷是上焦篇，温病中所有属上焦的内容都收于本篇；第二卷是中焦篇，温病中所有属中焦的内容都收于本篇；第三卷是下焦篇，温病中所有属下焦的内容都收于本篇；第四卷是杂说，包括救治逆证、病后调理等内容，使读者一目了然，胸有成竹，不至于临证时混淆不清，避免把上焦病证当作中焦病证来治，或把中焦病证当作下焦病证来治的错误。本书最后附有一卷，专门论述妇人产后调治、产后惊风、小儿急慢惊风、痘证等，其原因是社会上医生对这些病证认识不清，听信错误言论，诊治毫无根据，误人性命。

---

[1]治上犯中，治中犯下：上、中、下分别指上焦、中焦、下焦。整句意为把上焦病证当作中焦病证来治，或把中焦病证当作下焦病证来治。

[2]缘：因由，因为。

（huò）于邪说，随手杀人，毫无依据故也。

五、《经》谓先夏至为病温，后夏至为病暑。可见暑亦温之类，暑自温而来，故将暑温、湿温，并收入温病论内。然治法不能尽与温病相同，故上焦篇内第四条谓：温毒、暑温、湿温不在此例。

五、《内经》中提到夏至以前发病称为温病，夏至以后发病称为暑病。可见暑病和温病有相类似的地方，因此把暑温、湿温都收入到有关温病的论述中。但他们的治法毕竟与温病不完全相同，所以上焦篇中第四条说：温毒、暑温、湿温的治法须另做讨论。

六、是书之出，实出于不得已。因世之医温病者，毫无尺度，人之死于温病者，不可胜纪。无论先达后学，有能择其弊窦（dòu）[1]，补其未备，瑭将感之如师资之恩。

六、编写这本书，实在是不得已。因为社会上的医生治疗温病时，毫无准则，死于温病的人不计其数。无论是医界前辈，还是后来学者，凡是能指出书中错误，或者补充缺漏的人，我必定感激不尽，视其为自己的老师。

七、是书原为济病者之苦，医医士之病，非为获利而然，有能翻版传播者听之，务望校对真确。

七、我写这本书本来是为了解除患者的病痛，纠正社会上一些医生治疗温病时所犯的错误，而不是为了获得私利。如果有人为了传播知识而翻版印刷，请您务必认真校对，不要出现差错。

八、《伤寒论》六经由表入里，由浅及深，须横看。本论论三焦由上及下，亦由浅入深，须竖看，与《伤寒论》为对待文字，有一纵一横之妙。学者诚能合二书而细心体察，自无难识之证，虽不及内伤，而万病诊法，实不出此一纵一横之外。

八、《伤寒论》以六经辨证为纲领，病证的发展和传变是由表入里，由浅入深，这是从横向的角度认识疾病。本书论及温病是以三焦辨证为纲领，其发展和传变是由上到下，由浅到深，这是从纵向的角度认识疾病。因此本书与《伤寒论》在内容上可以相互补充，一横一纵。读者若是能把两书的内容融会贯通，认真推敲，细心体会，自然不会有难以辨识的疾病。本书虽然没有论及内伤杂病，但这世间所有疾病的诊法，实在不出这一横一纵之外。

---

[1] 弊窦：弊端。

3

九、方中所定分量，宜多宜少，不过大概而已，尚须临证者自行斟酌（zhēn zhuó）。盖药必中病而后可，病重药轻，见病不愈，反生疑惑；若病轻药重，伤及无辜（gū），又系医者之大戒。古人治病，胸有定见，目无全牛[1]，故于攻伐之剂，每用多备少服法；于调补之剂，病轻者日再服，重者日三服，甚则日三夜一服。后人治病，多系捉风捕影，往往病东药西，败事甚多；因拘于约方之说，每用药多者二三钱，少则三五分为率，遂成痼（gù）疾[2]。吾见大江南北，用甘草必三五分。夫甘草之性最为和平，有国老之称，坐镇有余，施为不足，设不假之以重权，乌能为功。即此一端，殊属可笑！医并甘草而不能用，尚望其用他药哉！不能用甘草之医，尚足以言医哉！又见北方儿科于小儿痘证，自一二朝（zhāo）[3]用大黄，日加一二钱，甚至三五钱，加至十三四朝，成数两之多，其势必咬牙寒战，灰白塌（tā）陷，犹曰此毒未净也，仍须下之，有是理乎？《经》曰："大毒

九、本书中各方剂的剂量，是按一般情况确定的，在临床上还应根据病情酌情增减。总之，药物剂量以恰好治愈疾病为度。如果病情重而药力轻，用药后病未痊愈，反而容易产生疑虑；如果病情轻而药力重，便会损伤正气，这是医生最需注意的事。古代名医，治病前对疾病已有成熟而准确的认识，治病便能得心应手，如同高明的屠夫杀牛时看到的不是整只牛，而是牛的皮骨间隙。因此，他们在使用攻邪方药时，往往准备较多的药而每次服用较少的量，以减少药物的不良反应；在使用调补的方药时，病情较轻的患者一日服用两次，稍重的患者一日服用三次，甚至可采用白天服三次，夜间服一次的方法。后世医生治病，往往捕风捉影，用药不切合病情，治疗失败的案例就多；也有医家因为拘泥于成方剂量的规定，按照标准多则用二三钱，少则用三五分，使得疾病迁延日久而愈发难治。以甘草为例，我看到长江流域的医生，甘草都只用到三五分，众所周知，甘草的性情最为平和，被称为"国老"，调和诸药的功效较好，但攻邪的力量不足，治病的时候如果不加大剂量，怎么能获效。就这一个例子，已经很可笑了。一个医生如果连甘草都不会用，还能期望他用好其他药吗？又看到一个北方儿科医生治疗小儿痘证，从发病的第一二天就开始用大黄，每天加一二钱，甚至三五钱，加到十三四天，最后达到数两之多，患儿势必表现为咬牙寒战，痘色灰白而塌陷，医生却说是毒邪没有除尽，仍要用攻下法，有这样的道理吗？《内经》中说："使用性质非常峻猛的药物治病，用到病情好转至六成就应减量；使用性质较峻猛的药物，用到病情好转至七成就应减量；使用性质不太峻猛的药物，用到病情好转至八成也要减量；即使性质缓和的药物，也只能用到病情好转至九成。然后用食物进行调养，总

---

　　[1]目无全牛：全牛，整个一头牛。眼中没有完整的牛，只有牛的筋骨结构。比喻技术熟练到了得心应手的境地。

　　[2]痼疾：久治不愈的疾病。

　　[3]朝：日，天。

治病，十衰其六；中毒治病，十衰其七；小毒治病，十衰其八；无毒治病，十衰其九。食养尽之，勿使过剂。"医者全在善测病情，宜多宜少，胸有确见，然后依经训约之，庶（shù）无过差也。

之用药不能过度。"医生要善于诊查病情，辨别病情轻重，做到用药多少心中有数，然后按照《内经》的原则来斟酌用量，才不会出差错。

十、此书须前后互参，往往义详于前，而略于后，详于后而略于前。再，法有定而病无定。如温病之不兼湿者，忌刚喜柔；愈后胃阳不复，或因前医过用苦寒，致伤胃阳，亦间有少用刚者；温病之兼湿者，忌柔喜刚；湿退热存之际，乌得不用柔哉！全在临证者善察病情，毫无差忒（tè）[1]也。

十、阅读本书时，应该前后内容互相参阅，因为本书前面详细讨论过的内容，后面再提及时会较为简略；同理，书的后面作了详细论述，前面就只是简略地提一下。再有就是治法是固定的，但病证却是在不断变化的。例如不夹湿邪的温病，治疗时忌用刚烈温燥的药物，而宜用寒凉柔润之品；疾病治愈后，胃的阳气没有恢复，或因前面的医生用较多苦寒药伤了胃气，治疗时也可稍加温药来助胃阳。温病夹湿时，用药不宜过于寒凉阴柔，而要适当用些刚烈温燥的药物；但湿邪退去热邪犹存时，又怎能不用寒凉阴柔之剂！总之，临证时医生要善于诊察病情，才不会出现差错。

十一、是书原为温病而设，如疟、痢、疸、痹（bì），多因暑温、湿温而成，不得不附见数条，以粗立规模，其详不及备载，以有前人之法可据，故不详论。是书所详论者，论前人之未备者也。

十一、这本书原本是专门论述温病的，但像疟疾、痢疾、黄疸、痹证这样的疾病，它们的病因多为暑温或者湿温，所以不得不附上若干条文，来做大体论述。关于这些疾病的辨证论治没有详细列出，是因为前人对这些疾病已有全面的论述，这里不再赘述。这本书详细论述的，主要是前人没有讨论过的问题。

十二、是书着眼处全在认证无差，用药先后缓急得宜，不求识证之真，而妄议药之可否，不可与言医也。

十二、这本书的着眼点在于对疾病的辨证准确无误，用药的先后缓急得当，如果医生不能正确辨证，而胡乱地议论如何用药，我们绝不能和这样的人讨论医学问题。

---

[1] 差忒：差错。

十三、古人有方即有法，故取携自如，无投不利。后世之失，一失于测[1]证无方，识证不真，再失于有方无法。本论于各方条下，必注明系用《内经》何法，俾学者知先识证，而后有治病之法，先知有治病之法，而后择用何方。有法同而方异者，有方似同而法异者，稍有不真，即不见效，不可不详察也。

十四、大匠[2]诲人，必以规矩[3]，学者亦必以规矩。是书有鉴于唐宋以来，人自为规，而不合乎大中至正之规，以至后学宗张者非[4]刘，宗朱者非李，未识医道之全体，故远追《玉函经》，补前人之未备，尤必详立规矩，使学者有阶可升，至神明变化出乎规矩之外，而仍不离乎规矩之中，所谓从心所欲不逾矩。是所望于后之达士贤人，补其不逮，诚不敢自谓尽善又尽美也。

十三、古人所制之方，必定有一定的法则，所以能运用自如，收获好的疗效。后世的医家不足在于：一方面对疾病的认识不清，辨证不准，另一方面不根据病证所对应的治法来进行处方。本书所论述方剂条文之下，都写明采用《内经》中什么样的治法，这样就可以使初学者先辨清病证，然后制定恰当的治疗法则，根据治法，选择合适的方剂。因为有些病证治法相同而处方不同，有的病证处方相似但治法却不同，如果不能认真辨识，用药便不会见效，所以一定要认真辨察。

十四、高明的师傅教导弟子，必定会教他们相应的法度准则，弟子也要遵循这些法度准则。鉴于唐宋以后，各医家自立规矩，却都不合乎大中至正之规矩，导致后世医家推崇张子和就非议刘河间，学习朱丹溪就排斥李东垣，而不能认识医学理论的全貌。我写这本书，从《玉函经》开始探索，补充前人的不足，尤其详细地论述治疗法则，使后世学者可以沿着我的阶梯继续攀升。至于临证时疾病变化多端，看似超出治疗法则之外，实则仍然没有离开这个治法的范围，也就是所谓能够随心所欲而不逾越规矩。我真诚地希望后世高明之士能够补充我的不足之处，实在不敢说我的书已是尽善尽美。

---

[1]测：这里指辨别。

[2]大匠：技术高明的工匠。

[3]规矩：礼法，法度。

[4]非：非议，排斥。

一、《六元正纪大论》曰：辰戌（xū）之岁，初之气[1]，民厉[2]温病；卯酉（mǎo yǒu）之岁，二之气[3]，厉大至，民善暴死；终之气[4]，其病温。寅申之岁，初之气，温病乃起；丑未之岁，二之气，温厉大行，远近咸若。子午之岁，五之气[5]，其病温。巳亥（sì hài）之岁，终之气，其病温厉。

叙气运，原温病之始也。每岁之温。有早暮微盛不等，司天在泉，主气客气，相加临而然也。细考《素问》注自知，兹不多赘（zhuì）。

按吴又可谓温病非伤寒，温病多而伤寒少，甚通。谓非其时而有其气，未免有顾此失彼之诮（qiào）[6]。盖时和岁稔（rěn）[7]，天气以宁，民

一、《六元正纪大论》说，辰戌年，大寒到惊蛰这段时间，人们容易得疫病和温病。卯酉年，春分到立夏这段时间，多发生疫病，人们常暴病而亡；小雪到小寒这段时间，多发生温病。寅申年，大寒到惊蛰这段时间，也易发生温病；丑未年，春分到立夏这段时间，瘟疫流行，人们不论远近，都可发病。子午年，秋分到立冬这段时间，也易发生温病。巳亥年，小雪到小寒这段时间，多发生温病和疫病。

这是按照运气学说，来探讨温病发生的原因。每年感染温病，有发生早晚和病情轻重的不同，是因为每年的司天、在泉、主气、客气不同而造成的。认真地参阅《素问》及各家的注释便会知晓，这里不作详细论述。

按　吴又可提出温病不是伤寒，温病多见但伤寒少见，这些都是对的。认为温病出现的原因是某个季节出现了这个季节不该有的气候，难免被人指责顾此失彼。如果这一年气候正常，风调雨顺，人民安居乐业，即使温病应当盛行，病情也会比

---

[1] 初之气：指大寒以后至惊蛰之前。

[2] 厉：疫病。

[3] 二之气：指春分以后至立夏之前。

[4] 终之气：指小雪以后至大寒之前。

[5] 五之气：指秋分以后至小雪之前。

[6] 诮：责备。

[7] 稔：庄稼成熟。

气以和，虽当盛之岁亦微；至于凶荒兵火之后，虽应微之岁亦盛，理数自然之道，无足怪者。

较轻微；如果这一年兵荒马乱、战火交加，即使温热之气轻微，温病也会盛行，这是自然规律，不足为怪。

二、《阴阳应象大论》曰：喜怒不节，寒暑过度，生乃不固。故重阴必阳，重阳必阴，故曰：冬伤于寒，春必病温。

二、《阴阳应象大论》中说：如果情志失调超过正常的节度，气候变化失其常度，就会影响健康。凡是阴发展到极点就会向阳转变，阳发展到极点就会向阴转变，所以说冬天受了寒邪，春天就会发为温病。

上节统言司天之病，此下专言人受病之故。

前一节讨论五运六气引起的疾病，下面专门讨论人发生温病的原因。

细考宋元以来诸名家，皆不知温病伤寒之辨。如庞安常之《卒病论》，朱肱（gōng）之《活人书》，韩祗（dī）和之《微旨》，王实之《证治》，刘守真之《伤寒医鉴》《伤寒直格》，张子和之《伤寒心镜》等书，非以治伤寒之法治温病，即将温暑认作伤寒，而疑麻桂之法不可用，遂别立防风通圣、双解通圣、九味羌活等汤，甚至于辛温药中加苦寒，王安道《溯洄（sù huí）集》中辩之最详，兹不再辩。论温病之最详者，莫过张景岳、吴又可、喻嘉言三家。时医所宗者，三家为多，请略陈之：按张景岳、喻嘉言，皆著讲寒字，并未理会本文上有"故曰"二字，上文有"重阴必阳，重阳必阴"二句。张氏立论出方，悉与伤寒混，谓温病即伤

仔细考证宋元以来的著名医家，都没有明确指出伤寒和温病的不同。如庞安常的《伤寒总病论》，朱肱的《活人书》，韩祗和的《伤寒微旨论》，王实的《证治》，刘守真的《伤寒医鉴》和《伤寒直格》，张子和的《伤寒心镜》等书，不是用治疗伤寒的方法治疗温病，就是把温病、暑病误认作伤寒，或是怀疑麻桂剂等辛温的方法不能用，于是另外创立了防风通圣散、双解通圣散、九味羌活汤等方，甚至在辛温药中加苦寒药。王安道在《溯洄集》中有详细的论述，这里就不再赘述。对温病论述最详细的莫过于张景岳、吴又可、喻嘉言这三位医家。社会上医生所推崇的也多是这三位医家的理论。请允许我简单地分析一下：张景岳、喻嘉言的理论着重强调"寒"，并没有注意到《内经》原文中的"故曰"二字，而且在"故曰"前面还有"重阴必阳，重阳必阴"这两句话。张景岳在对温病的论述和处方上，把温病和伤寒混为一谈，说温病就是伤寒，因为沿袭前人的旧论，完全没有自己的见解，所以不值得评论。喻嘉言对温病的论述，虽然作了自己的分析，但在中篇里把伤寒的少阴病、厥阴病混入其中，所论述的治法和处方也没有跳出辛温解表和辛热温里，而用这样的治法治疗温病危害极大。刻苦钻研、学

寒，袭前人之旧，全无实得，固无足论。喻氏立论，虽有分析，中篇亦混入伤寒少阴、厥阴证，出方亦不能外辛温以发表、辛热温里，为害实甚。以苦心力学之士，尚不免智者千虑之失，尚何怪后人之无从取法，随手杀人哉！甚矣，学问之难也！吴又可实能识得寒温二字，所见之证，实无取乎辛温、辛热、甘温，又不明伏气为病之理，以为何者为即病之伤寒，何者为不即病待春而发之温病，遂直断温热之原非风寒所中，不责己之不明，反责经言之谬，瑭推原三子之偏，各自有说：张氏混引经文，将论伤寒之文，引证温热，以伤寒化热之后，经亦称热病故也，张氏不能分析，遂将温病认作伤寒。喻氏立论，开口言春温，当初春之际，所见之病，多有寒证，遂将伤寒认作温病。吴氏当[1]崇祯（zhēn）凶荒兵火之际，满眼温疫，遂直辟（pì）[2]经文"冬伤于寒，春必病温"之文。盖皆各执己见，不能融会贯通也。瑭按伏气为病，如春温、冬咳、温疟，《内经》已明言之矣。亦有不因伏气，乃司天时令现行之气，如前列《六元正纪》所云是也。此二者，皆理数之常者也。更有非其时而有其气，如又可

有成就的名医难免有考虑不周全的时候，又怎么能怪后世的医生没有正确的治法可遵循，断送了许多无辜的生命！做学问多难呀！吴又可将伤寒和温病分开，治疗温病已不再采取辛温、辛热、甘温的方法。但他却不明白伏气致病的理论，对什么是感受寒邪立即发病的伤寒，什么是感受寒邪不立刻发病，等到春天才发的温病不理解，于是直接断言温病的原因不是感受伤寒。他不检讨自己没有搞清楚《内经》伏气发病的理论，反而批评《内经》的学说有错误。我推想上述三位医家对温病的认识存在偏颇，各自有其原因。张景岳是误引《内经》原文，把讨论伤寒的经文来阐释温病，这是因为《内经》中将伤寒化热后的病称为热病。张景岳不能正确分析，把温病当作伤寒。喻嘉言论及温病，是以春温为主，因为初春时候所见到的病症大多为感受寒邪，所以把伤寒误当作温病。吴又可处在明末崇祯年间，灾荒不断，战火纷飞，到处都是瘟疫，所以他坚决反对《内经》中"冬伤于寒，春必病温"的观点。这三位医家每个人都各执己见，不能把相关的理论融会贯通。我认为温病的发生是由伏气而致，比如春温、冬咳、温疟，《内经》中已明确指出。有些温病不是因为伏气所引起的，而是由司天时令之气所引发，正如上一条的《六元正纪大论》所说的那样。以上两个原因都是比较常见的，另外还有感受了不是当令的主气，或者吴又可所说的戾气，这两种情况都是可以发生的，但都不常见，只有善于观察的医生才能发现其中的变化而采取相应的治疗措施。

---

[1] 当：正在那时候。

[2] 辟：驳斥。

所云戾气，间亦有之，乃其变也。惟在司命者善察其常变而补救之。

三、《金匮真言论》曰：夫精者，身之本也，故藏于精者，春不病温。

《易》曰：履（lǚ）霜坚冰至。圣人恒示戒于早，必谨于微。《记》曰：凡事豫[1]则立。《经》曰：上工不治已病治未病，圣人不治已乱治未乱。此一节当与《月令》参看，与上条冬伤于寒互看。盖谓冬伤寒则春病温，惟藏精者足以避之。故《素问》首章《上古天真论》即言男女阴精之所以生，所以长，所以枯之理；次章紧接《四气调神大论》，示人春养生以为夏奉长之地，夏养长以为秋奉收之地，秋养收以为冬奉藏之地，冬养藏以为春奉生之地。盖能藏精者一切病患皆可却，岂独温病为然哉！《金匮》谓五脏元真通畅，人即安和是也。何喻氏不明此理，将冬伤于寒作一大扇文字，将不藏精又作一大扇文字，将不藏精而伤于寒，又总作一大扇文字，勉强割裂《伤寒论》原文以实之，未免有过虑则凿之弊。不藏精三字须活看，不专主房劳说，一切人事之能摇动其精者皆是，即冬日天气

三、《金匮真言论》中说，精是人体健康和生命的根本，所以保养好人体的精气，春天就不会得温病。

《易经》中说：当踩到微霜的时候，预示河里结坚冰的严冬即将到来。古代圣贤告诫我们凡事要早发现、早准备，出现细微的征兆时就要谨慎对待。《礼记》中说：凡事提前准备就容易成功。《内经》中说：高明的医生不仅治疗已经发生的疾病，还能及时预防疾病的发生和发展。就好比圣明的君主不是等动乱发生后才去治理，而是要及时预防动乱的发生。这一节的内容，可以和《礼记·月令》相互参看，并和上一条论述的"冬伤于寒"相互参看。所说的冬天受寒邪春天便会患温病，如果能够保养好精气就完全可以避免。所以《素问》在第一章《上古天真论》中就探讨男女阴精是如何生成，如何充盛，如何消亡；第二章在《四气调神大论》中紧接着告诉人们如果春季顺应自然生发的趋势，就能为夏长打好基础；夏季顺应自然生长的趋势，就能为秋收打好基础；秋季顺应自然收敛的趋势，就能为冬藏打好基础；冬季顺应自然封藏的趋势，就能为春生打好基础。凡能保养好精气的人，任何疾病都不易发生，更何况温病呢！这就是《金匮要略》中所说的五脏元气通畅，人体也会平安健康。喻嘉言却不明白这个道理，把因为冬季感受寒邪发病作了一大篇文章，将不藏精气而发病又用大篇幅来论述，把既不藏精气而且冬天感受寒邪而发病再总地作了一大篇文章，同时勉强割裂《伤寒论》放在其中作为引证，难免因考虑过多而显得过于刻板。《内经》中的"不藏精"应该灵活理解，不能认为专指性生活过度而不藏精，一切能耗伤人体精气的行为都属于不藏精。比如冬天气候应寒冷，如今却阳气不潜藏，像春天那样气候转暖、阳气开泄，使得桃

---

[1] 豫：同"预"，事前。

应寒而阳不潜藏，如春日之发泄，甚至桃李反花之类亦是。

树、李树等提前开花，这都属于不藏精。

四、《热论篇》曰：凡病伤寒而成温者，先夏至日者为病温，后夏至日者为病暑。暑当与汗出，勿止[1]。

四、《热论篇》说：凡是感受寒邪而成为温热病的，如果在夏至以前发病称为温病，在夏至以后发病称为暑病。暑病汗出，可使暑热以汗散泄，所以不要止汗。

温者，暑之渐也。先夏至，春候[2]也。春气温，阳气发越，阴精不足以承之，故为病温。后夏至，温盛为热，热盛则湿动，热与湿搏而为暑也。勿者，禁止之词。勿止暑之汗，即治暑之法也。

温病发生于暑病之前。夏至以前是春天的气候特征。春季气候温暖，阳气开始发泄，如果人体阴精不足，不能和阳气保持平衡，就会发生温病。夏至以后，温和的气候逐渐转热，气候炎热而湿气蒸腾，热邪与湿邪相搏结而发为暑邪。《内经》中说"勿"，是禁止的意思，强调暑病不止汗，是治疗暑病的方法之一。

五、《刺志论》曰：气盛身寒，得之伤寒；气虚身热，得之伤暑。

五、《刺志论》中说：人体之气盛实而自觉恶寒，是感受寒邪而得了伤寒；人体之气虚弱而自觉发热，则是感受了暑邪而得了暑病。

此伤寒暑之辨也。经语分明如此，奈何世人悉以治寒法治温暑哉！

这是伤寒和暑病的辨析要点。《内经》原文已经说得很清楚了，为什么世间医生还是用治疗伤寒的方法来治疗温病呢！

六、《生气通天论》曰：因于暑，汗，烦则喘喝，静则多言。

六、《生气通天论》中说：感受暑邪而发病的表现是，多汗，烦躁不安而气喘喝喝有声，或是静卧嗜睡而谵语多言。

暑中有火，性急而疏泄，故令人自汗。火与心同气相求，故善烦（烦从火从页，谓心气不宁，而面若火烁也）。烦则喘喝者，火克金故喘，郁遏（è）胸中清廓之气，故欲喝而呻

暑邪有火热的特性，起病急骤、传变快，易导致人体气机疏泄而出汗。火与心属性相同，所以容易引起烦躁（烦字由火和页组成，烦就是心气不得安宁，面部发红像火灼烧一样）。烦躁而气喘喝喝，是火热郁于胸中致使肺气不得宣降的原因，即火克金，再加上暑邪阻碍胸中清气，所以气喘喝喝，口

---

[1] 止：拦阻，使停住，这里指止汗。

[2] 春候：春天的气候。

之。其或邪不外张而内藏于心，则静；心主言，暑邪在心，虽静亦欲自言不休也。

中呻吟。如果邪气不能外透而扰动心神，患者就会静卧嗜睡；因为心掌管语言，暑邪扰心，虽然静卧但常常谵妄多语，喋喋不休。

七、《论疾诊尺篇》曰：尺肤[1]热盛，脉盛躁[2]者，病温也；其脉盛而滑者，病且出也。

七、《论疾诊尺篇》中说：肘部至腕部皮肤发热，脉盛大而躁动，是温病的表现；如果脉盛大但不躁动而滑利，是病邪将被驱除而病愈的迹象。

此节以下，诊温病之法。

从这一段开始，讨论温病的诊断方法。

《经》之辨温病分明如是，何世人悉谓伤寒，而悉以伤寒足三阴经温法治之哉！张景岳作《类经》，割裂经文，蒙混成章，由未细心绌绎（chōu yì）[3]也。尺肤热甚，火烁（shuò）精也；脉盛躁，精被火煎沸也；脉盛而滑，邪机向外也。

《内经》中对温病的辨析讲得如此明白，为什么当下的医生还是常常把温病当作伤寒，用治疗伤寒足三阴经的温热方药来治疗温病呢！张景岳编写《类经》，是把《内经》的原文割裂拼凑而成，蒙混读者，没有用心分析、阐述《内经》要旨。肘关节至寸口的皮肤发热，是火邪着烁阴精；脉象大而急躁，是由于阴精被火邪煎熬沸腾；脉大而滑，是病邪外达所致。

八、《热病篇》曰：热病三日[4]，而气口[5]静，人迎[6]躁者，取之诸阳五十九刺[7]，以泻其热而出其汗，实其阴以补其不足者。身热甚，阴阳皆静者，勿刺也；有可刺者，急取之，不汗出则泄。所谓勿刺者，有死

八、《热病篇》说：热病到了第三天，如果寸口脉象平静而人迎脉象躁动，可以针刺五十九个阳经的穴位，使病患出汗而除去阳分热邪，同时应配用补法针刺阴经的穴位，以补充阴分不足。如果患者身热明显，寸口、人迎的脉象都显沉静，这是阳证得阴脉的现象，不宜针刺；对于可以进行针刺的病症，应尽快施治，如果刺后没有出汗，要采用泄热的其他治法。上文讲到不能针刺的情况，是因为脉

---

[1] 尺肤：指前臂内侧自肘关节至腕关节的皮肤。

[2] 躁：指脉象动数。

[3] 绌绎：引出端绪，整理出头绪，引申为阐述。

[4] 热病三日：热病的初期。

[5] 气口：两手桡骨头内侧桡动脉的诊脉部位，又称"寸口"。

[6] 人迎：颈总动脉的搏动处。

[7] 五十九刺：指针刺能够治热病的59个穴位。

征也。热病七日八日，动喘而弦[1]者，急刺之，汗且自出，浅刺手大指间。热病七日八日，脉微小，病者溲（sōu）血，口中干，一日半而死，脉代[2]者一日死。热病已得汗出而脉尚躁，喘，且复热，勿刺肤，喘甚者死。热病七日八日，脉不躁，躁不散数，后三日中有汗，三日不汗，四日死；未曾汗者，勿腠刺之。热病不知所痛，耳聋不能自收，口干，阳热甚，阴颇有寒者，热在骨髓，死不可治[3]。热病已得汗而脉尚躁盛，此阴脉之极也，死；其得汗而脉静者生。热病者，脉尚躁盛而不得汗者，此阳脉之极也，死（阳脉之极，虽云死征，较前阴阳俱静有差。此证犹可大剂急急救阴，亦有活者。盖已得汗而阳脉躁甚，邪强正弱，正尚能与邪争，若留得一分正气，便有一分生理[4]，只在留之得法耳。至阴阳俱静，邪气深入下焦阴分，正无捍邪之意，直听邪之所为，不死何待）。脉盛躁，得汗，静者生。热病不可刺者有九：一曰汗不出，大颧（quán）发赤，哕（yuě）者死。二曰泄而腹

证相反，有死亡的征象。热病到了第七八天，患者稍微活动就会觉得气喘而脉弦，应该立即用针刺的方法，可浅刺手大指间的少商穴，使患者汗出而邪气随之外泄。热病到了第七八天，患者脉象微小，是正气不足的表现，如果患者尿血，口中干燥，可能在一天半内死亡。如果出现代脉，患者可能一天内死亡。如果热病已经出汗，但脉象仍然躁急，并伴有气喘，全身发热，不能再用针刺，以防再伤其正气。如果气喘严重的，就会死亡。热病到了第七八天，患者脉象不躁急，或者虽然躁动却不散大、不数急，三天内应该出汗；如果三天内不出汗，可能在四天内死亡；如果始终没有出汗，一定不能针刺。热病患者有疼痛但不知痛处，伴有耳聋，四肢运动迟缓，口中干燥，阳气偏盛时发热，阴气偏盛时怕冷，说明邪热已到达骨髓，病情危重无法救治。如果热病已经出汗，但脉象仍然急躁盛大，是阴液极虚，有阳无阴的表现，可能会导致死亡。如果热病已经出汗，脉象平静，预后一般较好。热病脉象急躁盛大，却不出汗，这是阳热极盛的表现，预后不好。（阳热极盛虽是危重证候，但和前文提到的阴阳脉都平静而身热是有区别的，这种病证可以用大剂量补阴的药急速补其阴液，或许可以保全性命。因为热病已出汗而阳脉仍然躁急，是正气不足、邪气亢盛的表现，但正气还能和邪气相抗争。此时多留一分正气，就多一分生存的希望，只要保留正气的方法得当。等到阴阳脉都已平静无力，病邪已经深入到下焦阴分，正气完全没有抵抗邪气的力量，只能任凭病邪肆虐，患者难道还会不死吗？）热病脉象盛大急躁，出汗后脉象平静的患者预后较好。热病不能进行针刺的情况有以下九种：一是不出汗，颧红且呃逆的患者，预后不佳；二是腹泻并且腹部极度胀满的患者，预后不佳；三是双目视物不清，身热不退的患者，预后不佳；四是老人、婴儿，身

---

[1] 动喘而弦：指稍微活动后，就气喘不已，并见弦脉。

[2] 代：指代脉。

[3] 死不可治：病情危重，无法救治。

[4] 生理：生存的希望。

满甚者死。三曰目不明，热不已者死。四曰老人婴儿，热而腹满者死。五曰汗大出，呕，下血者死。六曰舌本烂，热不已者死。七曰咳而衄（nù），汗不出，出不至足者死。八曰髓（suǐ）热者死。九曰热而痉者死，腰折、瘛疭（chì zòng）[1]、齿噤齘（jìn xiè）[2] 也。凡此九者，不可刺也。太阳之脉色荣颧骨，热病也，与厥阴脉争见者，死期不过三日。少阳之脉色荣颊前，热病也，与少阴脉争见者，死期不过三日。

热而腹满的患者，预后不佳；五是大汗淋漓，呕吐且大便下血的患者，预后不佳；六是舌根溃烂，且持续发热不退的患者，预后不佳；七是咳嗽，清窍出血，不出汗或者足部无汗的患者，预后不佳；八是患者自觉热从骨髓中蒸出，预后不佳；九是发热且痉厥，腰背反张，手足抽搐，牙关紧闭的患者，预后不佳。以上这九种情况绝对不能针刺。足太阳经循行于颧部，所以热病时颧部发红。如果太阳病和厥阴病同时出现，患者可能在三日内死亡。足少阳经循行于面颊部，热病时面颊发红。如果少阳病和少阴病同时出现，患者可能三日内死亡。

此节历叙热病之死征，以禁人之刺，盖刺则必死也。然刺固不可，亦间有可药而愈者。盖刺法能泄能通，开热邪之闭结最速，至于益阴以留阳，实刺法之所短，而汤药之所长也。

这一节逐条叙述了热病的"死征"，这些证候都是禁止针刺的，若强行针刺，必然导致患者死亡。虽然这些证候不能用针刺的方法，但有的还可以用药物治愈。因为针刺有开泄和宣通的作用，所以清泻热邪、开解郁结的速度最快，但是在补益阴液以收敛阳气这一方面，却是针刺的短处，汤药的长处。

热病三日而气口静人迎躁者，邪机尚浅，在上焦，故取之诸阳[3] 以泄其阳邪，阳气通则汗随之。实其阴以补其不足者，阳盛则阴衰，泻阳则阴得安其位，故曰实其阴，泻阳之有余，即所以补阴之不足，故曰补其不

热病到了第三天气口脉平静而人迎脉急躁，表明病邪侵犯人体轻浅，病位在上焦，所以选取各阳经的穴位来宣泄阳分的邪热，阳气宣通，邪气便随汗外解。进而调养阴分以补充阴液的不足，因为阳热亢盛耗损阴液而阴虚，泄阳热之邪便可顾护阴液，所以原文中说"实其阴，泻阳之有余"，这也就是针刺能补阴的道理。（"实其阴以补其不足"，这句话实际上是治疗温病最重要的纲领。凡是热病没有不

---

[1] 瘛疭：手足痉挛。

[2] 齿噤齘：牙齿打颤、磨牙。

[3] 诸阳：指各阳经的穴位。

足也。（实其阴以补其不足，此一句，实治温热之吃紧[1]大纲。盖热病未有不耗阴者，其耗之未尽则生，尽则阳无留恋，必脱而死也。真能体味此理，思过半矣。此论中治法，实从此处入手）

耗伤阴液的，如果阴液没有耗尽，尚且存在生机，如果阴液已耗尽，阳气没有依附之地，必然外脱而导致死亡。倘若真的能明白这个道理，对温病的治法就掌握了一半。本书所论述的治法，就是从这里入手。）

身热甚而脉之阴阳皆静，脉证不应，阳证阴脉，故曰勿刺。

患者身热较重，阴阳脉却相对平静，这是脉和证不相符，在阳证中出现阴脉，预后不好，所以说不能针刺。

热病七八日，动喘而弦，喘为肺气实，弦为风火鼓荡，故浅刺手大指间，以泄肺气，肺之热痹开则汗出。大指间，肺之少商穴也。

热病到了第七八天，稍微活动就气喘，脉弦，气喘是邪热壅肺、肺气闭实，弦脉是风邪和火邪相互搏结，鼓荡张扬，可以浅刺大指手太阴肺经的少商穴，来宣泄肺热，闭阻在肺的邪热得以外泄，使得汗随之而出。

热证七八日，脉微小者，邪气深入下焦血分，逼血从小便出，故溲血；肾精告竭，阴液不得上潮，故口中干；脉至微小，不惟阴精竭，阳气亦从而竭矣，死象自明。倘脉实者可治，法详于后。

热病到了七八天，脉象微小，邪气深入到下焦血分，迫血妄行，使血从小便出，就会出现尿血。病入下焦，肾精亏虚，阴液不能上乘，就会出现口干；脉象微小，不只是阴液耗竭，阳气也随之耗竭，已是生命垂危。如果脉象比较有力，还是可以治疗的，具体方法在后面有详细论述。

热病已得汗，脉尚躁而喘，故知其复热也；热不为汗衰，火热克金故喘，金受火克，肺之化源欲绝，故死。间有可治，法详于后。

热病已经出汗，脉象仍然急躁而有气喘的表现，据此可以推测会再次发热；发热不会随着汗出而退，火热之邪克伐肺金导致肺气壅盛而喘。如果火热之邪克伐肺金导致肺气化源衰竭，易致死亡。有时也有救活的案例，具体方法在后面有详细论述。

---

[1]吃紧：重要，要紧。

热病不知所痛，正衰不与邪争也；耳聋，阴伤精欲脱也；不能自收，真气惫也；口干热甚，阳邪独盛也；阴颇有寒，此寒字，作虚字讲，谓下焦阴分颇有虚寒之证，以阴精亏损之人，真气败散之象已见，而邪热不退，未有不乘其空虚而入者，故曰热在骨髓，死不治也。其有阴衰阳盛而真气未至溃败者，犹有治法，详见于后。

热病患者有疼痛而不知道病痛所在，提示正气虚衰，无力与邪气抗争；耳聋是阴液大伤，肾精虚衰所引起的；四肢弛缓，不能运动自如，提示真气虚衰；口干而身热较重，是阳热之邪亢盛，阴液大虚所引起的。原文"阴颇有寒"中的"寒"字应按照"虚"字来理解，意思是下焦阴分虚衰，阴精亏损的患者，已经出现真气衰败的危象。如果邪热不退，必定趁虚而入，所以说邪热已经深入到骨髓，往往病情危重难以救治。如果阴液虚衰，阳热亢盛，但真气还没有衰败，尚有救治的方法，具体治法在后面有详细论述。

热病已得汗而脉尚躁盛，此阴虚之极，故曰死。然虽不可刺，犹可以药，沃之得法，亦有生者，法详于后。

热病已经出汗而脉象仍然躁急，是阴液极虚的表现，所以是死亡的征象。这样的病虽然不可以用针刺的方法，但还可以使用汤药，如果补阴的方法恰当，也还是有治好的可能，具体治法在后面有详细论述。

脉躁盛不得汗，此阳盛之极也。阳盛而至于极，阴无容留之地，故亦曰死。然用药开之得法，犹可生，法详于后。

脉象躁急盛大却不出汗，这是阳热之邪盛极的表现。阳热亢盛到了极点，阴液必然消耗殆尽，所以说这也是死亡的征象。然而用药物治疗使邪热开泄，还是有生存的可能，具体治法在后面有详细论述。

汗不出而颧赤，邪盛不得解也；哕（yuě）[1]，脾阴病也。阴阳齐病，治阳碍阴，治阴碍阳，故曰死也。泄而腹满甚，脾阴病重也，亦系阴阳皆病。目不明，精散而气脱也。《经》曰：精散视歧[2]，又曰：气

热病无汗，颧部发红，提示邪热亢盛，不能外解；呃逆，是脾阴病。此时阴阳俱病，如果用寒凉药治疗阳热证则妨碍脾阴，如果用温养濡润之品治脾阴不足又不利于邪热外解，所以说难治。腹泻伴见腹部极度胀满，是脾阴病重症，也属于阴阳俱病。双目视物不清，是阴精耗散、正气外脱的表现。《内经》中说：精气耗散会出现视物重影。又说：正气

---

[1] 哕：呃逆。

[2] 视歧：一种证名，指视一物为二物的证候。

脱者目不明。热犹未已，仍烁其精而伤其气，不死得乎！老人婴儿，一则孤阳已衰，一则稚阳未足，既得温热之阳病，又加腹满之阴病，不必至于满甚，而已有死道焉。汗不出为邪阳盛，呕为正阳衰；下血者，热邪深入不得外出，必逼迫阴络之血下注，亦为阴阳两伤也。舌本烂，肾脉、胆脉、心脉皆循喉咙系舌本，阳邪深入，则一阴一阳之火结于血分，肾水不得上济，热退犹可在，热仍不止，故曰死也。咳而衄，邪闭肺络，上行清道，汗出邪泄可生，不然则化源绝矣。髓热者，邪入至深至于肾部也。热而痉，邪入至深至于肝部也。以上九条，虽皆不可刺，后文亦间立治法，亦有可生者。太阳之脉色荣颧骨为热病者，按手太阳之脉，由目内眦（zì）斜络于颧，而与足太阳交，是颧者两太阳交处也。太阳属水，水受火沸，故色荣赤为热病也；与厥阴脉争见，厥阴，木也，水受火之反克，金不来生木反生火，水无容足之地，故死速也。少阳之脉色荣颊前为热病者，按手少阳之脉，出耳前，过客主人[1]前（足少阳穴），交颊（jiá）至目锐（ruì）眦而交足少

外脱，便会视物不清。如果邪热还未消退仍在灼耗阴精、消损正气，怎么会不死呢？老人和婴儿，前者属于阳气虚衰，后者属于阳气未充，温病属阳病，腹满属阴病，如果他们既得了温病又得了腹满，即使腹满不重，也处于非常危险的状态。患者不出汗是阳热之邪盛于内，呕吐则脾阳虚于里。大便下血，是热邪深入不得外出，逼迫肠道血络中血液下注而便血，也是阴阳两伤的表现。热病中出现舌根溃烂，是因为肾脉、胆脉、心脉都循行于咽喉而系于舌根，阳热之邪深入，会影响到少阴肾经和少阳胆经，火热之邪结于这两条经脉的血分，使得肾阴不能上承，而出现舌根溃烂，如果此时热邪能退，还不至于威胁生命，如果热邪不退，患者大多预后不佳。热病咳嗽伴清窍出血，是邪热闭阻肺络，邪热迫血上行而清窍出血，此时如果能出汗使邪热外泄，就还有生还的可能，否则便会导致肺的化源欲绝。热从骨髓蒸出，是因病邪深入到肾造成的。发热并见痉厥，是邪热深入肝的表现。以上九种情况，虽然都不能进行针刺，但对于一些病，后文列出具体的治法，还是有生还的可能。手足太阳经脉经过颧部，颧部发红是太阳热病的表现，手太阳经从眼睑内角发出，经过颧部，和经过该处的足太阳经脉相交接，所以颧部是手足太阳经脉交接的地方。五行中太阳属水，水在火的作用下会沸腾，所以颧部发红是热邪侵犯太阳经的表现。若太阳病与厥阴病同时出现，是病情危重的征象。厥阴属木，太阳热病表现为水受火的反克，厥阴热病表现为肺金不能生木反生火，水无化生之源，阴液虚耗，患者多预后不佳。面颊发红是少阳经受邪所致热病的表现，因为手少阳经脉经过耳前，再通过足少阳经的客主人穴，交会于面颊，到眼外角而交于足少阳经，所以面颊是手足少阳经交会的地方。少阳属相火，火的红色显现于两条经脉交接的地方，所以是热病的表现。少阴属君火，如果少阴病并见面颊发红，是少阴君火和少阳相火相互交结炽烈，必然导致严重耗伤阴液，一般

---

[1] 客主人：穴位名称，在耳前与颊部之间，属足少阳经。

阳，是颊前两少阳交处也，少阳属相火，火色现于二经交会之处，故为热病也；与少阴脉争见，少阴属君火，二火相炽，水难为受，故亦不出三日而死也。

不出三天就会死亡。

九、《评热病论》：帝曰：有病温者，汗出辄（zhé）复热，而脉躁疾，不为汗衰，狂言不能食，病名为何？岐伯曰：病名阴阳交[1]，交者死也。人所以汗出者，皆生于谷，谷生于精。今邪气交争于骨肉而得汗者，是邪却而精胜也。精胜则当能食而不复热。复热者，邪气也，汗者，精气也。今汗出而辄复热者，邪气胜也；不能食者，精无俾也；病而留者，其寿可立而倾也。且夫《热论》曰：汗出而脉尚躁盛者死。今脉不与汗相应，此不胜其病也，其死明矣。狂言者，是失志，失志者死。今见三死，不见一生，虽愈必死也。

九、《评热病论》：黄帝说：有的患者得了温病，汗出后热稍退，但很快热势又上升，脉象躁急，病情没有因为出汗而减轻，同时伴有言语狂乱，不能进食，这是什么病呢？岐伯回答说：这种病叫阴阳交，预后不佳。人之所以出汗，都是依赖于水谷所化生的精气，邪气和精气交蒸于骨肉之间就会出汗，这是邪气退却而精气战胜病邪的表现。如果精气战胜了病邪，应当能进食而不再发热。再次发热是邪气胜，出汗是精气胜。现在患者汗出后再次发热，是邪气战胜了精气的表现；不能进食，则精气得不到补充，邪热又留恋不去，出现这种情况提示病邪久留，患者寿命不长。况且在《灵枢·热论》中说：热病汗出但脉象躁急盛大的人，预后不佳。这是脉象和证候不相应，精气衰竭不能战胜病邪，必然死亡。言语狂乱是神志失常的表现，易致死亡。热病汗出后热势再盛，不能进食，神志狂乱，这三种证候都会导致死亡，无一生还，即使暂时病情好转，最终还是要死亡的。

此节语意自明，《经》谓必死之证，谁敢谓生，然药之得法，有可生之理，前所谓针药各异用也，详见后。

这一节说得非常明白，《内经》中说这是必死之证，谁还敢说能够治愈？然而用药得当，还是有生还的可能。前面说针刺和药物的作用各不相同，其具体论述见后面。

十、《刺热篇》曰：肝热病者，

十、《刺热篇》说：肝热病患者先出现小便黄，

---

[1]阴阳交：是阳热之邪入于阴分交结不解，邪气盛而正气衰的危重病证。

小便先黄，腹痛多卧，身热。热争则狂言及惊，胁（xié）满痛，手足躁，不得安卧，庚（gēng）辛甚[1]，甲乙大汗[2]，气逆则庚辛日死。刺足厥阴、少阳。其逆则头痛员员[3]，脉引冲头也。

肝病小便先黄者，肝脉络阴器；又肝主疏泄，肝病则失其疏泄之职，故小便黄也。腹痛多卧，木病克脾土也。热争，邪热甚而与正气相争也。狂言及惊，手厥阴心包病也，两厥阴同气，热争，则手厥阴亦病也。胁满痛，肝脉行身之两旁，胁，其要路也。手足躁不得安卧，肝主风，风淫四末，又木病克土，脾主四肢，木病热，必吸少阴肾中真阴，阴伤，故骚扰不得安卧也。庚辛金日克木，故甚。甲乙肝木旺时，故汗出而愈。气逆谓病重而不顺其可愈之理，故逢其不胜之日而死也。刺足厥阴、少阳，厥阴系本脏，少阳，厥阴之腑也，并刺之者，病在脏，泻其腑也。逆则头痛以下，肝主升，病极而上升之故。

自庚辛日甚以下之理，余脏仿此。

腹痛，喜卧，身体发热等症状。当热邪入脏和正气相争，可出现语言狂乱，惊惶不安，胁肋部胀满疼痛，手足躁动，不能静卧。每到庚辛日病情就会加重，甲乙日则会大出汗，若正气逆乱，庚辛日就会死亡。治疗采取针刺足厥阴、足少阳经的穴位。若正气逆乱就会出现头痛、眩晕，这是病邪循肝经上冲于头部所致。

肝热病先出现小便发黄，是因为肝经环绕阴器；肝主疏泄，肝病时肝失疏泄，邪热循经蕴结下焦，所以先出现小便发黄。腹部痛喜卧是肝病克伐脾土的缘故。发热，是邪热和正气相交争的结果。热邪侵犯手厥阴心包经，出现言语狂乱、惊惶不安，这是手足厥阴经同病出现的情况。胁肋部胀满疼痛是由于肝经循行于人体两旁，而胁肋部是其重要的络属部位。手足躁动不安、不能静卧，一方面因为肝主风木，风扰动四肢，另一方面又因为肝木克伐脾土，脾主四肢，肝病耗伤少阴肾水，阴伤水亏不能滋养四肢，所以手足躁动、不能静卧。庚辛日五行属金，厥阴属木，金克木，所以庚辛日厥阴病加重。甲乙日五行属木，所以甲乙日肝气旺盛，往往能汗出热退，使疾病痊愈。气逆是指病情危重，且没有按照正确的方法治疗，所以在庚辛日金旺，木不胜金，厥阴病患者易死亡。厥阴热病的治疗采用针刺足厥阴、足少阳经脉，足厥阴肝经为脏，足少阳胆经为腑，少阳是少阴之腑，脏腑同刺，肝经有热，可以通过清泻胆腑来治疗。逆证出现头痛、头晕，是因为肝气主升发，厥阴热病肝气循经上冲头部的原因。

对于庚辛日病情加重的道理，其他各脏腑热病都是以此类推，不再赘述。

---

[1]庚辛甚：在五行庚辛属金，肝属木，金可以克木，所以在庚辛之日，肝病加重。

[2]甲乙大汗：在五行甲乙属木，在本气自旺之日，肝病可汗出自愈。

[3]员员：感到头部沉重、眩晕。

十一、心热病者，先不乐，数日乃热。热争，则卒心痛，烦闷善呕，头痛，面赤，无汗；壬癸（rén guǐ）甚[1]，丙丁大汗[2]，气逆则壬癸死。刺手少阴、太阳。

十一、心热病的患者，先有情绪不快乐，过几天便会发热。邪热和正气相争时会出现突然心痛，伴有胸中痞闷、烦躁不安、时时欲吐，头痛，面红，无汗等症状；每到壬癸水旺之日，病情就会加重，丙丁火旺之日大汗出，若正气不能胜邪，在壬癸日便会死亡。治疗可采用针刺手少阴、手太阳经的穴位。

心病先不乐者，心包名膻（dàn）中，居心下，代君用事，《经》谓膻中为臣使之官，喜乐出焉，心病故不乐也。卒心痛，凡实痛，皆邪正相争，热争，故卒然心痛也。烦闷，心主火，故烦，膻中气不舒，故闷。呕，肝病也，两厥阴同气，膻中代心受病，故热甚而争之后，肝病亦见也，且邪居膈上，多善呕也。头痛，火升也。面赤，火色也。无汗，汗为心液，心病故汗不得通也。

心热病先出现情绪不快乐，是因为心包又名膻中，位于心的下面，能够代替心脏处理一些事情，《内经》中讲到膻中是臣使之官，司情绪喜乐，所以心热病易出现情绪不快乐。突然发生心痛，凡属于实证的，都是邪正相争所引起的，热邪和正气相争，所以出现突然心痛。胸中痞闷、烦躁不安，心主火，易出现烦躁不安；膻中气机不畅，所以胸中痞闷。呕吐是肝病的表现，心包代心受邪，手厥阴心包经影响到足厥阴肝经，两厥阴经同病，所以邪热和正气相争后，出现了肝经的证候，由于邪热居于膈上，容易引起呕吐。头痛是火热之邪上冲头部的表现。面色红赤，是火热之邪在面部反映的颜色。无汗的原因是汗为心之液，心受病则汗出不畅，所以无汗。

十二、脾热病者，先头重，颊痛，烦心，颜青，欲呕，身热；热争则腰痛，不可用俯仰，腹满泄，两颔（hàn）痛；甲乙甚[3]，戊己大汗[4]，气逆则甲乙死。刺足太阴、阳明。

十二、脾热病，先出现头部沉重，面颊痛，心中烦，额部发青，时时欲吐，身热；热邪和正气相争时，便会出现腰痛，不可俯仰，腹部胀满，大便泄泻，两侧颔面痛。到了甲乙木旺之时，疼痛便会加重，每逢戊己土旺之时，可有大汗出。如果正气不敌邪气，甲乙日就有死亡的可能。治疗可采取针刺足太阴、足阳明两经的穴位。

脾痛头先重者，脾属湿土，性

脾热病患者首先出现头部沉重，脾属湿土，湿

---

[1]壬癸甚：在五行壬癸属水，心属火，水可克火，所以在壬癸之日，心病加重。

[2]丙丁大汗：在五行丙丁属火，在本气自旺之日，心病可汗出自愈。

[3]甲乙甚：在五行甲乙属木，脾属土，木可克土，所以在甲乙日肝旺之时，对脾病不利。

[4]戊己大汗：在五行戊己属土，在本气自旺之日，汗出可使病情减轻。

重，《经》谓湿中之人也，首如裹（guǒ），故脾病先重也。颊，少阳部也，土之与木，此负则彼胜，土病而木病亦见也。烦心，脾脉注心也。颜青欲呕，亦木病也。腰痛不可用俯仰，腰为肾之府，脾主制水，肾为司水之神，脾病不能制水，故腰痛；再脾病胃不能独治，阳明主约束而利机关，故痛而至于不可用俯仰也。腹满泄，脾经木病也。颔痛，亦木病也。

十三、肺热病者，先淅（xī）然厥，起毫毛，恶风寒，舌上黄，身热；热争则喘咳，痛走胸膺（yīng）背，不得太息，头痛不堪，汗出而寒；丙丁甚[1]，庚辛大汗[2]，气逆则丙丁死。刺手太阴、阳明，出血如大豆，立已。

肺病先恶风寒者，肺主气，又主皮毛，肺病则气贲（bēn）郁不得捍卫皮毛也。舌上黄者，肺气不化则湿热聚而为黄苔也（按苔字，方书悉作胎。胎乃胎包之胎，特以苔生舌上，故从肉旁。不知古人借用之字甚多，盖湿热蒸而生苔，或黄，或白，或青，或黑，皆因病之深浅，或寒，或热，或燥，或湿而然，如春夏间石上

性重着，《内经》中讲到湿邪侵犯人体，头部沉重像有东西包裹似的，所以脾病先出现头部沉重的症状。少阳经循行于面颊，脾属土，少阳属木，二者常相互影响，此胜彼负，在这里是土病见到木的表现，所以有面颊痛。心中烦闷，是因为脾经有一支上行注入心中，所以脾病见心烦。额部发青、时时欲吐，是肝木克伐脾土的表现。腰痛不可俯仰，是因为腰为肾之腑，脾统管水的运化功能，肾主管水液在全身的代谢，脾病不能统水影响到肾，所以腰痛。另一方面，脾病影响到胃，胃主约束经脉、通利关节，所以出现腰痛不能俯仰。腹部胀满、大便泄泻是脾本身功能失常后的表现。下颌属少阳，土病及木，所以两侧颌面痛。

十三、肺热病的表现是，先出现体表淅淅然寒冷、毫毛耸立、怕风寒，舌苔黄，身体发热；热邪和正气相争，则出现气喘咳嗽，疼痛走窜于胸背，不能深呼吸，头痛难忍，虽然有汗出，仍觉恶寒；到了丙丁火旺之时，病情便会加重，每逢庚辛金旺之时大汗出，病情就会减轻。如果病重而正气逆乱，到了丙丁日，就会死亡。治疗可采取针刺手太阴、手阳明二经的穴位，若出血如豆粒大小，病情便会立刻减轻。

肺病先出现害怕风寒的表现，是因为肺主气，又主皮毛，肺病导致气机郁闭，不能使皮毛发挥顾护肌表的作用。舌苔黄，是邪热郁肺，肺气不能宣化津液而聚为痰湿，化为黄苔。（按：苔这个字在古代的医书中多写作胎。胎的原意为胞胎，在这里指长在舌上的舌苔，所以用了肉月旁。古人常用的通假字很多，这就是一例。湿热蕴结而形成的舌苔，既可以表现为黄苔，也可以表现为白苔，既可以表现为青苔，也可以表现为黑苔，这是因病位的深浅、病性的寒热、病因的燥湿不同所造成。舌苔就好像春夏两季石头或土丘阴面上长出的青苔一样，所以

---

[1] 丙丁甚：在五行丙丁属火，肺属金，火可克金，所以在丙丁之日，肺病加重。

[2] 庚辛大汗：在五行庚辛属金，在本气自旺之日，肺病可汗出自愈。

土板之阴面生苔者然。故本论苔字，悉从草不从肉）。喘，气郁极也。咳，火克金也。胸膺，背之府也，皆天气主之，肺主天气，肺气郁极，故痛走胸膺背也。走者，不定之词。不得太息，气郁之极也。头痛不堪，亦天气贲郁之极也。汗出而寒，毛窍开，故汗出，汗出卫虚，故恶寒，又肺本恶寒也。

本书中用草字头的苔，而不用肉月旁的胎。）气喘是肺气郁闭的严重表现。咳嗽，是火热之邪克伐肺金，肺气不得宣降的表现。胸背为肺之所在，接纳呼吸之气，肺主呼吸之气，肺气郁闭，所以疼痛在胸背间走窜。走的意思是疼痛没有固定的部位，游走不定。不能深呼吸，是肺气郁闭太重的缘故。头痛难忍，是肺气郁闭，邪热上冲头面所致。汗出后仍旧恶寒，是因为毛孔开泄后汗大出，汗出后卫阳不足，卫表不固，不能温煦皮毛，所以恶寒。又因为肺为娇脏，本易恶寒，所以肺病易见到恶寒怕冷的表现。

十四、肾热病者，先腰痛，胻酸，苦渴数饮，身热；热争则项痛而强，胻（héng）[1] 寒且酸，足下热，不欲言，其逆则项痛，员员澹（dàn）澹[2]然；戊己（wù jǐ）甚[3]，壬癸大汗[4]，气逆则戊己死。刺足少阴、太阳。

十四、肾热病的主要表现是：先出现腰痛，小腿发酸，口大渴且频频饮水，身体发热。当邪热入脏和正气相争便会出现颈项疼痛、僵硬，足胫部怕冷、发酸，而脚底发热，不想说话。病情严重时颈项部疼痛剧烈，不能活动。到了戊己日土旺之时，病情就会加重，每逢壬癸日水旺时便会大汗出，病情减轻。如果正气不敌热邪，到了戊己日就可能死亡。治疗采取针刺足少阴、足太阳经的穴位。

肾病腰先痛者，腰为肾之府，又肾脉贯脊，会于督之长强穴。胻，肾脉入跟中，以上腨（shuàn）内，太阳之脉亦下贯腨内，腨即胻也。酸，热烁液也。若渴数饮，肾主五液而恶燥，病热则液伤而燥，故苦渴而饮水求救也。项，太阳之脉，从巅（diān）入络脑，还出别下项；肾病至于热

肾病患者首先表现出腰痛，因为腰为肾所在的部位，而且肾经贯穿腰脊，交会于督脉的长强穴。肾经从足跟上行到小腿肚处，而足太阳经也向下经过小腿肚处，也就是足胫。发酸是由于热邪灼伤阴液所致。口大渴且频频饮水，因为肾主人体的阴液，而最怕津液缺乏，热邪侵犯肾，阴液耗伤，易出现口大渴而饮水自救的表现。颈项部是足太阳经脉循行之处，足太阳经从头顶进入脑，下行到后项部。肾与膀胱相表里，当肾热出现热邪和正气相争的时候，肾脏病往往会波及膀胱腑，出现颈项僵硬、疼

---

[1]胻：一般泛指下肢小腿部。

[2]员员澹澹：指头晕心慌。

[3]戊己甚：在五行戊己属土，肾属水，土可克水，所以在戊己之日，肾病加重。

[4]壬癸大汗：在五行壬癸属水，在本气自旺之日，肾病可汗出自愈。

争，脏病甚而移之腑，故项痛而强也。胻（héng）寒且酸，胻义见上，寒，热极为寒也；酸，热烁（shuò）液也。足下热，肾脉从小指之下，邪趋足心涌泉穴，病甚而热也。不欲言，心主言，肾病则水克火也。员员澹澹，状其痛之甚而无奈也。

痛的症状。足胫部怕冷发酸，怕冷是热极生寒而出现真热假寒的症状；发酸是因为热邪灼伤阴液所致。足少阴肾经从足小趾斜行到足心部的涌泉穴，所以肾热病病情严重则足底发热。不想说话，因为心主语言，心属火而肾属水，水克火，即肾病影响到心，所以不想说话。员员澹澹，是形容颈项部疼痛，时轻时重而无可奈何的样子。

十五、肝热病者，左颊先赤；心热病者，颜先赤；脾热病者，鼻先赤；肺热病者，右颊先赤；肾热病者，颐（yí）[1]先赤。病虽未发，见赤色者刺之，名曰治未病。

十五、肝热病，左颊部先发红。心热病，额部先发红；脾热病，鼻子先发红；肺热病，右颊部先发红；肾热病，颊部先发红。这些症状常常出现在疾病还没有发作的时候，如果见到面部发红及时采取针刺的治法，叫作"治未病"。

此节言五脏欲病之先，必各现端绪于其部分，示人早治，以免热争[2]则病重也。

这一节讨论了五脏将要发病之前，在面部不同部位出现的征象，提示医生应尽早治疗，以免邪热和正气相争使得病情加重。

十六、《热论篇》：帝曰：热病已愈，时有所遗者，何也？岐伯曰：诸遗者，热甚而强食之，故有所遗也。若此者，皆病已衰而热有所藏，因其谷气相薄，两热相合，故有所遗也。帝曰：治遗奈何？岐伯曰：视其虚实，调其逆从，可使必已也。帝曰：病热当何禁之？岐伯曰：病热少愈，食肉则复，多食则遗，此其禁也。

十六、《热论篇》中：黄帝问道：热病治愈后，还会有余邪不尽，这是为什么呢？岐伯回答：凡是余邪不尽的，都是由于热病热势较盛的时候强使患者进食造成的。像这样的情况，都是病情减轻而邪热内藏没有退去，如果强行进食，谷物和余邪相搏结，导致邪热内留。黄帝问道：如何治疗这遗留的邪热？岐伯答：治疗方法是辨别遗留病证的虚实，纠正阴阳不调和，病就可以治好。黄帝问：热病有什么禁忌呢？岐伯答道：热病刚开始好转，如果马上进食肉食就易复发，如果进食过多也会导致热邪遗留，这些就是热病的禁忌。

[1]颐：额部。
[2]热争：这里指邪热与正气相争。

此节言热病之禁也，语意自明，大抵邪之着人也，每借有质以为依附，热时断不可食，热退必须少食，如兵家坚壁清野之计，必俟（sì）[1]热邪尽退，而后可大食也。

这一节讲了热病的禁忌，内容清楚明白，一般病邪侵犯人体，往往需要借助有形质的东西作为依附，发热时断然不可随便进食，热退后必须少食。这就好像作战采用断绝敌人粮草的方法，必须等到邪热全部消退，才可以正常饮食。

十七、《刺法论》：帝曰：余闻五疫之至，皆相染[2]易，无问大小，病状相似，不施疗救，如何可得不相移易者？岐伯曰：不相染者，正气存内，邪不可干。

十七、《刺法论》中：黄帝问道：我听说各种疫病发生的时候，都会相互传染，不论年龄大小，症状相似，暂不谈救治的问题，只是如何才能预防疫病相互传染？岐伯答道：疾病发生而不受感染的，是由于正气充足，这样病邪就不会侵犯人体。

此言避疫（yì）之道。

这一节讲述了防止疫病发生的原则。

按此下尚有避其毒气若干言，以其想青气、想白气等，近于祝由家言，恐后人附会之词，故节之。要亦不能外"正气存内，邪不可干"二句之理，语意已尽，不必滋后学之惑也。

按 在这段原文的后面还有"避其毒气"等几句话，因为这些内容中有"想青气、想白气"等内容，与祝由家说的相似，恐怕后人对此牵强附会，所以把这段内容删去。最重要的还是那句，只要人体正气强盛，病邪就不能侵犯，这两句话表达的意思已经很清楚，不会再引起后世学者的疑惑。

十八、《玉版论要》曰：病温虚甚死。

十八、《玉版论要》中说：温病患者正气极虚是死证。

病温之人，精血虚甚，则无阴以胜温热，故死。

温病患者，如果精血严重亏虚，就没有阴液来克制阳热而热势更胜，易致死亡。

十九、《平人气象论》曰：人一

十九、《平人气象论》说：患者在一呼之间脉搏

---

[1] 俟：等待。

[2] 染：传染。

呼脉三动，一吸脉三动而躁，尺热曰病温，尺不热，脉滑曰病风，脉涩曰痹。

呼吸俱三动，是六七至脉矣，而气象又急躁，若尺部肌肉热，故知为病温。盖温病必伤金水二脏之津液，尺之脉属肾，尺之穴属肺也，此处肌肉热，故知为病温。其不热而脉兼滑者，则为病风，风之伤人也，阳先受之，尺为阴，故不热也。如脉动躁而兼涩，是气有余而血不足，病则为痹矣。

跳动三次，一吸之间脉搏也跳动三次，脉象躁动不安，尺肤发热，这就是温病。如果尺肤不热，脉象滑，是感受风邪致病，如果脉象涩，则是痹证。

一呼一吸脉搏都跳动三次，也就是呼吸一次脉搏跳动六到七次，且脉象躁动不安，尺部皮肤发热，这就是温病。温病必然会耗伤肺肾两脏津液，尺脉属肾，尺部穴位属肺，尺部皮肤发热，便知其为温病。如果尺部皮肤不发热而脉滑的患者，是风邪致病，风邪侵犯人体多伤阳位，尺部皮肤在内侧属阴位，所以风邪为病，尺肤不热。如果脉象躁动而涩，提示气有余而血不足，属于痹证。

卷一 上焦篇

风温 温热 温疫 温毒 冬温

一、温病者：有风温、有温热、有温疫、有温毒、有暑温、有湿温、有秋燥、有冬温、有温疟（nüè）。

此九条见于王叔和《伤寒例》中居多，叔和又牵引《难经》之文以神其说。按时推病，实有是证，叔和治病时，亦实遇是证。但叔和不能别立治法，而叙于《伤寒例》中，实属蒙混，以《伤寒论》为治外感之妙法，遂将一切外感，悉收入《伤寒例》中，而悉以治伤寒之法治之，后人亦不能打破此关，因仍苟[1]简，千余年来，贻（yí）患无穷，皆叔和之作俑，无怪见驳于方有执、喻嘉言诸公也。然诸公虽驳叔和，亦未曾另立方法，喻氏虽立治法，仍不能脱却伤寒圈子，弊与叔和无二，以致后人无所遵依。本论详加考核，准古酌（zhuó）今，细

一、温病的范围包括：风温、温热、瘟疫、温毒、暑温、湿温、秋燥、冬温、温疟等多种外感病。

以上九种温病，多数在王叔和的《伤寒例》中已有记载，王叔和又引用《难经》中的原文作为依据进行阐发。根据四季变化推断会发生什么病，这是符合实际情况的，而王叔和在诊治疾病的过程中，也确实遇到了这样的情况。但王叔和没有创立新的治法，而是把这些属于温病的内容放在《伤寒例》中进行介绍，实际上是概念上的混淆。他认为《伤寒论》中的治法是治疗一切外感病最好的方法，所以把一切外感病都放在《伤寒例》中进行论述，并且用治疗伤寒的方法来治疗一切外感病。后世医家也一直没能突破这个禁锢，因循守旧，一千多年来，造成了十分严重的危害，这都是受了王叔和的影响，难怪受到方有执、喻嘉言等医家的批判。但是他们虽然反驳了王叔和的观点，但也没有创立新的治法。喻嘉言虽然制定了新的治法，但也没有彻底摆脱伤寒的治疗原则，犯了和王叔和相同的错误。以致于后人在治疗温病时没有新的方法可以遵循。本书对历代医家有关温病的论述进行了详细的考据，创立了各种温病的精确治法，除了伤寒

---

[1] 苟：苟且。

26

立治法，除伤寒宗仲景法外，俾四时杂感，朗若列眉[1]；未始非叔和有以肇（zhào）[2]其端，东垣、河间、安道、又可、嘉言、天士宏其议，而瑭得以善其后也。

风温者，初春阳气始开，厥阴行令，风夹温也。温热者，春末夏初，阳气弛张，温盛为热也。温疫者，厉气流行，多兼秽浊，家家如是，若役使然也。温毒者，诸温夹毒，秽浊太甚也。暑温者，正夏之时，暑病之偏于热者也。湿温者，长夏初秋，湿中生热，即暑病之偏于湿者也。秋燥者，秋金燥烈之气也。冬温者，冬应寒而反温，阳不潜藏，民病温也。温疟者，阴气先伤，又因于暑，阳气独发也。

按诸家论温，有顾此失彼之病，故是编首揭诸温之大纲，而名其书曰《温病条辨》。

二、凡病温者，始于上焦[3]，在手太阴。

伤寒由毛窍而入，自下而上，始

的治法仍然遵循张仲景的《伤寒论》，对其他四时外感病也提出了相应的治法，并且力求条理清晰、互不混淆。我之所以能做到这些，与王叔和首先提出各种温病的概念，李东垣、刘河间、王安道、吴又可、喻嘉言、叶天士等进一步对温病的理论进行阐发是分不开的，而我只是整理、完善这些理论和治法而已。

温病的发生与特定的季节、气候、某些致病因素相关。比如风温的发生，是由于初春阳气开始生发，厥阴风木主令，风邪夹温侵袭人体，而成风温病。温热病，发生在春末夏初，阳气较盛，温化为热侵袭人体，易致温热病。瘟疫的特点是感受厉气，并兼有秽浊，相互传染，以致家家户户都有人发病，就好像分担劳役似的。温毒是在感受各种温邪，同时夹有毒邪，秽浊之气较重。暑温发生在盛夏之时，是感受暑邪而暑热证候明显。湿温发生在夏末秋初的长夏，天暑下迫，地湿上蒸而形成湿热，是感受暑邪而湿热证候明显。秋燥发生在秋高气爽、气候干燥的时候，感受燥邪致病。冬温是指气候应寒反暖，阳气不能潜藏，人们易在这样的冬季感受温邪而成为冬温。发生温疟是因为阴气本已耗伤，又感受暑邪而阳热亢盛。

按　各位医家在论述温病时，往往顾此失彼，概念不清。鉴于此我在编写书时，首先提出各种温病的大纲，然后逐条论述，并将本书名定为《温病条辨》。

二、一般温病的发生，病邪都是从口鼻而入，先侵犯上焦手太阴肺经。

伤寒是感受寒邪发病，寒邪通过体表毛窍，自

---

[1] 朗若列眉：像眉毛一样清楚。

[2] 肇：开始、初始。

[3] 上焦：包括心与肺。

足太阳。足太阳膀胱属水，寒即水之气，同类相从，故病始于此。古来但言膀胱主表，殆未尽其义。肺者，皮毛之合也，独不主表乎（按人身一脏一腑主表之理，人皆习焉（yān）不察。以三才大道言之：天为万物之大表，天属金，人之肺亦属金，肺主皮毛，《经》曰皮应天，天一生水；地支始于子，而亥（hài）为天门，乃贞元之会；人之膀胱为寒水之腑；故俱同天气，而俱主表也）！治法必以仲景六经次传为祖法。温病由口鼻而入，自上而下，鼻通于肺，始手太阴。太阴金也，温者火之气，风者火之母，火未有不克金者，故病始于此，必从河间三焦定论。再寒为阴邪，虽《伤寒论》中亦言中风，此风从西北方来，乃觱（bì）发[1]之寒风也，最善收引，阴盛必伤阳，故首郁遏太阳经中之阳气，而为头痛身热等证。太阳阳腑也，伤寒阴邪也，阴盛伤人之阳也。温为阳邪，此论中亦言伤风，此风从东方来，乃解冻之温风也，最善发泄，阳盛必伤阴，故首郁遏（è）太阴经中之阴气，而为咳嗽、自汗、口渴、头痛、身热、尺热等证。太阴阴脏也，温热阳邪也，阳盛伤人之阴也。阴阳两大法门之辨，可了然于心目间矣。

下而上侵犯人体，从足太阳膀胱经开始。足太阳膀胱经属水，寒与水性质都属阴，同类相从，所以伤寒感邪从足太阳膀胱经开始。古人认为膀胱经主表，这种说法恐怕不够全面。肺合皮毛，难道肺就不主表吗？（按：人的肺和膀胱，这一脏一腑都主表，这个道理人尽皆知，而没有人再去仔细探究。以天、地、人这三者来讲，天是万物中最大的表，五行属金，人的肺也属金，所以肺主表，主皮毛。《内经》中说，皮毛与天相应，天一生水；地支从子开始，亥处于西北为乾，乾为天，所以称为天门，是贞元之气聚集的地方。人的膀胱属寒水之腑，与肺同属天之气，所以肺和膀胱都主一身之表。）因此温病的治法必须以张仲景的六经传变为基础。温病的病邪从口鼻而入，自上而下侵袭人体，鼻与肺气相通，温邪首先侵犯手太阴肺经。肺属金，温热属火邪，风为火之母，按照五行生克规律，火克金，所以温病从肺经开始。由此可见，温病的发生应按刘河间的三焦理论进行阐述。然后，寒邪属阴邪，在《伤寒论》中虽然也提到了中风，但这种风是从西北方而来，是寒风，寒性收引。阴寒之气盛必然损伤人体阳气，所以首先郁遏太阳经中的阳气，表现为头痛、身热等症状。足太阳膀胱经属阳，属腑，寒邪属阴，寒盛必然损伤人体阳气。温邪为阳邪，本书中论及伤风，这种风从东方而来，却是解冻的温风，风性疏泄，阳热盛必然耗伤阴液，所以感受温邪后，首先郁遏太阴经中的阴气，表现为咳嗽、自汗、口渴、头痛、身热、尺热等症状。手太阴肺经属阴，属脏，温热为阳邪，阳热盛易伤及阴液。伤寒和温病的阴阳属性，至此可以分辨得十分清晰了。

---

[1] 觱发：指寒冷的风。

夫大明[1]生于东，月生于西，举凡万物，莫不由此少阳、少阴之气以为生成，故万物皆可名之曰东西。人乃万物之统领也，得东西之气最全，乃与天地东西之气相应。其病也，亦不能不与天地东西之气相应。东西者，阴阳之道路也。由东而往，为木、为风、为温、为火、为热，湿土居中，与火交而成暑，火也者，南也。由西而往，为金、为燥、为水、为寒，水也者，北也。水火者，阴阳之征兆也；南北者，阴阳之极致也。天地运行此阴阳以化生万物，故曰天之无恩而大恩生。天地运行之阴阳和平，人生之阴阳亦和平，安有所谓病也哉！天地与人之阴阳，一有所偏，即为病也。偏之浅者病浅，偏之深者病深，偏于火者病温、病热，偏于水者病清、病寒，此水火两大法门之辨，医者不可不知。烛[2]其为水之病也，而温之热之；烛其为火之病也，而凉之寒之，各救其偏，以抵（dǐ）于平和而已。非如鉴[3]之空，一尘不染，如衡之平，毫无倚着，不能暗合道妙，岂可各立门户，专主于寒热温凉一家之论而已

太阳从东方升起，月亮常见于西方，天地万物，无不是由东方少阳、西方少阴所生成的，所以万物都被称为"东西"。人是世上万物的统领，得到少阳、少阴之气最为完全，与天地东方、西方之气相应。如果人得了病，就不能与天地东方、西方之气相应。东和西是阴阳运动的规律，由东而去，其属性与木、风、温、火、热相应，湿土在五行方位居中央，与火热相交成为暑，火在五行方位中属南方。由西而去，其属性与金、燥、水、寒相应，水在五行方位属北方。水与火，这两者可看作是阴阳的象征；南北方则可以看作是阴阳的极端。天地间万物的化生都是源于阴阳的运动变化，所以天地看似无常却对世间万物施以莫大的恩惠。天地运行阴阳平和协调，人体的阴阳也就平和协调。如果天地或人体的阴阳有所偏盛，便会产生疾病。偏盛较小，发生的疾病就较轻；偏盛较大，发生的疾病就较重；火热偏盛，就会产生温热性质的疾病；水湿偏盛，就会产生阴寒性质的疾病。这就是水和火两类不同的病邪所引起疾病的区别，医生不能辨别不清。辨明其为寒凉性质的疾病，就用温热的药物；辨明其为火热性质的疾病，就用寒凉的药物，这是用药物性质的偏性来纠正人体的偏性使之归于阴阳平衡。医生如果不能像镜子那样空明透彻，一尘不染，像秤杆一样持平，毫无偏倚，就不能理解天地万物阴阳生克的道理，又怎么可以固执己见，专用寒热温凉一家之论！所以我特意辨明伤寒的病原是水寒，温病的病原是火热，并且把天地人体阴阳的道理一起进行论述。

[1] 大明：指太阳。

[2] 烛：指辨明。

[3] 鉴：镜子。

哉？瑭因辨寒病之原于水，温病之原于火也，而并及之。

三、太阴之为病[1]，脉不缓不紧而动[2]数，或两寸[3]独大，尺肤[4]热，头痛，微恶风寒，身热自汗，口渴，或不渴，而咳，午后热甚者，名曰温病。

不缓，则非太阳中风矣；不紧，则非太阳伤寒矣；动数者，风火相煽（shān）之象，《经》谓之躁；两寸独大，火克金也。尺肤热，尺部肌肤热甚，火反克水也。头痛、恶风寒、身热自汗，与太阳中风无异，此处最足以相混，于何辨之？于脉动数，不缓不紧，证有或渴，或咳、尺热，午后热甚辨之。太阳头痛，风寒之邪，循太阳经，上至头与项，而项强头痛也。太阴之头痛，肺主天气，天气郁，则头亦痛也，且春气在头，又火炎上也。吴又可谓浮泛太阳经者，臆（yì）说也。伤寒之恶寒，太阳属寒水而主表，故恶风寒、温病之恶寒，肺合皮毛而亦主表，故亦恶风寒也。太阳病

三、温邪侵犯手太阴肺经而致病，脉象不浮缓，也不浮紧，而是躁动急数，或是两侧寸脉明显大而有力，尺肤部发热，头痛，轻微怕风，发热，汗出，口渴，或者口不渴而咳嗽，午后发热明显，这样的表现称之为温病。

脉不缓，就不是太阳中风；脉不紧，就不是太阳伤寒；脉象躁动急数，是风邪和火邪相互助长而邪气较重的表现，《内经》中把这种脉象称为躁；如果两手寸脉大而有力，是火热之邪克伐肺金的表现。尺肤热是尺肤部位肌肤发热，是火热耗伤阴液的表现。头痛、怕冷、身热、自汗，与太阳中风表现相同，应该如何进行辨别呢？从脉象鉴别，脉象躁动而数，不缓不紧，从证候上鉴别，有口渴、咳嗽、尺肤发热，午后热势较重。伤寒太阳病的头痛，是风寒病邪循太阳膀胱经上行到头颈部，头颈部气机不利，出现头痛，颈部僵硬的症状。温病太阴头痛，一方面因为肺主天气，天气郁，肺卫邪气郁阻，所以头痛，另一方面也和春季火热之邪上攻头部有关。吴又可把头痛解释为邪气浮犯于太阳经，只是主观猜测。伤寒出现怕冷，是因为足太阳膀胱经属寒水而主表，风寒之邪侵袭太阳经脉而出现怕冷的症状。温病的怕冷是因为肺合皮毛而主表，温邪郁阻肺卫，而表现为怕冷。伤寒太阳病，由于风寒之邪郁遏周身阳气，所以发热；温病的发热是因为肺主化气，肺病时肺气郁闭不能化气，卫气郁阻不能泄越而发热。太阳中风的自汗，是因为

---

[1] 太阴之为病：温病初起，邪在手太阴肺经。

[2] 动：指脉象有力。

[3] 两寸：指两手寸脉，可诊察心、肺之气。

[4] 尺肤：前臂的皮肤。

则周身之阳气郁，故身热；肺主化气，肺病不能化气，气郁则身亦热也。太阳自汗，风疏卫也；太阴自汗，皮毛开也，肺亦主卫。渴，火克金也。咳，肺气郁也。午后热甚，浊邪归下，又火旺时也，又阴受火克之象也。

风行疏泄，卫表不固；太阴病的自汗和肺有关，肺主皮毛，邪在肺经，腠理疏松，皮毛开泄而汗出，且肺主卫气，肺经有病，卫气开合失司。口渴，是火热之邪灼伤肺津所致。咳嗽，是肺气郁而不宣。午后热势加重，是因为浊邪趋下，而火热之邪在午后更盛，这也是火热之邪克伐肺津，热盛阴伤的表现。

四、太阴风温、温热、温疫、冬温，初起恶风寒者，桂枝汤主之；但热不恶寒而渴者，辛凉平剂银翘散主之。温毒、暑温、湿温、温疟，不在此例。

四、风温、温热、温疫、冬温，邪在手太阴肺经，初期有怕风、怕冷的表现，应当用桂枝汤治疗。只发热，而没有怕风、怕冷的症状，并伴有口渴，应当用辛凉平剂银翘散治疗。温毒、暑温、湿温、温疟，不属于这一范围。

按　仲景《伤寒论》原文，太阳病（谓如太阳证，即上文头痛，身热，恶风，自汗也），但恶热不恶寒而渴者，名曰温病，桂枝汤主之。盖温病忌汗，最喜解肌，桂枝本为解肌，且桂枝芳香化浊，芍药收阴敛（liǎn）液，甘草败毒和中，姜、枣调和营卫，温病初起，原可用之。此处却变易前法，恶风寒者主以桂枝，不恶风寒主以辛凉者，非敢擅违古训也。仲景所云不恶风寒者，非全不恶风寒也，其先亦恶风寒，迨（dài）[1]既热之后，乃不恶风寒耳，古文简、质，且对太阳中风热时亦恶风寒言之，故不

按　张仲景《伤寒论》原文："太阳病（谓如太阳证，即上文头痛，身热，恶风，自汗也），但恶热不恶寒而渴者，名曰温病，桂枝汤主之。"温病忌用辛温解表药来发汗，而应该用解肌透邪的方法，桂枝汤本来就是解肌透邪的方剂，并且方中桂枝能芳香化浊，芍药甘酸敛阴，甘草解毒和中，生姜、大枣调和营卫。温病初期，桂枝汤原本是可以用的。我在这里却改变前人的治法，对怕冷、怕风的患者用桂枝汤，对只发热，而没有怕风、怕冷症状的用辛凉解表的治法，这并不是我擅自违背古训。因为张仲景所说的不怕风、不怕冷，并非是完全不怕风、不怕冷，其实开始的时候也出现了怕风、怕冷的症状，等到病邪化热之后，才会表现为不怕风、不怕冷，这是古人写作简练、质朴的风格造成的结果，而且在太阳中风证中也有对怕风、怕冷症状的描述，所以没有必要再作详细论述。伤寒是足太阳膀胱经寒水为病，与冬天主气一致，应该用辛散的方法来治疗，就好像冬天的严寒，不是春

---

[1]迨：等到，达到。

暇（xiá）详耳。盖寒水之病，冬气也，非辛温春夏之气，不足以解之，虽曰温病，既恶风寒，明是温自内发，风寒从外搏，成内热外寒之证，故仍旧用桂枝辛温解肌法，俾得微汗，而寒热之邪皆解矣。温热之邪，春夏气也，不恶风寒，则不兼寒风可知，此非辛凉秋金之气不足以解之。桂枝辛温，以之治温，是以火济火也，故改从《内经》"风淫于内、治以辛凉、佐以苦甘"法。

夏阳热之气，不足以驱散其寒冷。虽然是温病，却出现怕冷的症状，这是温邪由内而发，风寒从外侵袭，而形成内热外寒证，所以仍然可以用桂枝汤辛温解肌，使其微微发汗，使外寒内热之邪全部透解。温热病邪和春夏的主气一致，不怕风、怕冷，说明没有同时感受风寒之邪，治疗采用辛凉解表的方法，就好像夏天炎热的气候，非秋季凉爽的西风不足以消退其暑热之气一样。桂枝汤是辛温解表剂，用它治疗温病，是用火助火，所以应该改变治法，遵循《内经》中讲到的"风淫于内、治以辛凉、佐以苦甘"的方法。

桂枝汤方 桂枝六钱 芍药（炒）三钱 炙甘草二钱 生姜三片 大枣（去核）二枚

桂枝汤方（方略）

煎法服法，必如《伤寒论》原文而后可，不然，不惟失桂枝汤之妙，反生他变[1]，病必不除。

本方的煎法、服法，必须按照《伤寒论》原文中所说的去做，否则，不仅失去桂枝汤的奥妙，反而会导致其他变证，疾病必定得不到治愈。

辛凉平剂银翘散方 连翘一两 银花一两 苦桔梗六钱 薄荷六钱 竹叶四钱 生甘草五钱 芥穗四钱 淡豆豉（chǐ）五钱 牛蒡子六钱

辛凉平剂银翘散方（方略）

上杵[2]为散，每服六钱，鲜苇（wěi）根汤煎，香气大出，即取服，勿过煎。肺药取轻清，过煎则味厚而入中焦矣。病重者，约二时一

以上药物捣成粗末，每次用18克，用鲜苇根汤煎煮，等到药物散发出大量香气的时候，就可以服用，不宜长时间煎煮，因为治疗肺经疾病的药物，应取其轻清之气，煎煮时间过长则药味厚重，反而会在中焦发挥作用。病情较重者，可四小

---

[1]他变：其他变化，这里指不良反应。

[2]杵：用长形的东西戳。

服，日三服，夜一服；轻者，三时一服，日二服，夜一服；病不解者，作再服。盖肺位最高，药过重，则过病所，少用又有病重药轻之患，故从普济消毒饮时时轻扬法。今人亦间有用辛凉法者，多不见效，盖病大药轻之故，一不见效，随改弦易辙（zhé），转去转远，即不更张，缓缓延至数日后，必成中下焦证矣。胸膈闷者，加藿（huò）香三钱，郁金三钱，护膻中；渴甚者，加花粉；项肿咽痛者，加马勃（bó）、玄参；衄者，去芥穗（suì）、豆豉，加白茅根三钱、侧柏炭三钱、栀子炭三钱；咳者，加杏仁利肺气；二三日病犹在肺，热渐入里，加细生地、麦冬保津液；再不解，或小便短者，加知母、黄芩、栀子之苦寒，与麦、地之甘寒，合化阴气，而治热淫所胜。

时服用一次，即白天服三次，晚上服一次；病情较轻者，可六小时服一次，即白天服两次，晚上服一次；服药后病情没有得到缓解者，可再服一次。因为肺的位置较高，药量太重会药过病所，药量太少又有病重药轻的弊端，所以采用普济消毒饮的服法，用药轻清，时时分服。现在有些医家，也用到辛凉解表的方法，大多没有效果，这是因病重药轻的缘故，一看没有见效，就改变治疗方法，反而更难治愈，病情再被拖延几日，邪气便会进入中下焦。使用时应注意酌情加减，胸膈满闷者，加藿香9克，郁金9克，以芳香化着，保护膻中；口渴较重者，加天花粉；颈项肿大、咽喉疼痛者，加马勃、玄参；流鼻血者，去掉芥穗、豆豉，加白茅根9克，侧柏炭9克，栀子炭9克；咳嗽，可以加杏仁，利气止咳；若病程两三天，病邪仍在肺经，热邪渐入里，可加生地、麦冬以保养津液；如果热邪仍然不解，津伤较重，出现小便短少的症状，可加知母、黄芩、栀子，用苦寒药来清热，再配合麦冬、生地这两味甘寒的药物，养阴生津，治疗里热亢盛的证候。

方论 按温病忌汗，汗之不惟不解，反生他患。盖病在手经，徒伤足太阳无益。病自口鼻吸受而生，徒发其表亦无益也。且汗为心液，心阳受伤，必有神明内乱、谵（zhān）语癫（diān）狂、内闭外脱之变。再，误汗虽曰伤阳，汗乃五液之一，未始不伤阴也。《伤寒论》曰："尺脉微者为里虚，禁汗，"其义可见。其曰伤阳

方论 温病忌用发汗的方法，发汗不但不能解除病邪，还会发生其他变证。因为温病初期病邪在手太阴肺经，用属于足太阳膀胱经的药去治疗，有害而无益。温邪从口鼻而入，与伤寒从皮毛而入不同，仅用发汗的方法也没有好处。而且汗为心之液，心阳受伤，必然导致思维意识错乱，胡言乱语，如癫如狂，甚至会出现内闭外脱的危重证候。而且误用辛温发汗的方法，虽说是伤了阳气，但汗为五液之一，未必就不伤阴。《伤寒论》中说："尺脉微弱的人为体内亏虚，禁用汗法"，意思说得很明白。前面先谈到误汗伤心阳，是强调了误汗后

者，特举其伤之重者而言之耳。温病最善伤阴，用药又复伤阴，岂非为贼立帜乎？此古来用伤寒法治温病之大错也。至若吴又可开首立一达原饮，其意以为直透膜原，使邪速溃，其方施于藜藿（lí huò）[1]壮实人之温疫病，容有愈者，芳香辟秽之功也；若施于膏粱纨绔（wán kù）[2]，及不甚壮实人，未有不败者。盖其方中首用槟榔（bīng láng）、草果、厚朴为君；夫槟榔，子之坚者也，诸子皆降，槟榔苦辛而温，体重而坚，由中走下，直达肛门，中下焦药也；草果亦子也，其气臭烈大热，其味苦，太阴脾经之劫（jié）药也；厚朴苦温，亦中焦药也。岂有上焦温病，首用中下焦苦温雄烈劫夺之品，先劫少阴津液之理！知母、黄芩，亦皆中焦苦燥里药，岂可用乎？况又有温邪游溢三阳之说，而有三阳经之羌活、葛根、柴胡加法，是仍以伤寒之法杂之，全不知温病治法，后人止谓其不分三焦，犹浅说也。其三消饮加入大黄、芒硝，惟邪入阳明，气体稍壮者，幸得以下而解，或战汗而解，然往往成弱证，虚甚者，则死矣。况邪有在卫者，在胸中者，在营者，入血者，妄用下法，其害可

果较严重的一方面。其实温病最容易发生伤阴，用辛温发汗的药物更进一步耗伤阴液，岂不是帮助温邪而加重病情？这是自古以来用治伤寒的方法治疗温病的最大错误。至于吴又可在《瘟疫论》中所列的第一个方剂就是达原饮，该方可以透达膜原，使病邪迅速溃散。达原饮用于从事体力劳动、身强体壮的温病患者，或许能奏效；但对于长在富贵人家、体质不太强壮的人，就没有不失败的。达原饮选用槟榔、草果、厚朴为君药。槟榔是种子类药物中质地较为坚硬的，种子类药物都有沉降的作用，槟榔味苦、辛，性温，质地重而坚硬，可以经中焦直走下焦，到肛门，是中下焦的药物。草果也是种子类药物，气味猛烈而性大热，味苦，具有很强的祛除足太阴脾经湿邪的作用。厚朴性温，味苦，也是走中焦的药物。上焦有病，怎么会优先选用入中、下焦，且味苦，性温，作用峻猛而耗伤阴液的药物呢？知母、黄芩属于味苦性燥而入中焦的药物，怎么可以用于肺经病症的治疗呢？吴又可在《瘟疫论》中提出邪游溢于三阳经的说法，分经论治，邪在太阳经用羌活，邪在阳明经用葛根，邪在少阳经用柴胡。这些治法仍然是夹杂了伤寒的治法，完全不知道温病的治法，后人仅仅评价他不分三焦，这还是一种较为肤浅的说法，并没有击中要害。《瘟疫论》中还有在三消饮中加入大黄、芒硝的用法，对于病邪侵犯阳明经，体质壮实的患者，或许能侥幸通过攻下或战汗的方法而治愈，但其常常使患者耗伤正气，并转为虚弱之证，严重者可导致死亡。况且温邪有在卫表、在胸中、在营分、在血分的不同，乱用攻下法造成的危害不可胜言。难道将人看作铁石一般而不是气血生成的吗？推究吴又可的本意，是为了矫正世俗医生用治伤寒的方法治疗温病的弊端，也是为了纠正陶节庵的失误，只因为他的学术造诣不够精深，所以不能为后世医家所效法。到了喻嘉言、张石顽，大多以伤寒治疗三阴病症的方法治疗温病，这种观点也不对。社会上

---

[1]藜藿：贫者所食野菜，指体力劳动者。

[2]纨绔：指富贵人家子弟穿的细绢做成的裤子，泛指有钱人家子弟的华美衣着，借指富贵人家的子弟。

胜言耶？岂视人与铁石一般，并非气血生成者哉？究其始意，原以矫世医以伤寒法治病温之弊，颇能正陶氏之失，奈学未精纯，未足为法。至喻氏、张氏，多以伤寒三阴经法治温病，其说亦非，以世医从之者少，而宗又可者多，故不深辩耳。本方谨遵《内经》"风淫于内，治以辛凉，佐以苦甘；热淫于内，治以咸寒，佐以甘苦"之训（王安道《溯洄集》，亦有温暑当用辛凉不当用辛温之论，谓仲景之书，为即病之伤寒而设，并未尝为不即病之温暑而设。张凤逵（kuí）集治暑方。亦有暑病首用辛凉，继用甘寒，再用酸泄酸敛，不必用下之论。皆先得我心者）。又宗喻嘉言芳香逐秽之说，用东垣清心凉膈散，辛凉苦甘。病初起，且去入里之黄芩，勿犯中焦；加银花辛凉，芥穗芳香，散热解毒；牛蒡子辛平润肺，解热散结，除风利咽，皆手太阴药也。合而论之，《经》谓"冬不藏精，春必病温"，又谓"藏于精者，春不病温"，又谓"病温虚甚死"，可见病温者，精气先虚。此方之妙，预护其虚，纯然清肃上焦，不犯中下，无开门揖（yī）盗[1]之弊，有轻以去实之能，用之得法，自然奏效，此叶氏立法，所以迥出诸家也。

的医生信奉他们的不多，而推崇吴又可观点的医生较多，对于他们的错误观点我就不在这里分析了。银翘散的组成完全遵照《内经》中提到的"风淫于内，治以辛凉，佐以苦甘；热淫于内，治以咸寒，佐以甘苦"的原则（王安道的《医经溯回集》中也提出了对温病、暑病的治法应当用辛凉而不是辛温的方法，他认为《伤寒论》的内容，是为冬季感受寒邪后立即发病的伤寒而设立的，并没有涉及伏寒化温的温病和暑温。明代张凤逵收集治疗暑病的方法，也提出治疗暑病首选辛凉清热，然后用甘寒生津，再用苦寒泄热或酸甘敛津，一般不用攻下的方法。他是在我之前提出的这个观点）。银翘散是继承喻嘉言芳香避秽的理论，采用李东垣清心凉膈散辛凉苦甘的组方思想。温病初期，病位在表，去掉治疗里热的黄芩，以免苦寒药克伐中焦；加入辛凉的银花，芳香的芥穗，清热解毒；牛蒡子辛平润肺，解热散结，祛风利咽，都是治疗手太阴肺经的药物。综上所述，《内经》中说"冬季不能保养、收藏好精气，到春天就可能得温病"；又说"如果冬季能保养、收藏好精气，春天就不容易患温病"；还说"得温病后如果患者特别虚弱，可能导致死亡"。由此可见，得温病的人，一般都先是精气不足。银翘散的组方巧妙在于它能预先保护人体精气，不使精气耗伤，直接清除上焦病邪，而不影响中、下焦，没有开门揖盗的弊端，却有轻清宣散温邪的功效，只要使用得当，就会有良好的效果。这就是叶天士创立的温病治法远远高于诸位医家之处。

---

[1] 开门揖盗：意思是打开门请强盗进来，比喻引来坏人，招致祸患。

五、太阴温病，恶风寒，服桂枝汤已，恶寒解，余病不解者，银翘散主之；余证悉减者，减其制[1]。

太阴温病，总上条而举而言也。恶寒已解，是全无风寒，止余温病，即禁辛温法，改从辛凉。减其制者，减银翘散之制也。

六、太阴风温，但咳身不甚热，微渴者，辛凉轻剂，桑菊饮主之。

咳，热伤肺络也。身不甚热，病不重也。渴而微，热不甚也。恐病轻药重，故另立轻剂方。

辛凉轻剂桑菊饮方　杏仁二钱　连翘一钱五分　薄荷八分　桑叶二钱五分　菊花一钱　苦梗二钱　甘草八分　苇根二钱

水二杯，煮取一杯，日二服。二三日不解，气粗似喘，燥在气分者，加石膏、知母；舌绛暮热，甚燥，邪初入营，加玄参二钱，犀角一钱；在血分者，去薄荷、苇根，加细生地、麦冬、玉竹、丹皮各二钱；肺热甚加黄芩；渴者加花粉。

五、手太阴肺经感邪而发的温病，首先表现为怕风寒，服用桂枝汤后，如果怕风寒的症状消失，而其他症状（如发热、口渴等）没有减轻，应该用银翘散治疗；如果其他症状比较轻，可以酌情减少银翘散的用量。

这里所说的太阴温病，包括上文提到的风温、温热、冬温、瘟疫等几种温病。"恶寒已解"，意为风寒之邪已经消失，只剩下温邪犯肺的表现，此时禁用辛温发汗的方法，立刻改用辛凉的方剂，"减其制"就是减少银翘散的用量。

六、手太阴肺经感邪而发的温病，表现为咳嗽，轻微发热，口微渴，应该用辛凉轻剂桑菊饮治疗。

咳嗽是风热之邪客于肺经，肺络受伤，发热轻说明病情不重，口渴轻微，可知其热象不重，伤津不明显。因病情较轻，恐怕用银翘散过重，所以特意制定一个力量较轻的方剂。

辛凉轻剂桑菊饮方（方略）

以上药物用两杯水，煮成一杯水，每天服用两次。如果用药两三天病情没有缓解，反而出现呼吸气粗如喘息一般，说明燥邪侵犯肺经气分，方中加入石膏，知母；舌红绛，傍晚热势升高，口中干燥，是病邪深入营分的表现，加玄参6克，犀角3克；如果病邪深入到血分，应在桑菊饮的原方中去掉薄荷、苇根，加入生地、麦冬、玉竹、丹皮各6克；肺热较重，加黄芩；口渴明显，加天花粉。

---

[1] 减其制：减轻银翘散的服用剂量和次数。

方论 此辛甘化风、辛凉微苦之方也。盖肺为清虚之脏，微苦则降，辛凉则平，立此方所以避辛温也。今世金（qiān）[1]用杏苏散通治四时咳嗽，不知杏苏散辛温，只宜风寒，不宜风温，且有不分表里之弊。此方独取桑叶、菊花者：桑得箕（jī）星[2]之精，箕好风，风气通于肝，故桑叶善平肝风。春乃肝令而主风，木旺金衰之候，故抑其有余。桑叶芳香有细毛，横纹最多，故亦走肺络，而宣肺气。菊花晚成，芳香味甘，能补金水二脏，故用之以补其不足。风温咳嗽，虽系小病，常见误用辛温重剂消烁（shuò）[3]肺液，致久嗽成劳者，不一而足，圣人不忽于细，必谨于微，医者于此等处，尤当加意也。

方论 桑菊饮是由辛甘、辛凉微苦的药物组成的辛凉清透、疏泄风热的方剂。肺主清肃，感受风热病邪后，应该选用微苦的药物可以肃降肺气，用辛凉的药物可以发散风热，制定这个方剂就是为了避免再用辛温的方剂助长热势。社会上的医生皆用杏苏散治疗四季的咳嗽，他们不知道杏苏散性味辛温，只适用于风寒引起的咳嗽，不适用于风温所致的咳嗽，且杏苏散多用于病邪在里的咳嗽，对病邪在表的咳嗽，用杏苏散治疗有不分表里的弊端。桑菊饮主要用桑叶、菊花，用意在于桑叶含有箕星的精气，箕星位于东方，喜欢风，风气通于肝，所以桑叶能平息肝风。春季肝木旺，风为主气，风热客肺是木旺而金衰，所以要平抑肝木。桑叶芳香，有细毛和许多横纹脉络，所以能行走到肺络而宣通肺气。菊花开在秋冬季节，芳香味甘，能补益肺水和肾水的不足。风温咳嗽虽然是小病，但误用辛温重剂消烁肺液，拖延日久而成为痨嗽，也是常有的事。高明的医生不应忽略这些细节，看病时要谨小慎微，对于这些方面，医生要尤其注意。

七、太阴温病，脉浮洪[4]，舌黄[5]，渴甚，大汗，面赤，恶热者，辛凉重剂白虎汤主之。

脉浮洪，邪在肺经气分也。舌黄，热已深。渴甚，津已伤也。大汗，热逼津液也。面赤，火炎上也。恶热，邪欲出而未遂也。辛凉平剂焉能胜任？非虎

七、手太阴肺经感邪而发的温病，见到脉象浮洪，舌苔黄，口渴明显，汗大出，面红，怕热的症状，应当用辛凉重剂白虎汤治疗。

脉象浮洪，说明热邪盛于肺经气分。舌苔黄，可知热邪入里，邪热已盛。口渴严重，是热邪已经耗伤津液。汗大出是热邪逼迫津液外泄。面部红赤，是火热上炎的表现。怕热，是因为正气逼邪外出，邪气仍盛不得外出。对于这样的肺经气分热盛证，辛凉平剂银翘散怎么能治愈？非虎啸风生，像

---

[1]金：全，都。

[2]箕星：星宿名，即二十八宿之一，青龙木宿的末一宿，位于东方。

[3]消烁：指消耗。

[4]脉浮洪：指脉洪大。

[5]舌黄：指舌苔黄燥。

啸风生，金飚（biāo）[1]退热，而又能保津液不可，前贤多用之。

秋天的狂风那样，清除热邪，而又能保护津液不可，前代医家多使用本方。

辛凉重剂白虎汤方 生石膏（研）一两 知母五钱 生甘草三钱 白粳（jīng）米一合

水八杯，煮取三杯，分温三服，病退，减后服，不知，再作服。

辛凉重剂白虎汤方（方略）

上方用水八杯，煮成三杯，分三次温服，若病邪消退，减少以后的服用剂量；病情没有减轻的，按原剂量继续服用。

方论 义见法下，不再立论，下仿此。

方论 本方义在条文下的注释中已经说明，不再加论述，以后仿照此例。

八、太阴温病，脉浮大而芤（kōu）[2]，汗大出，微喘，甚至鼻孔扇[3]者，白虎加人参汤主之；脉若散大者，急用之，倍人参。

八、手太阴肺经感邪而发的温病，见到脉象浮大而中空无力，汗大出，轻微气喘，重者出现鼻翼煽动，应该用白虎加人参汤治疗；如果脉象散乱虚大，应赶快用药治疗，并且人参的用量要加倍。

浮大而芤，几于散矣，阴虚而阳不固也。补阴药有鞭长莫及之虞（yú），惟白虎退邪阳，人参固正阳，使阳能生阴，乃救化源欲绝之妙法也。汗涌、鼻扇、脉散，皆化源欲绝之征兆也。

脉象浮大而中空无力，已经接近脉象散乱，这是阴液亏虚、阴不能固阳的表现。此时如果仅用补益阴液的药物恐怕已是鞭长莫及，只有用白虎汤可以清退热邪，加人参顾护元气，以起到补益阳气、滋养阴液的作用，使得阳生阴长，这才是救治肺气大伤、化源将竭的方法。而大汗出，鼻翼煽动，脉象散乱，都是化源将竭的征象。

白虎加人参汤方 即于前方内加人参三钱。

白虎加人参汤方（方略）

九、白虎本为达热出表，若其人脉浮弦而细者，不可与也；脉沉者，

九、白虎汤的作用本是透达气分的热邪从表而解，如果患者脉象浮弦且细，就不能用白虎汤；脉

---

[1]金飚：指秋天的狂风。

[2]芤：这里指芤脉，即脉搏浮大而软，按之中空如葱管。

[3]鼻孔扇：鼻孔煽张，两鼻翼张合煽动。

不可与也；不渴者，不可与也；汗不
出者，不可与也；常须识此，勿令
误也。

此白虎之禁也。按白虎剽悍（piāo
hàn），邪重非其力不举，用之得当，
原有立竿见影之妙，若用之不当，祸
不旋踵（zhǒng）[1]。懦者多不敢用，
未免坐误事机；孟浪者，不问其脉证
之若何，一概用之，甚至石膏用至斤
余之多，应手而效者固多，应手而毙
者亦复不少。皆未真知确见其所以然
之故，故手下无准的也。

十、太阴温病，气血两燔（fán）
者，玉女煎去牛膝加玄参主之。

气血两燔，不可专治一边，故选
用张景岳气血两治之玉女煎。去牛膝
者，牛膝趋下，不合太阴证之用。改
熟地为细生地者，亦取其轻而不重，
凉而不温之义，且细生地能发血中之
表也。加玄参者，取其壮水制火，预
防咽痛失血等证也。

**玉女煎去牛膝熟地加细生地玄参
方（辛凉合甘寒法）** 生石膏一两 知
母四钱 玄参四钱 细生地六钱 麦冬
六钱

水八杯，煮取三杯，分二次服，
渣再煮一钟服。

沉也不能用；没有口渴表现的不能用；身热而无汗
的不能用，医生必须牢记这些禁忌，不要误用白
虎汤。

以上所说的是白虎汤的禁忌证。白虎汤的作用
比较峻猛，邪热较重时，非白虎汤不能清解，运用
得当，可以立竿见影，如果使用不当，会产生严重
的后果。胆小的医生一般不敢使用，这样难免错失
良机；鲁莽的医生，不管脉证如何，一有高热随手
就用，石膏甚至用到几斤，用后立即见效的固然很
多，但因此导致死亡的也有不少。这些都是因为医
家对白虎汤的功效、用法、禁忌不明确，所以不能
准确地使用白虎汤。

十、手太阴肺经感邪而发的温病，出现气分和
血分热邪都很炽盛的证候，应当用玉女煎去牛膝加
玄参来治疗。

气分和血分邪热都较盛，不能只治疗气分或者
只治疗血分，所以选择张景岳气血同治的方剂玉女
煎。去牛膝，是因为牛膝性善下行，不适合用于上
焦肺经的疾病。改熟地为细生地，是取细生地凉而
轻润的性质，且细生地能解血分的表证。加玄参，
是因为玄参有生津润燥的作用，可补阴抑阳，能预
防咽喉疼痛失血等证的发生。

玉女煎去牛膝熟地加细生地玄参方（辛凉合甘
寒法）（方略）

上药用八杯水，煮成三杯，分两次服用，药渣
可再加水煮一杯服用。

---

[1] 祸不旋踵：比喻时间极短，祸害不久就将到来。

十一、太阴温病，血从上溢（yì）[1]者，犀角地黄汤合银翘散主之。有中焦病者，以中焦法治之。若吐粉红血水者，死不治；血从上溢，脉七八至以上，面反黑者，死不治；可用清络育阴法。

血从上溢，温邪逼迫血液上走清道，循清窍而出，故以银翘散败温毒，以犀角地黄清血分之伏热，而救水即所以救金也。至粉红水非血非液，实血与液交迫而出，有燎（liáo）原之势[2]，化源速绝。血从上溢，而脉至七八至，面反黑，火极而似水，反兼胜己之化也。亦燎原之势莫制，下焦津液亏极，不能上济君火，君火反与温热之邪合德，肺金其何以堪，故皆主死，化源绝，乃温病第一死法也。

仲子曰：敢问死？孔子曰：未知生，焉知死。瑭以为医者不知死，焉能救生。细按温病死状百端，大纲不越五条。在上焦有二：一曰肺之化源绝者死；二曰心神内闭，内闭外脱者死。在中焦亦有二：一曰阳明太实，土克水者死；二曰脾郁发黄，黄极则诸窍为闭，秽浊塞窍者死。在下焦则无非热邪深入，消烁津液，涸（hé）尽而死也。

十一、手太阴肺经感邪而发的温病，热入血分，迫血妄行，使血液从上部溢出，出现咳血、吐血等症状，应当用犀角地黄汤配合银翘散来治疗。见到中焦证的表现，就按邪在中焦来治疗。如果吐粉红色血水，则说明病情危重；如果血液从眼、口、鼻、耳溢出，脉率一息七到八次，面色反而发黑，是病情凶险的表现，难以救治，可以用清热安络、养阴生津的方法治疗。

血从上溢，是温邪迫血妄行，从上部清窍而出，所以用银翘散清解肺中温毒；用犀角地黄汤清解深伏在血分中的邪热，从而起到清热保津，救护肺脏的作用。粉红水不是单纯血液，也不是单纯的津液，实际上是血分邪热炽盛，交迫津液和血液从上吐出。反映了邪热极其亢盛，形成燎原之势，肺的化源迅速枯竭。血液从上溢出，脉搏达到一息七八次，且面色发黑，是火热到了极点反而出现水的本色；火盛却表现出克火的水的特点，称为"胜己之化"，因为火热极盛而无法抑制，下焦津液已极度亏虚，不能上济心火，心火与温热之邪相合，肺脏怎么能够承受？所以这都是死证。肺的生化之源枯竭，是温病死亡的第一原因。

仲子曾经问孔子："能请教一下关于死亡的道理吗？"孔子回答说："连生的道理都没有弄清楚，怎么能知道死的道理呢？"我认为做医生不知道死亡的原因，怎么能够挽救人的生命呢？仔细想想，导致温病死亡的原因有上百种，但都没有超越这五条。在上焦的原因有两条：一是肺的生化之源枯竭导致死亡；二是心神被邪闭阻于内，导致内闭外脱而死。在中焦的原因也有两条，一是阳明腑实，肾阴耗竭而死，二是脾经湿热郁蒸，发为黄疸，黄疸严重时，污秽闭塞清窍而死。在下焦的原因，无非是热邪深入，耗伤津液，真阴枯竭而亡。

---

[1] 血从上溢：指吐血、咳血、鼻衄等。

[2] 燎原之势：形容火势足够强大，足以燃烧整个平原。比喻事态已经初步形成，难以阻碍其发展壮大。

犀角地黄汤方（见下焦篇）

银翘散（方见前） 已用过表药者，去豆豉，芥穗，薄荷。

十二、太阴温病，口渴甚者，雪梨浆沃[1]之；吐白沫黏滞不快者，五汁饮沃之。

此皆甘寒救液法也。

雪梨浆方（甘冷法）

以甜水梨大者一枚，薄切，新汲[2]凉水内浸半日，时时频饮。

五汁饮方（甘寒法） 梨汁 荸荠（bí qi）汁 鲜苇根汁 麦冬汁 藕汁（或用蔗浆）

临时斟酌多少，和匀凉服，不甚喜凉者，重汤炖温服。

十三、太阴病得之二三日，舌微黄，寸脉盛，心烦懊侬（ào náo）[3]，起卧不安，欲呕不得呕，无中焦证，栀子豉汤主之。

温病二三日，或已汗，或未汗，舌微黄，邪已不全在肺中矣。寸脉盛，心烦懊侬，起卧不安，欲呕不得，邪在上焦膈中也。在上者因而越之，故

犀角地黄汤方（见下焦篇）

银翘散（方见前）

本方使用的注意事项是：如已用过解表药，应在上方中去掉豆豉、芥穗、薄荷。

十二、手太阴肺经感邪而发的温病，口渴较重，用雪梨浆滋养津液；口中有白沫而黏稠，吐出不爽，可以用五汁饮来治疗。

以上都是用甘寒之品滋养阴液的方法。

雪梨浆方（甘冷法）

用大的甜水梨一个，切成薄片，放入刚从井水中打出的凉水中浸半天，频频服用。

五汁饮方（甘寒法）（方略）

本方应根据病情决定用量，把以上的汁水混匀后，凉服，如果患者不喜欢吃凉东西，可以把它们炖热后再温服。

十三、太阴温病到了第二三天，舌苔微黄，两寸脉有力，心中烦乱，坐卧不安，想吐又吐不出，没有中焦的病变，应当用栀子豉汤治疗。

太阴温病到了第二三天，不论是否用过发汗的药物，看到舌苔微黄，说明病邪已经不全在肺卫，开始进入气分。两寸脉有力，心中烦乱，坐卧不安，想吐又吐不出，说明病邪在上焦胸膈。病在上焦，用宣泄的方法，方中栀子涌泄邪热，豆豉宣开

---

[1] 沃：指滋养津液。

[2] 汲：指从井里取水。

[3] 懊侬：烦闷。

涌之以栀子，开之以香豉。

栀子豉汤方（酸苦法） 栀子（捣碎）五枚 香豆豉六钱

水四杯，先煮栀子数沸，后纳香豉，煮取二杯，先温服一杯，得吐，止后服。

十四、太阴病，得之二三日，心烦不安，痰涎壅（yōng）盛[1]，胸中痞塞欲呕者，无中焦证，瓜蒂散主之，虚者加参芦。

此与上条有轻重之分，有有痰无痰之别，重剂不可轻用，病重药轻，又不能了事。故上条只用栀子豉汤快涌膈中之热。此以痰涎壅盛，必用瓜蒂散急吐之，恐邪入包宫而成痉厥也。瓜蒂、栀子之苦寒，合赤小豆之甘酸，所谓酸苦涌泄为阴，善吐热痰，亦在上者，因而越之之方也。

瓜蒂散方（酸苦法） 甜瓜蒂（dì）一钱 赤小豆（研）二钱 山栀子二钱

水二杯，煮取一杯，先服半杯，得吐止后服，不吐再服。虚者加人参芦一钱五分。

十五、太阴温病，寸脉大，舌绛而干，法当渴，今反不渴者，热在营中也，清营汤去黄连主之。

气机。

栀子豉汤方（酸苦法）（方略）

上药用水四杯，先放入栀子煮沸后，再加入香豆豉，煎成两杯，先趁热服一杯，如果患者服药后呕吐，就不必再服。

十四、太阴病到了第二三天，心烦不安，喉中痰涎壅盛，胸中痞闷阻塞，想吐，没有中焦的证候表现，可以用瓜蒂散治疗，体质虚弱者加参芦。

这一条与上一条所述的病症相似，但病情轻重不同，痰涎的有无不同。作用峻猛的方药不可随便使用，但如果病情较重，而用药过轻，又不能解决问题。所以上条用栀子宣泄上焦胸膈郁热。本条痰涎壅盛，必须用瓜蒂散涌吐病邪，否则痰热内陷心包就会形成痉厥的危重证候。方中瓜蒂、栀子性味苦寒，配合赤小豆性味甘酸，用以涌吐痰热，即《内经》所谓"酸苦涌泄为阴"，也体现《内经》中"上者因而越之"的治疗原则。

瓜蒂散方（酸苦法）（方略）

上药用水二杯，煎煮成一杯，先服半杯，呕吐后就不用再服，如果没有吐，再服余下的半杯。体质虚弱的患者，在方中加人参芦5克。

十五、手太阴肺经感邪而得的温病，见到寸脉大，舌红绛而干，理应口渴，现在反而不渴，是因为邪热已经深入到营分，应当用清营汤去黄连来治疗。

---

[1] 壅盛：极多，阻塞。

渴乃温之本病，今乃不渴，滋人疑惑。而舌绛且干，两寸脉大，的系温病。盖邪热入营，蒸腾营气上升，故不渴，不可疑不渴非温病也。故以清营汤清营分之热。去黄连者，不欲其深入也。

清营汤（见暑温门中）

口渴是温病的常见症状，现在反而不渴，容易使人产生疑惑。但是舌质红绛而干，两寸脉大，也确实是温病的表现。因为邪热深入营分后，蒸腾营阴上布于口，所以口不渴，不能因为不口渴就怀疑不是温病。所以用清营汤清营分热。因为黄连味苦性燥耗伤营阴，且性质沉降，去黄连，以防止病邪深入。

清营汤（见暑温门）

十六、太阴温病，不可发汗，发汗而汗不出者，必发斑疹；汗出过多者，必神昏谵语[1]。发斑者，化斑汤主之；发疹者，银翘散去豆豉，加细生地、丹皮、大青叶，倍玄参主之。禁升麻、柴胡、当归、防风、羌（qiāng）活、白芷（zhǐ）、葛根、三春柳。神昏谵语者，清宫汤主之，牛黄丸、紫雪丹、局方至宝丹亦主之。

十六、手太阴肺经感邪而发的温病，不可用辛温发汗的治法，如果误用发汗的方法而汗不出，就会助长热势而发斑疹，如果误发汗而汗出过多，就会出现神识昏蒙、语无伦次。对于发疹的患者，可以用银翘散去豆豉，加生地、丹皮、大青叶，并加倍玄参的用量。温病斑疹，禁用升麻、柴胡、当归、防风、羌活、白芷、葛根、三春柳等药物。对于神志昏蒙、语无伦次的患者，应该用清宫汤治疗，也可以用安宫牛黄丸、紫雪丹、局方至宝丹来治疗。

温病忌汗者，病由口鼻而入，邪不在足太阳之表，故不得伤太阳经也。时医不知而误发之。若其热甚血燥，不能蒸汗，温邪郁于肌表血分，故必发斑疹也。若其人表疏，一发而汗出不止，汗为心液，误汗亡阳，心阳伤而神明乱，中无所主，故神昏。心液伤而心血虚，心以阴为体，心阴不能济阳，则心阳独亢，心主言，故谵语不休也。且手经逆传，世罕知之，手

温病禁用辛温发汗，是因为温病由口鼻而入，不像寒邪从皮毛而入先侵犯足太阳膀胱经，所以不能用辛温的方药，以免损伤足太阳经。社会上的医生不知道这个道理而误用辛温发汗的药物。如果患者体内邪热亢盛而阴血耗伤，误用辛温发汗药后，因为津液缺乏不能蒸腾成汗，所以汗不出。邪热不解，郁于肌表血分，伤及血络便会形成斑疹。若患者肌腠疏松，一用辛温发汗的药物，就汗出不止，汗为心之液，汗出过多损伤心气，致使心神受伤，神志错乱，心无所主而出现神昏。汗出过多耗伤心液，致心血不足，心阴为本体，心阴行使功能，心阴不足不能济心阳，则心阳亢盛，心主语言，所以表现为不停地说胡话。温邪在手经容易逆传，世人

---

[1]神昏谵语：病中神志不清，胡言乱语。

太阴病不解，本有必传手厥阴心包之理，况又伤其气血乎！

化斑汤方 石膏一两 知母四钱 生甘草三钱 玄参三钱 犀角二钱 白粳米一合

水八杯，煮取三杯，日三服，渣再煮一盅，夜一服。

方论 此热淫于内，治以咸寒，佐以苦甘法也。前人悉用白虎汤作化斑汤者，以其为阳明证也。阳明主肌肉，斑家遍体皆赤，自内而外，故以石膏清肺胃之热，知母清金保肺而治阳明独胜之热，甘草清热解毒和中，粳米清胃热而保胃液，白粳米阳明燥金之岁谷也。本论独加玄参、犀角者，以斑色正赤，木火太过，其变最速，但用白虎燥金之品，清肃上焦，恐不胜任，故加玄参启肾经之气，上交于肺，庶水天一气，上下循环，不致泉源暴绝也。犀角咸寒，禀水木火相生之气，为灵异之兽，具阳刚之体，主治百毒蛊疰（gǔ zhù）[1]，邪鬼瘴（zhàng）气，取其咸寒，救肾水，以济心火，托斑外出，而又败毒避瘟（wēn）也；再病至发斑，不独在气分矣，故加二味凉血之品。

很少知道这一点，手太阴肺经邪热不解容易逆传手厥阴心包经，何况现在又出现心气、心血大伤，更易逆传心包。

化斑汤方（方略）

上药用水八杯，煮成三杯，每日服三次，药渣再煮一杯，晚上服用一次。

方论 上方是根据《内经》中的"热淫于内，治以咸寒，佐以苦甘"的原则进行组方。以前的医家都把白虎汤当作化斑汤来使用，因为发斑属于阳明病证。阳明主肌肉，发斑的人全身红赤，是阳明热邪侵入血分而发于肌肉所致。所以用石膏清泻肺胃之热，知母清肺保津，能治阳明独盛之热，甘草清热解毒，调和中气，白粳米属于阳明燥金的谷物，可以清胃热、保津液。本书特意加了玄参、犀角两味药，是因为斑色鲜红，血分邪火亢盛，病情容易恶化，但用白虎汤清泄肺胃热邪，恐药力不能胜任，所以加玄参滋肾水，养肺阴，使肾水得充，上交于肺，水天一气，上下相互循环，不会令水泉枯竭。犀牛是禀木水火相生之气的灵异之兽，具有阳刚之体。犀角味咸性寒，能救肾水以济心火，透达邪热，通过透达邪热而托斑外出，解表辟瘟。再说温病到了发斑的阶段，已经深入到血分，不仅仅是气分病变，所以应加入两味凉血的药物。

---

[1] 蛊疰：指一种以四肢浮肿、肌肤消瘦、咳逆腹大为主症的传染病。

银翘散去豆豉加细生地丹皮大青叶倍玄参方　即于前银翘散内去豆豉，加：

细生地四钱　大青叶三钱　丹皮三钱　玄参加至一两

方论　银翘散义见前。加四物，取其清血热；去豆豉，畏其温也。

按吴又可有托里举斑汤，不言疹者，混斑疹一气也。考温病中发疹者，十之七八。发斑者十之二三。盖斑乃纯赤，或大片，为肌肉之病，故主以化斑汤，专治肌肉。疹系红点高起，麻[1]、瘄（cù）[2]、痧[3]皆一类，系血络中病，故主以芳香透络，辛凉解肌，甘寒清血也。其托里举斑汤方中用归、升、柴、芷、穿山甲，皆温燥之品，岂不畏其灼津液乎？且前人有痘宜温、疹宜凉之论，实属确见，况温疹更甚于小儿之风热疹乎！其用升、柴，取其升发之义，不知温病多见于春夏发生之候，天地之气，有升无降，岂用再以升药升之乎？且《经》谓"冬藏精者，春不病温"，是温病之人，下焦精气久已不固，安庸再升其少阳之气，使下竭上厥[4]乎！《经》谓

银翘散去豆豉加细生地、丹皮、大青叶、倍玄参方。（方略）

方论　银翘散的方义见前文，加细生地、丹皮、大青叶、倍玄参是为了凉血清热，去豆豉是恐其性温助热。

按　吴又可在《瘟疫论》中用托里举斑汤治疗发斑，其中没有提疹的治疗，是因为他把斑与疹混为一种病。经考证温病中发疹的患者占七八成，而发斑的占二三成。斑与疹的主要区别在于斑的颜色纯红，多为大片状，属于肌肉病变，所以用化斑汤，以清血分热化肌肉之斑。疹是高出皮肤的小红点，与麻疹、风疹、烂喉痧属于同一类，是邪热波及营分从血络而出，所以用芳香透络，辛凉解肌，甘寒凉血的方法治疗。但是在托里举斑汤里却用了当归、升麻、柴胡、白芷、穿山甲等温燥的药物，难道不怕这些药物灼伤津液吗？而且前人已有"痘宜用温药、疹宜用凉药"的说法，这种认识非常正确。更何况温病中的出疹，比小儿因风热病邪而致的发疹更为严重！吴又可用升麻、柴胡是取其升发之性，却不知温病多发生在春夏之季，自然界的气候多具有升发的性质，怎么可以再用升发的药物去升提呢？而且《内经》中已明确提出"冬季能保藏阴精的人，春季不容易发生温病"。可见患温病的人，往往下焦精气已经不能固藏，怎么能再去升发少阳之气，使下焦精气更加枯竭，发生下焦阴精大伤而虚阳上浮的危重病症呢？《内经》中说"不能对实证用补药，对虚证用攻伐的药物；治病时先了解岁气的情况，不可违背自然规律而克伐天和之

---

[1] 麻：指麻疹。

[2] 瘄：风疹。

[3] 痧：指烂喉痧。

[4] 下竭上厥：指阴液耗竭于下，而虚阳浮于上的病证。

"无实实，无虚虚，必先岁气，无伐天和"，可不知耶？后人皆尤而效之，实不读经文之过也。

再按时人发温热之表，二三日汗不出者，即云斑疹蔽伏，不惟用升、柴、羌、葛，且重以山川柳发之。不知山川柳一岁三花，故得三春之名，俗传音三春为山川，此柳古称柽木，《诗》所谓"其柽（chēng）其椐（jū）"者是也。其性大辛大温，生发最速，横枝极细，善能入络，专发虚寒白疹，若温热气血沸腾之赤疹，岂非见之如雠（chóu）仇[1]乎？夫善治温病者，原可不必出疹，即有邪郁二三日，或三五日，既不得汗，有不得疹之势，亦可重者化轻，轻者化无，若一派辛温刚燥，气受其灾而移于血，岂非自造斑疹乎？再时医每于疹已发出，便称放心，不知邪热炽甚之时，正当谨慎，一有疏忽，为害不浅。再疹不忌泻，若里结须微通之，不可令大泄，致内虚下陷，法在中焦篇。

气"，这些说法怎么可以不知道呢？后世医家对这种错误治法不加分辨地仿效，是因为没有读《内经》而造成的。

再按 现在的医生对温热病用辛温发汗的治法，二三天仍没有汗出，就说是斑疹之邪蔽伏在里，不只用升麻、柴胡、羌活、葛根，而且重用山川柳透发斑疹。大多数医生不知道山川柳一年中能开三次花，所以又叫三春柳，民间把"三春"转音为"山川"。这种柳树古代称柽木，《诗经》所说的："其柽其椐"中的柽，就是指山川柳。山川柳性味大辛大温，生长最为迅速，树木横枝又很细，所以能疏通脉络，透发虚寒的白疹，如果用来治疗温病邪热亢盛、气血沸腾的红疹，岂不是如同仇人相见一般。其实会治疗温病的医生，如果能及时给患者治疗，温病本来可以不出疹；即使邪热内郁二三天，或三五天，因为没有汗，而出现不得不发斑疹的趋势，也可以通过治疗使得病势由重转轻，由轻转无。如果用一派辛温刚燥的药物，助长气分热邪侵入血分，难道不是自己在制造斑疹吗？再有现在的医生，看到患者出斑疹，就认为可以放心，却不知道在邪热炽盛的时候，正应当小心谨慎，稍有疏忽大意，便会造成严重危害。一般来说斑疹不忌泻下，如果有里结实证，可予轻泻的方药，但不可用猛烈的攻下药，以免造成中气大伤而致邪热内陷，具体治法参照本书中焦篇。

清宫汤方 玄参心三钱　莲子心五分　竹叶卷心二钱　连翘心二钱　犀角尖（磨冲）二钱　连心麦冬三钱

加减法 热痰盛加竹沥（lì）、梨汁各五匙；咯痰不清，加瓜蒌皮一钱

清宫汤方（方略）

加减法 如痰热较盛，加竹沥、梨汁各五汤勺；咯痰不爽的，加入瓜蒌皮4.5克；热毒较重的，

---

[1] 雠仇：指仇敌。

五分；热毒盛加金汁、人中黄；渐欲神昏，加银花三钱、荷叶二钱、石菖蒲一钱。

方论 此咸寒甘苦法，清膻中之方也。谓之清宫者，以膻中为心之宫城也。俱用心者，凡心有生生不已之意，心能入心，即以清秽浊之品，便补心中生生不已之生气，救性命于微芒也。火能令人昏，水能令人清，神昏谵语，水不足而火有余，又有秽浊也。且离以坎（kǎn）为体[1]，玄参味苦属水，补离中之虚；犀角灵异味咸，辟秽解毒，所谓灵犀（xī）一点通，善通心气，色黑补水，亦能补离中之虚，故以二物为君。莲心甘苦咸，倒生根，由心走肾，能使心火下通于肾，又回环上升，能使肾水上潮于心，故以为使。连翘象心，能退心热。竹叶心锐而中空，能通窍清心，故以为佐。麦冬之所以用心者，《本经》称其主心腹结气，伤中伤饱，胃脉络绝，试问去心，焉能散结气，补伤中，通伤饱，续胃脉络绝哉？盖麦冬禀少阴癸水之气，一本横生，根颗连络，有十二枚者，有十四五枚者，所以然之故，手足三阳三阴之络，共有十二，加任之尾翳（yì），督之长强[2]，共

加入金汁、人中黄；快要神志昏迷的，加银花9克，荷叶6克，石菖蒲3克。

方论 上方属于咸寒甘苦法，清膻中邪热的方剂。方名为清宫，是因为膻中是心的宫城。方中诸药都用心，因为凡是心都有生生不息之意，而且心又能入心，即以清心化浊之品，补心中生生不息的生气，从而挽救患者的生命于危难。火热之邪能使人神昏，寒水之气能使人清醒，神志不清而语无伦次是水不足而火有余，同时秽浊之气蒙蔽神明。以八卦来说，心是火脏属于离卦，肾是水脏属于坎卦，离卦以坎卦为体，玄参味苦属水，能滋肾水、补心阴。犀角为灵异之物，味咸，能辟秽解毒，我们常说的"心有灵犀一点通"，就是说它善通心气，色黑能补水，也有补离中不足的作用，所以把这两味药作为君药。莲子心味甘苦而咸，是倒生根植物，所以莲子心能由心走肾，使心火下通肾水，又能回环上升，使肾水上济心火，因此作为使药。连翘形状像心，又能退热，所以连翘心能清心热。竹叶卷心形状尖锐而体中空，能通窍清火，所以这两味药为佐药。方中麦冬连心用，是因为《本经》中说麦冬主心腹结气，伤中伤饱，胃络脉断绝等。如果去掉麦冬的心，怎么能散心腹的结气，补益中焦不足，通达饮食积滞，连续胃络脉断绝呢？因为麦冬禀受少阴癸水之气而生，有一个主根横行生长，主根上有许多须根，与麦冬相连，有的一条主根上长着十二枚麦冬，有的长着十四五枚，而人体手三阴、手三阳、足三阴、足三阳共有十二条络脉，加上任脉的络脉尾翳，督脉的络脉长强，共有十四条，再加上脾之大络，共十五条，这麦冬的外形与人的络脉如此相像，真是自然造物的神奇。只有学问高深的人，才能体验物相，辨察物情，用麦冬来通续络脉。麦冬和天冬都被称为"门冬"，冬天主闭藏，而门可以开转，而"门冬"是说它们具

---

[1] 离以坎为体：离、坎均为八卦之一。离代表火，坎代表水。

[2] 任之尾翳，督之长强：指尾翳是任脉的别络，长强是督脉的别络。

十四，又加脾之大络，共十五，此物性合人身自然之妙也，惟圣人能体物象，察物情，用麦冬以通续络脉。命名与天冬并称门冬者，冬主闭藏，门主开转，谓其有开合之功能也。其妙处全在一心之用，从古并未有去心之明文，张隐庵（ān）谓不知始自何人，相沿已久而不可改。瑭遍考始知自陶弘（hóng）景始也，盖陶氏惑于诸心入心，能令人烦之一语，不知麦冬无毒，载在上品，久服身轻，安能令人烦哉！如参、术、芪、草，以及诸仁诸子，莫不有心，亦皆能令人烦而悉去之哉？陶氏之去麦冬心，智者千虑之失也，此方独取其心，以散心中秽浊之结气，故以之为臣。

安宫牛黄丸方　牛黄一两　郁金一两　犀角一两　黄连一两　朱砂一两　梅片二钱五分　麝（shè）香二钱五分　珍珠五钱　山栀一两　雄黄一两　金箔（bó）衣　黄芩一两

上为极细末，炼老蜜为丸，每丸一钱，金箔为衣，蜡护。脉虚者人参汤下，脉实者银花、薄荷汤下，每服一丸。兼治飞尸[1]卒厥[2]，五痫（xián）中恶[3]，大人小儿痉厥之

有开合的作用，麦冬的妙处全在于用它的心，古籍中没有去心的记载，张隐庵曾经感叹："麦冬去心，不知道从什么人开始，但这一用法已经沿袭许久，很难改变。"我查遍历代方书，才知道麦冬去心是陶弘景提出的，陶弘景拘泥于"诸心入心，能令人烦"这句话，却不知道麦冬无毒，《本经》把它列入上品，久服可以使身体轻盈敏捷，怎么会令人烦躁？比如人参、白术、黄芪、甘草，以及各种种仁果实，都有心，难道都会让人心烦而使用时全部去掉心吗？所以陶弘景用麦冬去心，可以说是智者千虑，必有一失。本方特意用麦冬心，就是为了用它散心中秽浊的邪气，所以作为臣药。

安宫牛黄丸方（方略）

上药都研为极细的粉末，用炼刷的老蜜为辅料做成丸，每丸3克，用金箔作外衣，再用蜡壳封丸。脉虚的患者用人参汤送服该药，脉实的患者用银花薄荷汤送服，每次服一丸。本方可用于突然昏厥倒地，各种癫痫，以及成人或小儿高热引起的痉厥。成人病情较重且体质壮实，可以一次服用两

---

[1]飞尸：又称传尸劳，为痨病之一。

[2]卒厥：暴厥。

[3]五痫中恶：五痫泛指癫痫，中恶指昏厥。

因于热者。大人病重体实者，日再服，甚者日三服；小儿服半丸，不知再服半丸。

方论 此芳香化秽浊而利诸窍，咸寒保肾水而安心体，苦寒通火腑而泻心用之方也。牛黄得日月之精，通心主之神，犀角主治百毒，邪鬼瘴（zhàng）气。珍珠得太阴之精，而通神明，合犀角补水救火。郁金，草之香，梅片，木之香（按冰片，洋外老杉木浸成，近世以樟脑打成伪之，樟脑发水中之火，为害甚大，断不可用），雄黄，石之香，麝香，乃精血之香，合四香以为用，使闭锢（gù）之邪热温毒深在厥阴之分者，一齐从内透出，而邪秽自消，神明可复也。黄连泻心火，栀子泻心与三焦之火，黄芩泻胆、肺之火，使邪火随诸香一齐俱散也。朱砂补心体，泻心用，合金箔坠痰而镇固，再合珍珠、犀角为督战之主帅也。

丸，甚至三丸；小儿每次服半丸，如果不见效可以再服半丸。

方论 安宫牛黄丸是芳香化浊，辟秽利窍的方剂，方中用酸寒的药物滋肾水而养心体，苦寒的药物通火腑而泻心火。方中牛黄禀受日月精华，清心开窍；犀角能解百毒，治疗因感受邪毒、瘴气所致的疾病；郁金属于草本类植物的香药；梅片属于木本类植物中的香药（按：梅片就是冰片，用国外一种老杉木的浸液提炼而成。近来有用樟脑制成的伪品，樟脑可宣发水中火气，对于温热类疾病危害很大，绝不能用）；雄黄是金石类药物中的香药；麝香是血肉有形之品中的香药。将以上四种芳香的药物配合使用，能透发深伏于厥阴的邪毒，清热辟秽，开窍醒神。黄连泻心火，栀子可清心火、泻三焦之热，黄芩能清泻胆经和肺经的热，使火热之邪随着各种香药一齐向外发散。方中朱砂能补心阴，泻心火，与金箔合用能祛痰，重镇安神，配合珍珠、犀角，如同军队中督战的主帅。

紫雪丹方（从《本事方》去黄金）

滑石一斤　石膏一斤　寒水石一斤
磁石（水煮）二斤，捣煎去渣，入后药
羚（líng）羊角五两　木香五两　犀角五两　沉香五两　丁香一两　升麻一斤
玄参一斤　炙甘草半斤

以上八味。并捣锉（cuò），入前

紫雪丹方（从《本事方》去黄金）（方略）

以上八味药物，一起捣碎，锉细，加入到前面药汁中煎，去渣，入后药。

朴硝、硝石各二斤，提净，入前药汁中，微火煎，不住手将柳木搅，候汁欲凝，再加入后二味。

辰砂（研细，三两）　麝香（研细，一两二钱）入煎药，拌匀。合成，退火气。冷水调服一二钱。

方论　诸石利火水而通下窍。磁石、玄参补肝肾之阴，而上济君火。犀角、羚羊泻心、胆之火。甘草和诸药而败毒，且缓肝急。诸药皆降，独用一味升麻，盖欲降先升也。诸香化秽浊，或开上窍，或开下窍，使神明不致坐困于浊邪而终不克复其明也。丹砂色赤，补心而通心火，内含汞而补心体，为坐镇之用。诸药用气，硝独用质者，以其水卤结成，性峻（jùn）而易消，泻火而散结也。

局方至宝丹方　犀角（镑）一两　朱砂（飞）一两　琥珀（hǔ pò）（研）一两　玳瑁（dài mào）（镑）一两　牛黄五钱　麝香五钱

以安息重汤炖化，和诸药为丸一百丸，蜡护。

方论　此方荟萃各种灵异，皆能补心体，通心用，除邪秽，解热结，共成拨乱反正之功。大抵安宫牛黄丸最凉，紫雪次之，至宝又次之。主治

的药汁中再煎煮，去渣后加入下列药物：

朴硝、硝石1000克，提炼净，加入到前面的药汁中，用微火煎，不停地用柳木棒搅动，等到药汁快凝固的时候，再加入后面两味药。

辰砂（研细）90克、麝香（研细）36克加入到前面的药汁中搅拌均匀。制成后退去火气，储藏备用。使用时用冷水调服3克到6克。

方论　方中滑石、石膏、寒水石清热泻火，通利小便。磁石、玄参补肝肾之阴而上济心火。犀角、羚羊角泻肝胆之火，甘草调和诸药、清热解毒，缓和肝脏之急。以上各种药物，药性都是沉降，单用一味升提的升麻，是取欲降先升之意。麝香、木香、沉香、丁香能芳香辟秽开窍，不致因浊邪困阻神明而出现神志不清。辰砂色赤，可以补心气、清心火，因为含汞而有补心体的作用，且可以重镇安神。方中药物都是以气味发挥作用，唯独朴硝、硝石，借用其沉降的性质，因为这两味药是用卤水凝结而成，药性峻猛，易于消散，能泻火散结。

局方至宝丹方（方略）

用安息香浓汤炖化后，再加入以上各种药物制成100丸，用蜡在外护封。

方论　本方汇集了各种灵异之品，都能补心体，通心用，芳香辟秽，清心解毒开窍，共同起到拨乱反正的作用。

综上所述，上面三个方子，安宫牛黄丸药性最寒，紫雪丹寒性稍弱，至宝丹更弱。它们的功效大

略同，而各有所长，临用对证斟酌可也。

十七、邪入心包，舌謇（jiǎn）[1] 肢厥，牛黄丸主之，紫雪丹亦主之。

厥者，尽也。阴阳极造其偏，皆能致厥。伤寒之厥，足厥阴病也。温热之厥，手厥阴病也。舌卷囊缩，虽同系厥阴现证，要之舌属手，囊属足也。盖舌为心窍，包络代心用事，肾囊前后，皆肝经所过，断不可以阴阳二厥混而为一，若陶节庵所云"冷过肘膝，便为阴寒"，恣用大热。再热厥之中亦有三等：有邪在络居多，而阳明证少者，则从芳香，本条所云是也；有邪搏阳明，阳明太实，上冲心包，神迷肢厥，甚至通体皆厥，当从下法，本论载入中焦篇；有日久邪杀阴亏而厥者，则从育阴潜阳法，本论载入下焦篇。

牛黄丸、紫雪丹方（并见前）

十八、温毒咽痛喉肿，耳前耳后肿，颊肿面正赤，或喉不痛，但外肿，甚则耳聋，俗名大头温，虾蟆（há má）温者。普济消毒饮去柴胡、升麻主之。初起一二日，再去芩、连，三四日加之佳。

---

[1] 舌謇：即舌体转动迟钝，言语不清。

致相同，但各有所长，临床使用时，针对不同的病证斟酌选用。

十七、温病热邪内陷心包，出现舌体转动不灵、四肢厥冷的症状，应该用安宫牛黄丸治疗，也可用紫雪丹治疗。

厥，就是尽头的意思。如果阴阳偏盛到了极点，就可以引起厥。伤寒病中的厥证，属足厥阴肝经病变。温热病中的厥证，是手厥阴心包经的病变。舌头卷曲不能伸直，阴囊上缩，虽然都是厥阴病症，但有区别，最主要的一点是，舌体属于手厥阴心包经，阴囊属足厥阴肝经。舌为心之苗，心包代心行事，而阴囊前后都是足厥阴肝经的循行部位，因此，临床上不能把阴厥和阳厥相混淆。陶节庵所说"四肢厥冷超过肘膝，就是阴寒证"，据此有医家肆意使用热性药物。热厥有三种情况：较为常见的是邪犯心包，而阳明热盛的表现较少，治疗采用芳香开窍的方法，也就是本条所论述的这种情况。有的是邪传阳明，造成阳明腑实，邪热上扰心包，而出现神志昏迷，四肢厥冷，严重的患者有全身厥冷的表现，应当用攻下腑实的方法，这些将在中焦病篇论述。还有就是温病迁延日久，邪热虽已退去，但阴液极度亏虚而出现厥证，治疗采用育阴潜阳的方法，这些收载于下焦篇。

牛黄丸方、紫雪丹方（都参见前条）

十八、温毒病表现为咽喉肿痛，耳的前后及面颊部肿胀，面色红赤，或者咽喉不痛，只有耳及面部肿胀，严重的患者可出现耳聋，这就是俗称的"大头瘟""虾蟆瘟"，治疗应当用普济消毒饮去柴胡、升麻。疾病初起的一两天，应当在原方中去掉黄芩、黄连，到了三四天，应再加上黄芩、黄连为好。

温毒者，秽浊也。凡地气之秽，未有不因少阳之气，而自能上升者，春夏地气发泄，故多有是证；秋冬地气，间有不藏之时，亦或有是证；人身之少阴素虚，不能上济少阳，少阳升腾莫制，亦多成是证；小儿纯阳火多，阴未充长，亦多有是证。咽痛者，《经》谓"一阴一阳结，谓之喉痹（bì）"。盖少阴少阳之脉，皆循喉咙，少阴主君火，少阳主相火，相济为灾也。耳前、耳后、颊前肿者，皆少阳经脉所过之地，颊车不独为阳明经穴也。面赤者，火色也。甚则耳聋者，两少阳之脉，皆入耳中，火有余则清窍闭也。治法总不能出李东垣普济消毒饮之外。其方之妙，妙在以凉膈散为主，而加化清气之马勃、僵蚕、银花，得轻可去实之妙；再加玄参、牛蒡（bàng）、板蓝根，败毒而利肺气，补肾水以上济邪火。去柴胡、升麻者，以升腾飞越太过之病，不当再用升也。说者谓其引经，亦甚愚矣！凡药不能直至本经者，方用引经药作引，此方皆系轻药，总走上焦，开天气，肃肺气，岂须用升、柴直升经气耶？去黄芩、黄连者，芩、连里药也，病初起未至中焦，不得先用里药故犯中焦也。

温毒是感受秽浊之气造成的。凡是地上的秽浊之气，如果没有少阳升发之气，是不会自己上升的。所以在春夏之季，地气升发外泄的时候，人们易感受秽浊之气而发温毒。秋冬时节，地气不能内藏的时候，有时也会发生温毒。从人体内部来说，如果素体少阴肾水不足，不能上济少阳，少阳之气升腾而缺乏抑制，就会形成温毒。小儿纯阳之体，阴液未能充分生长，也容易患温毒。至于咽喉疼痛的的原因，《内经》说"一阴一阳结，谓之喉痹"。也就是说少阴和少阳的经脉都经过咽喉，少阴为君火，少阳为相火，二者相互结合就会变生疾病。耳前、耳后及面颊部肿胀，是因为这些部位都是少阳经脉循行经过的地方，颊车穴虽在阳明经上，却与少阳经距离很近。面色红赤，是火毒上炎的表现。病情严重的患者，会出现耳聋，是因为手足少阳经脉都循行入耳，火邪壅盛闭塞清窍便会发生耳聋。本病的治疗方法，总的来说，不外乎李东垣的普济消毒饮。此方组方的妙处在于，它以凉膈散为主，加上化浊清气的马勃、僵蚕、银花，有"轻可去实"的妙处，再加上玄参、牛蒡子、板蓝根解毒利气，滋阴降火。去掉柴胡、升麻，是因为本病的病因是少阳升发太过，所以不能再用升发的药物。有人认为升麻、柴胡能引药入少阳经，这种想法是愚蠢的。凡是药物不能直接到达病变部位，才用引经药引导，而普济消毒饮中大部分药物都是轻清上浮的，本来就可以直走上焦，宣通肺气，怎么还需要升麻、柴胡作为引经药呢？方中不用黄芩、黄连，是因为黄芩、黄连苦寒入中焦，本病初起，病位在上焦，属表，没有到中焦，所以不能过早使用清里热的药物，以免损伤中焦。

普济消毒饮去升麻柴胡黄芩黄连方

连翘一两　薄荷三钱　马勃四钱　牛蒡子六钱　芥穗三钱　僵蚕五钱　玄参一两　板蓝根五钱　苦梗一两　甘草五钱

上共为粗末，每服六钱，重者八钱。鲜苇根汤煎，去渣服，约二时一服，重者一时许一服。

十九、温毒外肿，水仙膏主之，并主一切痈（yōng）疮。

按水仙花得金水之精，隆冬开花，味苦微辛，寒滑无毒。苦能降火败毒，辛能散邪热之结，寒能胜热，滑能利痰。其妙用全在汁之胶黏，能拔毒外出，使毒邪不致深入脏腑伤人也。

水仙膏方

水仙花根不拘多少，剥去老赤皮与根须，入石臼捣如膏，敷肿处，中留一孔出热气，干则易之，以肌肤上生黍（shǔ）米[1]大小黄疮为度。

二十、温毒敷水仙膏后，皮间有小黄疮如黍米者，不可再敷水仙膏，过敷则痛甚而烂，三黄二香散主之。

三黄取其峻泻诸火，而不烂皮肤。二香透络中余热而定痛。

三黄二香散方（苦辛芳香法） 黄

普济消毒饮去升麻柴胡黄芩黄连方（方略）

上药一起研成细末，每次服用18克，病情严重的患者用24克。用时以鲜芦根煎汤，去渣后服下，约每四个小时服一次，病重的可以每两个小时服一次。

十九、温毒病，耳前、耳后及面颊部肿，应当用水仙膏治疗。水仙膏还可以治疗其他各种痈疮肿痛。

按 水仙花是吸收秋冬季金水的精气而生长，在隆冬季节开花，它味苦而微辛，性寒、质滑、无毒。苦能清热泻火解毒，辛能散邪热壅结，寒能清热，滑可利痰。该药的秒处在于它胶黏的汁液能够拔毒外出，使邪毒不致深入脏腑而加重病情。

水仙膏方

用水仙花根，不论多少，剥去外面的老红皮及须根，在石臼中捣成膏状，贴在肿胀的地方，中间留一个孔不要贴药，以便热气透出，药干了以后重新再敷，直到肌肤上出现如小米粒大小的黄色疱疹为止。

二十、温毒在外贴水仙膏后，皮肤上出现小米粒大小的黄疮，此时不能再贴水仙膏。如果继续使用水仙膏会引起局部皮肤疼痛、溃烂，应该用三黄二香散治疗。

三黄二香散中用三黄苦寒清热泻火，不使皮肤溃烂，二香能透解络脉中的余热而止痛。

三黄二香散方（苦辛芳香法）（方略）

---

[1] 黍米：一种古老的农作物。

连一两　黄柏一两　生大黄一两　乳香五钱　没药五钱

上为极细末，初用细茶汁调敷（fū），干则易之，继则用香油调敷。

以上各药研为极细的粉末，先用细茶水调敷，干燥后换药，接着用香油调敷。

二十一、温毒神昏谵语者，先与安宫牛黄丸、紫雪丹之属，继以清宫汤。

安宫牛黄丸、紫雪丹、清宫汤（方法并见前）

二十一、温毒病的患者神志不清、语无伦次，可先用安宫牛黄丸、紫雪丹一类的方药，然后再用清宫汤。

安宫牛黄丸、紫雪丹、清宫汤（方法并见前）

暑　温

二二、形似伤寒，但右脉洪大而数，左脉反小于右，口渴甚，面赤，汗大出者，名曰暑温，在手太阴，白虎汤主之；脉芤甚者，白虎加人参汤主之。

此标暑温之大纲也。按温者热之渐，热者温之极也。温盛为热，木生火也。热极湿动，火生土也。上热下湿，人居其中而暑成矣。若纯热不兼湿者，仍归前条温热例，不得混入暑也。形似伤寒者，谓头痛、身痛、发热恶寒也。水火极不同性，各造其偏之极，反相同也。故《经》谓水极而似火也，火极而似水也。伤寒伤于水气之寒，故先恶寒而后发热，寒郁[1]

二二、初期时症状类似伤寒，但脉象右手洪大而数，左手反而小于右手，口渴较重，面部红赤，全身汗大出，这样的病被称作暑温病。暑温病的病位在手太阴肺经，应当用白虎汤治疗；如果脉象表现为芤脉，就应当用白虎加人参汤治疗。

本条指明暑温病的证治大纲。温是热的开始，而热是温发展到极致的表现。夏季的炎热是由春季的温暖过度转变而来，这就是木生火的道理；天气热到极致，地上的湿气开始上蒸，这就是火生土的道理。如果夏天，天的热气下逼，地的湿气上蒸，人处在这种环境中，易得暑病。如果仅感受火热之邪不兼湿邪，仍属于前面所说的温热病一类，不能把这类病混于暑病中。上文提到，暑病初期症状类似伤寒，是指出现头痛、身痛、发热、恶寒等症状。水、火的性质完全不同，若寒或热达到极致，两者的表现反而有相似之处。所以《内经》有"水极似火，火极似水"的理论。伤寒是伤于寒水之气，所以先出现恶寒的症状，而后出现发热，这

---

[1]郁：郁阻。

人身卫阳之气而为热也。故仲景《伤寒论》中，有已发热或未发之文。若伤暑则先发热，热极而后恶寒，盖火盛必克金，肺性本寒，而复恶寒也。然则伤暑之发热恶寒虽与伤寒相似，其所以然之故实不同也。学者诚能究心于此，思过半矣。脉洪大而数，甚则芤，对伤寒之脉浮紧而言也。独见于右手者，对伤寒之左脉大而言也，右手主上焦气分，且火克金也。暑从上而下，不比伤寒从下而上，左手主下焦血分也，故伤暑之左脉，反小于右。口渴甚、面赤者，对伤寒太阳证面不赤、口不渴而言也；火烁津液，故口渴。火甚未有不烦者，面赤者，烦也。烦字从火后页，谓火现于面也。汗大出者，对伤寒汗不出而言也。首白虎例者，盖白虎乃秋金之气，所以退烦暑，白虎乃暑温之正例也，其源出自《金匮》，守先圣之成法也。

白虎汤、白虎加人参汤方（并见前）

二三、《金匮》谓太阳中暍（yē），发热恶寒，身重而疼痛，其脉弦细芤迟，小便已，洒（sǎ）然毛耸，手足逆冷，小有劳，身即热，口开，前板齿燥。若发其汗，则恶寒甚，加温针，则发热甚，数下，则淋甚。可与东垣清暑益气汤。

是因为寒邪郁阻卫阳之气，使得卫气不得发越而发热。所以张仲景在《伤寒论》中有已发热和未发热的条文。如果是感受暑热病邪，就会先发热，邪热达到极致才会出现恶寒，这是因为火热过盛必然克伐肺金，而肺的性质属寒，所以会在热极之后出现恶寒。可见暑病发热恶寒的症状虽然和伤寒相似，但两者发生的原因却不同。如果学习医学的人能在这方面用心进行研究，就可以理解其中大部分的道理。文中提到暑病患者脉象洪大而数，甚至出现大而中空无力的芤脉，是和伤寒初期脉象浮紧相对而言。洪大脉只出现在右手，是针对伤寒左手脉大而言。右手主上焦气分病变，而且火热克伐肺金，暑邪由口鼻而入，病变从上到下发展，而伤寒是从下向上发展。左手主要反映下焦血分病变，感受暑邪，下焦未伤，所以左手脉小于右手。口渴重，面色红，是和伤寒面不红、口不渴相对而言。热盛伤津，所以口渴，火热亢盛，则容易引起心烦，烦字是由"火"和"页"组成，是火热反映于面部的意思。汗大出也是相对于伤寒无汗而讲的。首先以白虎汤作为暑温的代表方，是因为白虎属秋金之气，能消退暑季的烦热。白虎汤治疗暑病来源于《金匮要略》，是遵从圣人张仲景的治法。

白虎汤、白虎加人参汤（二方参见前文记载）

二三、《金匮要略》中说太阳中暍的临床表现为：发热恶寒，身体沉重、疼痛，脉弦细或芤迟，小便后，全身发冷、汗毛耸起，四肢逆冷，稍稍活动就会全身发热，张口呼吸，门齿干燥。如果用辛温发汗的药物，恶寒的症状便会加重，如果用温针治疗，发热就会加重，如果反复用攻下的方法，就会造成小便频数短涩，像淋证一样。这种情况可以用李东垣的清暑益气汤治疗。

张石顽注：谓太阳中暍，发热恶寒，身重而疼痛，此因暑而伤风露之邪，手太阳标证也。手太阳小肠属火，上应心包二经，皆能制金烁肺，肺受火刑，所以发热恶寒似足太阳证。其脉或见弦细，或见芤迟，小便已，洒然毛耸，此热伤肺胃之气，阳明本证也（愚按：小便已，洒然毛耸，似乎非阳明证，乃足太阳膀胱证也。盖膀胱主水，火邪太甚而制金，则寒水来为金母复仇也。所谓五行之极，反兼胜己之化）。发汗则恶寒甚者，气虚重夺（当作伤）其津（当作阳）也。温针则发热甚者，重伤经中之液，转助时火，肆（sì）虐于外也。数下之则淋甚者，劫其在里之阴，热势乘机内陷也。此段经文，本无方治，东垣特立清暑益气汤，足补仲景之未逮（dài）。愚按：此言太过。仲景当日，必有不可立方之故，或曾立方而后世脱简，皆未可知，岂东垣能立，而仲景反不能立乎？但细按此证，恰可与清暑益气汤，曰可者，仅可而有所未尽之词，尚望遇是证者，临时斟酌尽善。至沈目南《金匮要略注》，谓当用辛凉甘寒，实于此证不合。盖身重疼痛，证兼寒湿也。即目南自注，谓发热恶寒，身重疼痛，其脉弦细芤迟，内暑而兼阴湿之变也。岂有阴湿而用甘寒，柔

张石顽注解《金匮要略》时说：太阳中暍所见到的发热恶寒、身重疼痛，是因为暑天感受风露之邪，是手太阳小肠经受邪的标志性证候。手太阳小肠经属火，与在上的心包络相应，这两经都能克伐肺金，消烁肺气，肺经受到火热消烁，就会出现发热恶寒，像伤寒太阳证一样。但脉象却是弦细或浮大而软且迟滞，小便后，全身发冷、汗毛耸立，是因为邪热损伤了肺胃之气，属阳明本证（我认为小便后身体怕冷，汗毛耸立的表现似乎不是阳明证，而是足太阳膀胱经病变。因为膀胱主水，暑热火邪太盛克伐肺金，寒水来为母金复仇，这是一种五行生克关系到了极点，反而会兼有克己一方的表现）。用发汗的方法后加重恶寒，是因为暑邪本已耗伤阳气，再用辛温发汗的方法会更加夺（当作耗伤）津液（当作阳气）。用温针治疗则发热更盛，是因为温针的火热之力严重损伤了经脉中的阴液，同时还会助长邪热，使火热之邪亢盛于外。反复攻下易致小便频数、短涩而痛，是因为攻下法会耗伤在里的阴液，邪热趁虚内陷所致。这一段条文本来没有治法和方药，李东垣专门设立清暑益气汤，特意来补充张仲景没有论述到的地方。我认为张石顽的这种说法过于绝对。张仲景当时一定有不立方剂的原因，也许曾立过方剂而后世脱简失传，现在无从考证，怎么会有李东垣能订立方剂而张仲景反而不能立的道理？但是仔细分析这一情况，正好可以予清暑益气汤，这里说可用，仅指可以用，言外之意是说也有不能用的情况，希望遇到这类病证时要根据实际情况灵活使用。至于沈目南的《金匮要略注》说应该用辛凉甘寒的方法，实在与本证不合。因为出现身体沉重疼痛，说明已兼有寒湿之邪，难道可以对阴湿证使用甘寒阴柔之品，以柔济柔的道理吗？既然已经说是阴湿，又怎么能是辛凉之剂可以胜任的？道理不用多说也会明白。

以济柔之理？既曰阴湿，岂辛凉所能
胜任！不待辩而自明。

清暑益气汤方（辛甘化阳酸甘化阴
复法）　黄芪一钱　黄柏一钱　麦冬二钱
青皮一钱　白术一钱五分　升麻三分
当归七分　炙草一钱　神曲一钱　人参
一钱　泽泻一钱　五味子八分　陈皮一
钱　苍术一钱五分　葛根三分　生姜二片
大枣二枚

　　水五杯，煮取二杯，渣再煮一杯，
分温三服。虚者得宜，实者禁用；汗
不出而但热者禁用。

清暑益气汤方（辛甘化阳、酸甘化阴的复合治
法）（方略）

用五杯水，煎煮成两杯，药渣再煮一杯，分三
次温服。体虚患者较适宜，邪实正盛的实证禁用；
身无汗而发热的患者禁用。

　　二四、手太阴暑温，如上条证，
但汗不出者，新加香薷（rú）饮主之。

　　证如上条，指形似伤寒，右脉洪
大，左手反小，面赤口渴而言。但以
汗不能自出，表实为异，故用香薷饮
发暑邪之表也。按香薷辛温芳香，能
由肺之经而达其络。鲜扁豆花，凡花
皆散，取其芳香而散，且保肺液，以
花易豆者，恶其呆滞也。夏日所生之
物，多能解暑，惟扁豆花为最。如无
花时，用鲜扁豆皮，若再无此，用生
扁豆皮。厚朴苦温，能泻实满。厚朴，
皮也，虽走中焦，究竟肺主皮毛，以
皮从皮，不为治上犯中。若黄连甘草，
纯然里药，暑病初起，且不必用，恐
引邪深入，故易以连翘、银花，取其

　　二四、手太阴肺经感受暑邪而发的温病，症状
同上条，但如果没有汗出，应当用新加香薷饮。

　　这里所说的症状同上条，就是指前面第二十二
条中提到的，症状表现像伤寒，右手脉象洪大而
数，左手脉反而小于右手，面色红，口渴想喝水等
症状。但是因为不出汗，属于表实证，所以用新加
香薷饮，内清暑湿，外散表寒，使暑湿之邪由表而
解。方中香薷辛温芳香，能使邪气由肺之经而外达
其络。凡是花类都具有宣散的作用，鲜扁豆花芳香
宣散，能清暑热保肺液。这里用扁豆花代替扁豆，
是因为扁豆性质呆滞。夏天生长的植物大多有解暑
的作用，其中扁豆花作用最强。如果找不到扁豆
花，可以用鲜扁豆皮代替，如果找不到鲜扁豆皮，
就用生扁豆皮。厚朴苦温，行气除满，厚朴以皮
入药，虽然入中焦，但因为肺主皮毛，根据以皮治
皮的理论，厚朴能作用于肺，所以不能算作治上焦
而犯中焦的弊端。至于黄连、甘草等，单纯治里热
的药，在暑病初期还没必要使用，而且可能引邪深
入，所以改用连翘、银花，取其辛凉清透的作用，
能宣达肺经之表，使暑邪从外而解，不必走中焦，

辛凉达肺经之表，纯从外走，不必走中也。

温病最忌辛温，暑证不忌者，以暑必兼湿，湿为阴邪，非温不解，故此方香薷、厚朴用辛温，而余则佐以辛凉云。下文湿温论中，不惟不忌辛温，且用辛热也。

新加香薷饮方（辛温复辛凉法）

香薷二钱　银花三钱　鲜扁豆花三钱
厚朴二钱　连翘二钱

水五杯，煮取二杯，先服一杯，得汗止后服；不汗再服；服尽不汗，再作服。

二五、手太阴暑温，服香薷饮，微得汗，不可再服香薷饮重伤其表，暑必伤气，最令表虚，虽有余证，知在何经，以法治之。

按伤寒非汗不解，最喜发汗；伤风亦非汗不解，最忌发汗，只宜解肌，此麻、桂之异其治，即异其法也。温病亦喜汗解，最忌发汗，只许辛凉解肌，辛温又不可用，妙在导邪外出，俾营卫气血调和，自然得汗，不必强责其汗也。若暑温、湿温则又不然，暑非汗不解，可用香薷发之。发汗之后，大汗不止，仍归白虎法，固不必伤寒、伤风之漏汗不止，而必欲桂、附护阳实表[1]，亦不可屡虚其表，致

---

[1]实表：充实表气。

以免邪气入里。

温病最忌讳用辛温发汗的方法，但暑病却不忌，因为暑病必然兼有湿邪，湿为阴邪，不用辛温的药物难以祛除湿邪，所以本方中香薷、厚朴均为辛温的药物，再配合辛凉药物轻泄暑热。下文讲到湿温，不仅不忌辛温药物，还需要用到辛热药。

新加香薷饮方（辛温复辛凉法）（方略）

上面的药物用五杯水，煮取二杯，先服一杯，如果可以出汗就不必再服；如果没有出汗，就再服一杯；如果喝完第二杯还是没有汗，就再服一剂。

二五、手太阴肺经感邪而得的暑温，服用香薷饮，身上微微汗出之后，就不可以再服用香薷饮，以免香薷饮发汗太过伤其肌表。因为暑邪本来就容易伤气，而致表虚不固，所以暑病服药汗出后，虽然还有其他症状，可根据病证属何经而采用相应的治法。

按伤寒不发汗不能解除在表的寒邪，所以喜欢用辛温发汗的方法；伤风也是不发汗不能解除风邪，但忌讳辛温发汗，只适合用解肌发汗的方法，这就是麻黄汤、桂枝汤在所治疾病证候上的不同，治法也不相同。温病初期也用发汗的方法，但又忌讳辛温发汗，只能用辛凉解肌的方法。辛凉解肌的妙处在于引导病邪从外而出，使营卫气血调和，自然就能出汗，不必勉强发汗。至于暑温、湿温的治法又不同，治疗暑病必须用汗法，可以用香薷饮发汗，发汗后，大汗不止，是阳明热盛的表现，还用白虎汤。与伤寒、伤风发汗所导致的大汗不止不同，后者应当用桂枝、附子等顾护阳气使表气充实的药物，也不能反复用发汗的方法造成表虚，最终因亡阳而厥脱。仔细思索古代医家治暑病用生脉

令厥（jué）脱也。观[1]古人暑门有生脉散法，其义自见。

散，就会明白其中的道理。

二六、手太阴暑温，或已经发汗，或未发汗，而汗不止，烦渴而喘，脉洪大而有力者，白虎汤主之。脉洪大而芤者，白虎加人参汤主之；身重者，湿也，白虎加苍术汤主之；汗多，脉散大，喘喝欲脱者，生脉散主之。

此条与上文少异[2]者，只已经发汗一句。

白虎加苍术汤方　即于白虎汤内加苍术三钱。

汗多而脉散大，其为阳气发泄太甚，内虚不司留恋可知。生脉散酸甘化阴，守阴所以留阳，阳留，汗自止也。以人参为君，所以补肺中元气也。

生脉散方（酸甘化阴法）　人参三钱　麦冬（不去心）二钱　五味子一钱

水三杯，煮取八分二杯，分二次服，渣再煎服。脉不敛，再作服，以脉敛为度。

二七、手太阴暑温，发汗后，暑证悉减，但头微胀，目不了了[3]，余邪不解者，清络饮主之，邪不解而入中下焦者，以中下法治之。

二六、手太阴肺经感受暑邪而发的温病，或者已经用过发汗的方法，或者还未用过发汗的方法，但患者已经汗出不止，心烦、口渴、呼吸粗大而喘，脉象洪大有力，应当用白虎汤治疗；如果脉象洪大而中空呈芤象，应当用白虎加人参汤治疗；身体困重，兼有湿邪，应当用白虎加苍术汤治疗；如果汗多不止，脉象散大无力，呼吸急促而喘，应当用生脉散治疗。

本条和上文稍有不同，就在于"已经发汗"这一句。

白虎加苍术汤方（方略）

大汗出而脉象散大，是因为阳气发泄太过，阴液内虚，阳气失去阴液的依附不能收敛的表现。生脉散用酸甘化阴的方法，使阴液固守于内，就可以留恋阳气，阳气有所依附而不外泄，汗液自然就能止住。生脉散以人参为君药，就是用它来补肺中元气。

生脉散方（酸甘化阴法）（方略）

上药用三杯水，煮成两杯，分两次服下，药渣还可以再加水煎服。如果服药后脉象仍然散大无力，可以再服用上方，直到脉象收敛为止。

二七、手太阴肺经感受暑邪而发的温病，如果症状大部分已经缓解，仅感到头部微胀，视物不清，这是暑热余邪未解的表现，应当用清络饮治疗。如果病情没有缓解反而出现中下焦的症状，应按照治疗中下焦病证的方法治疗。

---

[1]观：考察。

[2]少异：区别较少，稍有不同。

[3]目不了了：指看东西不清楚。

既曰余邪，不可用重剂明矣。只以芳香轻药清肺络中余邪足矣。倘（tǎng）病深而入中下焦，又不可以浅药治深病也。

既然已经说是余邪，就不能用药力峻猛的方剂，只需用轻清芳香的药物，清透肺络中的余邪就可以。假如病邪深重传入中下焦，就不能用药力轻薄的方剂治疗病势深重的疾患。

清络饮法（辛凉芳香法） 鲜荷叶边二钱 鲜银花二钱 西瓜翠衣二钱 鲜扁豆花一枝 丝瓜皮二钱 鲜竹叶心二钱

清络饮法（辛凉芳香法）（方略）

水二杯，煮取一杯，日二服。凡暑伤肺经气分之轻证，皆可用之。

用二杯水，煮成一杯水，在一日内分两次服下。凡是暑邪伤及肺经气分的轻证，都可以用本方治疗。

二八、手太阴暑温，但咳无痰，咳声清高者，清络饮加甘草、桔梗、甜杏仁、麦冬、知母主之。

二八、手太阴肺经感受暑邪而得的温病，干咳无痰，咳声清亮高亢，应当用清络饮加甘草、桔梗、甜杏仁、麦冬、知母来治疗。

咳而无痰，不嗽可知。咳声清高，金音清亮，久咳则哑，偏于火而不兼湿也。即用清络饮，清肺络中无形之热，加甘、桔开提[1]，甜杏仁利肺而不伤气，麦冬、知母保肺阴而制火也。

干咳无痰，表明内无痰湿，不属于嗽。咳声清亮高亢，是肺有邪热，如果咳嗽时间长，声音就会嘶哑，说明肺经有火且不兼有湿邪。用清络饮清肺中无形之热，加甘草、桔梗宣开肺气，甜杏仁利肺气而不伤肺，麦冬、知母滋养肺阴，同时兼清肺热。

清络饮加甘桔甜杏仁麦冬汤方 即于清络饮内，加甘草一钱，桔梗二钱，甜杏仁二钱，麦冬三钱。

清络饮加甘桔甜杏仁麦冬汤方（方略）

二九、两太阴[2]暑温，咳而且嗽，咳声重浊，痰多不甚渴，渴不多饮者，小半夏加茯苓汤再加厚朴、杏仁主之。

二九、手太阴肺经、足太阴脾经两经同病，感受暑邪，咳与嗽并见，咳声重着，痰多，口渴不明显，口渴却不想喝水，应当用小半夏加茯苓汤再加厚朴、杏仁来治疗。

---

[1]开提：一种治法。开，祛表里之邪；提，升清气。

[2]两太阴：指手太阴肺经和足太阴脾经。

既咳且嗽，痰涎复多，咳声重浊，重浊者，土音也，其兼足太阴湿土可知。不甚渴，渴不多饮，则其中之有水可知，此暑温而兼水饮者也。故以小半夏加茯苓汤，蠲（juān）饮[1]和中；再加厚朴、杏仁，利肺泻湿，预夺其喘满之路。水用甘澜（lán），取其走而不守也。

此条应入湿温，却列于此处者，以与上条为对待之文，可以互证也。

小半夏加茯苓汤再加厚朴杏仁方（辛温淡法）　半夏八钱　茯苓块六钱　厚朴三钱　生姜五钱　杏仁三钱

甘澜水八杯，煮取三杯，温服，日三服。

三十、脉虚，夜寐（mèi）不安，烦渴，舌赤，时有谵语，目常开不闭，或喜闭不开，暑入手厥阴也。手厥阴暑温，清营汤主之；舌白滑者，不可与也。

夜寐不安，心神虚而阳不得入于阴也。烦渴舌赤，心用恣（zì）而心体亏也。时有谵语，神明欲乱也。目常开不闭，目为火户，火性急，常欲开以泄其内火，且阳不下交于阴也；或喜闭不开者，阴为亢阳所损，阴损则恶见阳光也。故以清营汤急清营中之

患者既咳且嗽，痰涎又多，咳声重浊不清亮，重浊是五行中的土音，说明兼有足太阴脾经的症状，口渴不明显，渴却不想喝水，是痰湿阻于中焦，暑温兼有水饮的表现，所以用小半夏加茯苓汤，化湿祛痰，调理中焦；再加厚朴、杏仁降气燥湿、化痰止咳，预防痰饮水湿壅塞而导致的气喘、胸满。用甘澜水，取其走而不守之意。

本条属湿温的范畴，却列在这里，是为了和上一条对比，相互印证。

小半夏加茯苓汤再加厚朴杏仁方（辛温淡法）（方略）

用甘澜水八杯，煮取三杯，温服，每天三次。

三十、患者脉象虚弱，晚上睡卧不安，心烦口渴，舌红，偶尔说胡话，或者双眼常睁开不闭，或者双眼常闭不睁开，这是暑邪深入心包经的表现。手厥阴心包经感受暑邪而发的病证，应当用清营汤治疗。但是如果见到舌苔白腻而滑，就不能用清营汤。

晚上睡卧不安，是心神虚弱、阳不能入于阴的表现。心烦、口渴、舌红，说明心火亢盛、心阴亏虚。偶有说胡话，是邪热扰乱心神。双眼常睁开而不闭，是因为双眼为火的窗户，火的属性急迫，而且不能向下和阴相交，所以双眼常睁使火得以外泄。有时候双眼喜欢闭着不睁开，是因为暑热亢盛耗伤阴液，阴液不足就会怕见阳光，所以双目常闭着不睁开。因此治疗用清营汤清心包热邪，邪热去，就可以保护心阴不被耗伤。临床上如果见到舌

---

[1]蠲饮：祛除体内积水，即化湿。

热，而保离中之虚也。若舌白滑，不惟热重，湿亦重矣，湿重忌柔润药[1]，当于湿温例中求之，故曰不可与清营汤也。

清营汤方（咸寒苦甘法） 犀角三钱　生地五钱　玄参三钱　竹叶心一钱　麦冬三钱　丹砂二钱　黄连一钱五分　银花三钱　连翘（连心用）二钱

水八杯，煮取三杯，日三服。

三一、手厥阴暑温，身热不恶寒，清神不了了[2]，时时谵语者，安宫牛黄丸主之，紫雪丹亦主之。

身热不恶寒，已无手太阴证，神气欲昏，而又时时谵语，不比上条时有谵语，谨防内闭[3]，故以芳香开窍、苦寒清热为急。

安宫牛黄丸、紫雪丹（方义并前）

三二、暑温寒热，舌白不渴，吐血者名曰暑瘵（zhài）[4]，为难治，清络饮加杏仁、薏仁、滑石汤主之。

寒热，热伤于表也；舌白不渴，湿伤于里也。皆在气分，而又吐血，是表里气血俱病，岂非暑瘵重证乎？

苔白腻而滑，说明不仅邪热亢盛，而且湿邪也重，忌用滋阴的药物，所以不能用清营汤，可以在湿温病的章节中找到治法。

清营汤方（咸寒苦甘法）（方略）

上药用八杯水，煮取三杯，一日分三次服。

三一、手厥阴心包经感受暑邪而发的温病，表现为发热而不恶寒，神志不清，不停地说胡话，应当用安宫牛黄丸或者紫雪丹治疗。

发热不恶寒，说明病邪已在肺卫。神志不清，不停地说胡话，不像上条那样是偶尔说胡话，说明热邪已深入心包，为防止邪闭心包，应该用芳香开窍、苦寒清热的药物急救。

安宫牛黄丸、紫雪丹（处方、方义见前文）

三二、暑温病出现发热恶寒，舌苔白腻，口不渴，吐血，这种病被称为暑瘵。暑瘵是一种难治的病证，应当用清络饮加杏仁、薏仁、滑石来治疗。

发热恶寒是暑热伤于卫表的表现，舌苔白腻、口不渴，是湿热内阻，这都是气分病变。又见到吐血，说明血分也有病，表里气血俱病，这难道不是暑瘵重证吗？对于本病的治疗，单纯用清热的方

---

[1] 柔润药：滋阴的药物。

[2] 清神不了了：指神志不清楚。

[3] 内闭：邪入心包。

[4] 暑瘵：指感受暑热而突然咯血，状似"痨瘵"的病症。

此证纯清则碍虚，纯补则碍邪，故以清络饮清血络中之热，而不犯手；加杏仁利气，气为血帅故也；薏仁、滑石利在里之湿；冀邪退气宁而血可止也。

清络饮加杏仁薏仁滑石汤方　即于清络饮内加杏仁二钱，滑石末三钱，薏仁三钱，服法如前。

三三、小儿暑温，身热，卒然痉厥，名曰暑痫（xián），清营汤主之，亦可少与紫雪丹。

小儿之阴，更虚于大人，况暑月乎！一得暑温，不移时有过卫入营者。盖小儿之脏腑薄也。血络受火邪逼迫，火极而内风生，俗名急惊，混与发散消导，死不旋踵，惟以清营汤清营分之热而保津液，使液充阳和，自然汗出而解，断断不可发汗也。可少与紫雪者，清包络之热而开内窍也。

三四、大人暑痫，亦同上法。热初入营，肝风内动，手足瘛疭，可于清营汤中加钩藤（téng）、丹皮、羚羊角。

清营汤、紫雪丹（方法并见前）

伏　暑

三五、暑兼湿热，偏于暑之热者

法，就会使正气更虚，单纯补虚，又会影响祛邪，所以用清络饮清血络中的邪热，用药轻清，不违背手太阴病变的治疗原则，方中加杏仁是为了宣肺利气，因为气为血之帅；加用薏仁、滑石，淡渗利湿；使得邪气去，气机安宁，血自然就止了。

清络饮加杏仁薏仁滑石汤方（方略）

三三、小儿患暑温，身体发热，突然抽搐，神昏，称为暑痫，应当用清营汤治疗，也可以用少量紫雪丹治疗。

小儿的阴液比成人更虚，又何况在暑季，一旦感受暑邪，可能很快越过卫分进入营分，这是因为小儿脏腑娇嫩，营血分热邪亢盛，热极生风，俗称"急惊风"。如果误用发散风寒和消导积滞的治法，可能马上引起死亡。只有用清营汤来清营分中的邪热，保护阴液，使阴液充长，阳气调和，自然通过汗出使病邪得解，但决不可发汗。可以用小剂量的紫雪丹，清心包邪热，开窍息风。

三四、成人如果得了暑痫，也可以用上面的方法治疗。如果热邪初入营分，肝风内动，手足抽搐，可以在清营汤中加钩藤、丹皮、羚羊角。

清营汤、紫雪丹（方剂、用法见前）

三五、暑邪兼有湿热的性质，如果偏重于热就为暑温，多手太阴证而宜清；偏于暑之湿者为湿温，多足太阴证而宜温；湿热平等者两解之。各宜分晓，不可混也。

此承上起下之文，按暑温、湿温，古来方法最多精妙，不比前条温病毫无尺度，本论原可不必再议，特以《内经》有先夏至为病温、后夏至为病暑之明文，是暑与温，流虽异而源则同，不得言温而遗暑，言暑而遗湿。又以历代名家，悉有蒙混之弊，盖夏日三气杂感，本难条分缕析。惟叶氏心灵手巧，精思过人，案中治法，丝丝入扣，可谓汇众善以为长者，惜时人不能知其一二；然其法散见于案中，章程未定，浅学者读之，有望洋之叹，无怪乎后人之无阶而升也。故本论撦（zhí）拾[1]其大概，粗定规模，俾学者有路可寻。精妙甚多，不及备录，学者仍当参考各家，细绎叶案，而后可以深造。再按：张洁古云："静而得之为中暑，动而得之为中热；中暑者阴证，中热者阳证"。呜呼！洁古笔下如是不了了，后人奉以为规矩准绳，此医道之所以难言也。试思中暑，竟无动而得之者乎？中热，竟无静而得之者乎？似难以动静二字分暑热。又云"中暑者阴证"，暑字从日，日岂阴

是暑温，多表现为手太阴肺经热盛的证候，治疗宜用清法；如果偏重于湿就是湿温，多表现为足太阴脾经的证候，宜用温燥祛湿的治法；如果湿热并重，可清热祛湿同时运用。临床治病时应分辨清楚，不能混淆。

本条是承上启下的条文，对于暑温和湿温，自古就有很多精妙的治法，不像前面所谈的温病，治疗上毫无尺度。本书对于暑温、湿温，本来可以不再讨论，但《内经》提到夏至日以前感邪而发称为温病，夏至日以后感邪而发称为暑病，说明暑病和温病的病症虽有不同，但它们的病因是有联系的，不能讨论温病却遗漏了暑病，也不能讨论暑病而遗漏了温病。加之历代有名的医家，对于温病、暑病常常混淆不清，因为夏季温邪、暑邪、湿邪往往相互夹杂为病，本来就很难分清。只有叶天士心灵手巧、才思敏捷，在病案中对这几种病的分析丝丝入扣，可以说是汇集和发展了各家的长处，可惜当时的医生对他的学术思想了解得太少；不过叶氏的治法散在他的医案中，没有经过系统的归纳整理，使初学者望洋兴叹，难怪后人觉得没有规律可循。因此本书把有关内容作一整理，使其形成相对完整的理论系统，以便后世学者能找到学习的方法。但是叶天士精妙的理论较多，本书不可能收录得十分完备，所以学者仍要参考历代医家的有关理论，仔细研究叶天士的医案，然后才能得到进一步的提高。张洁古曾经说：感受暑邪，在安静状态下得病称为中暑，在劳作状态下得病称为中热，中暑属于阴证，中热属于阳证。张洁古笔下对中暑、中热的概念如此不清楚，但后人竟然当作法则来遵守，这样下去，医学的道理就很难讲明白了。试想，中暑就没有在劳作状态下得的吗？中热就没有在安静状态下得的吗？似乎不能用动与静来区分暑与热。张洁古还说中暑是阴证，暑字上面是个"日"字，太阳怎么能属阴？暑中有阴邪，是指湿邪而言，不能单纯说暑是阴邪。中热属于阳证，这种说法是对的，但要知道，热邪中也可兼秽浊之气，秽浊也属

---

[1] 撦拾：拾取。

物乎？暑中有火，火岂阴邪乎？暑中有阴耳，湿是也，非纯阴邪也。"中热者阳证"，斯语诚然，要知热中亦兼秽浊，秽浊亦阴类也。是中热非纯无阴也。盖洁古所指之中暑，即本论后文之湿温也；其所指之中热，即本论前条之温热也。张景岳又细分阴暑、阳暑：所谓阴暑者，即暑之偏于湿，而成足太阴之里证也。阳暑者，即暑之偏于热，而成手太阴之表证也。学者非目无全牛，不能批隙中窾（kuǎn）[1]。宋元以来之名医，多自以为是，而不求之自然之法象，无怪乎道之常不明，而时人之随手杀人也，可胜慨哉！

三六、长夏受暑，过夏而发[2]者，名曰伏暑。霜未降而发者少轻，霜既降而发者则重，冬日发者尤重，子、午、丑、未之年为多也。

长夏盛暑[3]，气壮者不受也；稍弱者但头晕片刻，或半日而已；次则即病；其不即病而内舍于骨髓（suǐ），外舍于分肉之间者，气虚者也。盖气虚不能传送暑邪外出，必待秋凉金气相搏而后出也，金气本所以退烦暑，金欲退之，而暑无所藏，故伏暑病发

于阴邪，可见中热并不是绝对没有阴邪。张洁古所说的中暑，实际上是本书后面讲的湿温，他所说的中热，是本书前面讲的温病。明代医家张景岳又把暑病分为阴暑和阳暑：阴暑就是暑病中偏于湿盛，表现为足太阴脾经的证候；阳暑就是暑病中偏于热盛，表现为手太阴肺经的表证病变。学医的人，如果不能达到目无全牛的境界，就不能发现问题的关键之处。宋元以来的医家大多自以为是，不去研究自然规律，难怪许多医学道理都弄不明白，因而现在的医生常常误人性命，令人不胜感慨！

三六、长夏感受暑邪，过了夏季才发病，称为伏暑。在霜降之前发病的，病情较轻，在霜降之后发病的，病情较重，到了冬天才发病的，就更严重了，本病在子、午、丑、未的年份比较多见。

在长夏暑邪较盛的季节，体质壮实的人不会感受暑邪；体质稍弱的，感受暑邪病情较轻，只会感到短时间的头晕，最多不过半天就自愈；体质再差一点，就会立即发病，如果不立即发病，病邪便藏伏在骨髓、分肉之间，这是气虚的缘故。因为正气虚弱，不能抗御暑邪祛邪外出，等秋凉之气侵袭，伏藏的暑邪才能外发。秋天气候凉爽，本可以消退暑热之气，此时暑邪无所闭藏，就发为伏暑。假如人体的正气虚弱至极，即便是秋凉之气也不能使

---

[1]批隙中窾：这里比喻处理问题能从关键地方入手。

[2]发：发病。

[3]盛暑：暑气旺盛。

也。其有气虚甚者，虽金风亦不能击之使出，必待深秋大凉、初冬微寒，相逼而出，故为尤重也。子、午、丑、未之年为独多者，子、午君火司天，暑本于火也；丑、未湿土司地，暑得湿则留也。

暑邪外发，就要等到深秋气候大凉，甚至初冬微寒，由寒冷之气逼迫暑邪外发，因而病情尤为严重。子、午、丑、未之年多见是因为子、午年君火司天，暑气从火化；丑、未年属湿土司地，暑气与湿气相合则难去。

三七、头痛，微恶寒，面赤烦渴，舌白，脉濡而数者，虽在冬月，犹为太阴伏暑也。

三七、患者头痛，轻度怕冷，面红，心烦口渴，舌苔白，脉濡而数，虽然在冬季发病，仍考虑其为手太阴伏暑。

头痛，恶寒，与伤寒无异；面赤烦渴，则非伤寒矣，然犹似伤寒阳明证；若脉濡而数，则断断非伤寒矣。盖寒脉紧，风脉缓，暑脉弱，濡则弱之象，弱即濡之体也。濡即离中虚，火之象也；紧即坎中满，水之象也。火之性热，水之性寒，象各不同，性则迥（jiǒng）异，何世人悉以伏暑作伤寒治，而用足六经羌（qiāng）、葛、柴、芩，每每杀人哉！象各不同，性则迥异，故曰虽在冬月，定其非伤寒而为伏暑也。冬月犹为伏暑，秋日可知。伏暑之与伤寒，犹男女之别，一则外实中虚，一则外虚中实，岂可混哉！

头痛恶寒与伤寒太阳病相同，而面红、心烦口渴，就不是伤寒太阳病的症状了，但却很像伤寒阳明证；脉象濡而数，就绝对不是伤寒病了。伤寒见紧脉，中风是缓脉，暑病见弱脉，濡脉属于弱脉类，所以弱脉是濡脉的本体。按照八卦理论，濡脉是离中虚的表现，属火象。火的性质属热，水的性质属寒，卦象不同，性质就有很大的差异，无奈世人都将伏暑当作伤寒治疗，用治疗伤寒足太阳膀胱经的羌活、葛根、柴胡、黄芩，常常害人性命。卦象不同，性质差别很大，所以说虽然发病季节在冬季，但此病是伏暑而不能误认作伤寒。发于冬季尚且称之为伏暑，秋天就更不用说了。伏暑和伤寒，就好像男性和女性一样，绝对不同，伏暑是外现实象而正气不足，伤寒是外有虚象而正气尚实，二者截然不同，不能混淆。

三八、太阴伏暑，舌白口渴，无汗者，银翘散去牛蒡、玄参加杏仁、滑石主之。

三八、有手太阴伏暑的证候，且伴有舌苔白，口渴，无汗，应当用银翘散去牛蒡子、玄参，加杏仁、滑石治疗。

此邪在气分而表实之证也。

三九、太阴伏暑，舌赤口渴，无汗者，银翘散加生地、丹皮、赤芍、麦冬主之。

此邪在血分而表实之证也。

四十、太阴伏暑，舌白口渴，有汗，或大汗不止者，银翘散去牛蒡子、玄参、芥穗，加杏仁、石膏、黄芩主之。脉洪大，渴甚，汗多者，仍用白虎法；脉虚大而芤者，仍用人参白虎法。

此邪在气分而表虚之证也。

四一、太阴伏暑，舌赤，口渴，汗多，加减生脉散主之。

此邪在血分而表虚之证也。

银翘散去牛蒡子玄参加杏仁滑石方 即于银翘散内，去牛蒡子、玄参，加杏仁六钱，飞滑石一两。服如银翘散法。胸闷加郁金四钱，香豉四钱；呕而痰多，加半夏六钱，茯苓六钱。小便短，加薏仁八钱，白通草四钱。

银翘散加生地丹皮赤芍麦冬方 即于银翘散内，加生地六钱，丹皮四钱，赤芍四钱，麦冬六钱，服法如前。

银翘散去牛蒡子玄参芥穗加杏仁石膏黄芩方 即于银翘散内，去牛蒡

这是伏暑邪在气分，兼有表实无汗的治疗方法。

三九、有手太阴伏暑的证候，且伴有舌红口渴，无汗，用银翘散加生地、丹皮、赤芍、麦冬治疗。

这是伏暑邪在血分，兼有表实无汗的治疗方法。

四十、手太阴伏暑，舌苔白、口渴，汗出或者大汗不止，应当用银翘散去牛蒡子、玄参、芥穗，加杏仁、石膏、黄芩来治疗。如果脉象洪大有力，口渴明显，汗出较多，仍然用白虎汤治疗；如果脉象虚大而芤，仍然用白虎加人参汤治疗。

此条论述伏暑邪在气分，兼表虚有汗的治法。

四一、手太阴伏暑，舌红，口渴，汗出较多，应当用加减生脉散治疗。

这是伏暑邪在血分，兼表虚有汗的治疗方法。

银翘散去牛蒡子玄参加杏仁滑石方（方略）

如果患者胸闷加郁金12克，香豉12克；如果患者呕吐而且痰多，加半夏18克，茯苓18克。如果患者小便短少，加薏仁24克，白通草12克。

银翘散加生地丹皮赤芍麦冬方（方略）

银翘散去牛蒡子玄参芥穗加杏仁石膏黄芩方（方略）

子、玄参、芥穗，加杏仁六钱，生石膏一两，黄芩五钱，服法如前。

白虎汤、白虎加人参法（俱见前）

加减生脉散方（酸甘化阴法） 沙参三钱　麦冬三钱　五味子一钱　丹皮二钱　细生地三钱

水五杯，煮二杯，分温再服。

四二、伏暑、暑温、湿温，证本一源，前后互参，不可偏执。

湿温　寒湿

四三、头痛恶寒，身重疼痛，舌白不渴，脉弦细而濡，面色淡黄，胸闷不饥，午后身热，状若阴虚，病难速已，名曰湿温。汗之则神昏耳聋，甚则目瞑（míng）[1]不欲言，下之则洞泄，润之则病深不解。长夏深秋冬日同法，三仁汤主之。

头痛恶寒，身重疼痛，有似伤寒，脉弦濡，则非伤寒矣。舌白不渴，面色淡黄，则非伤寒之偏于火者矣。胸闷不饥，湿闭清阳道路也。午后身热，状若阴虚者，湿为阴邪，阴邪自旺于阴分，故与阴虚同一午后身热也。湿为阴邪，自长夏而来，其来有渐，且

白虎汤、白虎加人参法（此两方见前文所载）

加减生脉散方（酸甘化阴法）（方略）

以上药物用五杯水，煮取两杯，分两次温服。

四二、伏暑、暑温、湿温，这三个病的病因相同，都是由暑邪、湿邪、热邪所致，因此这三种病的诊治可以前后相互参考，不必拘泥于其中一项。

四三、患者头痛、恶寒，身体困重疼痛，舌苔白腻，口不渴，脉象弦细而濡，面色淡黄，胸闷不舒，无饥饿感，午后发热明显，和阴虚发热症状相似，这种病难以很快治愈，称为湿温。对于湿温的治疗，如果误用辛温发汗的方法，会导致神志昏蒙，耳聋，甚至双目紧闭、不想说话。如果误用苦寒攻下的方法，会导致大便泄泻。如果误用滋阴的方法，病邪便深藏于里，不易治愈。本病不论发生在长夏、深秋、还是冬天，都用相同的治法，应当用三仁汤来治疗。

头痛、恶寒，身体困重疼痛，像伤寒初起、寒邪在表的症状，但脉象弦濡，说明不是伤寒。舌苔白腻，口不渴，面色淡黄，可知不是感受暑热病邪后火热亢盛的症状。胸闷不适、无饥饿感，是湿邪困阻气机、清阳不升的表现。午后热象显著，和阴虚发热的症状相似，是由于湿为阴邪，阴邪旺于阴分，所以表现为和阴虚发热相似的症状。湿属阴邪，从长夏开始，湿气渐渐加重，湿邪的性质像烟雾一样弥散，黏腻难除，不像寒邪可以随汗而解，

[1]目瞑：瞑，作合目或寐字解。目瞑，指眼闭，不想睁开的病症。

其性氤氲（yīn yūn）[1]黏腻，非若寒邪之一汗即解，温热之一凉即退，故难速已。世医不知其为湿温，见其头痛恶寒，身重疼痛也，以为伤寒而汗之，汗伤心阳，湿随辛温发表之药蒸腾上逆，内蒙心窍则神昏，上蒙清窍则耳聋，目瞑不言。见其中满不饥，以为停滞而大下之，误下伤阴，而重抑脾阳之升，脾气转陷，湿邪乘势内溃，故洞泄。见其午后身热，以为阴虚而用柔药润之，湿为胶滞阴邪，再加柔润阴药。二阴相合，同气相求，遂有锢结而不可解之势。惟以三仁汤轻开上焦肺气，盖肺主一身之气，气化则湿亦化也。湿气弥漫，本无形质，以重浊滋味之药治之，愈治愈坏。伏暑、湿温，吾乡俗名秋呆子，悉以陶氏《六书》法治之，不知从何处学来，医者呆，反名病呆，不亦诬乎！再按：湿温较诸温病，病势虽缓而实重，上焦最少，病势不甚显张，中焦病最多，详见中焦篇，以湿为阴邪故也，当于中焦求之。

三仁汤方 杏仁五钱　飞滑石六钱　白通草二钱　白蔻（kòu）仁二钱　竹叶二钱　厚朴二钱　生薏仁六钱　半夏五钱

甘澜水八碗，煮取三碗，每服一

也不像温热之邪可用凉药清除，所以很难迅速治愈。社会上的医生不知道这是湿温病，见到头痛、恶寒、身体沉重疼痛，就误以为是伤寒，用辛温发汗的方法治疗。汗法不仅耗伤心阳，而且湿邪还会随着辛温发表的药物蒸腾上逆，蒙蔽心包，出现神昏谵语的症状，上蒙清窍则出现耳聋、两目紧闭、不想说话。有的医生见到患者出现胃脘胀满，不思饮食，误以为是宿食停滞，用苦寒攻下的治法，不仅耗伤阴液，还会进一步损伤脾阳的升发，使脾气下陷，湿邪乘势内侵，进而出现大便泄泻。也有医生见到午后发热的患者，误以为是阴虚发热，用阴柔滋润的药物来治疗，湿邪本来性质胶滞黏腻，属于阴邪，再加上甘寒滋润的药物，两种阴柔之性相合，更使湿邪胶结于里而难除。这类病症，只有用三仁汤来治疗，清开上焦肺气，因为肺主一身之气，气机宣畅则湿邪随之而化。湿邪弥散三焦，本来没有固定的形状和质地，用味厚重着滋腻的药物去治疗，反而越治病情越重。伏暑、湿温，在我的家乡被称为"秋呆子"，都用陶节庵《伤寒六书》中的方法治疗，不知道是从哪里学来的。医生呆，反说成是患者呆，不是太冤枉了吗？再说湿温和其他温病相比，病势虽然缓和，但病情却很重，上焦证候最为少见，病情也不明显，中焦证候最为多见，详细内容在中焦篇论述，因为湿为阴邪，和土同气，与脾胃关系密切，往往从中焦论治。

三仁汤方（方略）

以上药物用甘澜水八碗，煮取三碗，每次服一

---

[1]氤氲：烟气、烟云弥漫的样子。

碗，日三服。

碗，一日服三次。

四四、湿温邪入心包，神昏肢逆，清宫汤去莲心、麦冬，加银花、赤小豆皮，煎送至宝丹，或紫雪丹亦可。

四四、湿温病邪入心包，出现神昏谵语、手足发冷的症状，用清宫汤去莲心、麦冬，加银花、赤小豆皮，煎汤送服至宝丹或紫雪丹。

湿温着于经络，多身痛身热之候，医者误以为伤寒而汗之，遂成是证。仲景谓湿家忌发汗，发汗则病痉。湿热相搏，循经入络，故以清宫汤清包中之热邪，加银花、赤豆以清湿中之热，而又能直入手厥阴也。至宝丹去秽浊，复神明，若无至宝，即以紫雪代之。

湿温初起，邪气阻于肌表经络，出现全身疼痛、发热的证候，医生误以为伤寒而用发汗的方法治疗，就导致这种病症。张仲景说，感受湿邪的患者，忌用发汗的方法，如果误发汗，会发展为痉病。本条所述的就是湿温病误用汗法，病邪循经入心包络，因此用清宫汤来清泄心包中的热邪，加银花、赤小豆皮是为了清夹在湿邪中的热邪，同时又能直接入手厥阴心包络。至宝丹芳香避秽开窍，能开窍醒神，如果没有至宝丹，可以用紫雪丹代替。

清宫汤去莲心麦冬加银花赤小豆皮方 犀角一钱 连翘心三钱 玄参心二钱 竹叶心二钱 银花二钱 赤小豆皮三钱

清宫汤去莲心麦冬加银花赤小豆皮方（方略）

至宝丹、紫雪丹方（并见前）

至宝丹、紫雪丹方（见前文所载）

四五、湿温喉阻咽痛，银翘马勃散主之。

四五、湿温病，出现咽喉阻塞疼痛的症状，应当用银翘马勃散治疗。

肺主气，湿温者，肺气不化，郁极而一阴一阳（谓心与胆也）之火俱结也。盖金病不能平木，木反挟心火来刑肺金，喉即肺系，其闭在气分者即阻，闭在血分者即痛也，故以轻药开之。

肺主一身之气，在湿温病中，因湿邪阻遏，导致肺的气机不能宣化，气机郁滞严重时，手少阴心火、手少阳胆火都上聚咽喉，便出现咽喉阻塞疼痛。因为肺金有病不能平抑胆木，胆木又夹心火上灼肺金。喉为肺金所系，病变偏重于气分，表现为咽喉阻塞，病变偏重于血分，表现为咽喉疼痛，所以选用轻清开肺的药物治疗。

银翘马勃散方（辛凉微苦法） 连翘一两 牛蒡子六钱 银花五钱 射干

银翘马勃散方（辛凉微苦法）（方略）

三钱　马勃二钱

上杵为散，服如银翘散法。不痛，但阻甚者，加滑石六钱，桔梗五钱，苇根五钱。

以上药物用槌捣成粗末，服法同银翘散。如果咽喉不痛，但阻塞较重，加滑石18克，桔梗15克，苇根15克。

四六、太阴湿温，气分痹郁而哕者（俗名为呃），宣痹汤主之。

上焦清阳膹（fèn）郁[1]，亦能致哕，治法故以轻宣肺痹为主。

宣痹汤（苦辛通法）　枇杷（pí pa）叶二钱　郁金一钱五分　射干一钱　白通草一钱　香豆豉一钱五分

水五杯，煮取二杯，分二次服。

四六、湿温病手太阴肺经病变，湿热郁阻气机，出现哕证，即喉间呃呃连声作响（俗称"呃"）。应当用宣痹汤治疗。

上焦清阳之气壅滞不得宣通，就会导致哕证，所以治疗采用清宣肺气的方法。

宣痹汤（苦辛通法）（方略）

以上药物用五杯水，煮取二杯，一天服用两次。

四七、太阴湿温喘促者，千金苇茎汤加杏仁、滑石主之。

《金匮》谓喘在上焦，其息促。太阴湿蒸为痰，喘息不宁，故以苇茎汤轻宣肺气，加杏仁、滑石利窍而逐热饮。若寒饮喘咳者，治属饮家，不在此例。

千金苇茎汤加滑石杏仁汤（辛淡法）　苇茎五钱　薏仁五钱　桃仁二钱　冬瓜仁二钱　滑石三钱　杏仁三钱

水八杯，煮取三杯，分三次服。

四七、湿温手太阴肺经病变，呼吸急促而喘，应当用千金苇茎汤加杏仁、滑石来治疗。

《金匮要略》说喘属于上焦病，表现为呼吸急促，病机是肺经湿热蕴结为痰，阻塞气机，而致喘促不宁。治疗用千金苇茎汤化痰泄热，清宣肺气，加杏仁、滑石宣降肺气、通利小便。如果是寒饮引起的喘咳，应按痰饮来治，不在本条论述。

千金苇茎汤加滑石杏仁汤（辛淡法）（方略）

以上药物用八杯水，煮取三杯，一天分三次服。

四八、《金匮》谓太阳中暍，身热疼痛而脉微弱，此以夏月伤冷水，水行皮中所致也，一物瓜蒂汤主之。

四八、《金匮要略》中说：太阳中暍，表现为身体发热疼痛，脉象微弱，这是因为夏天伤于冷水，寒湿之邪行于肌肤所致，应当用一物瓜蒂汤治疗。

---

[1]膹郁：指气机壅滞。

此热少湿多，阳郁致病之方法也。瓜蒂（dì）涌吐其邪，暑湿俱解，而清阳复辟[1]矣。

一物瓜蒂汤方 瓜蒂二十个

上捣碎，以逆流水八杯，煮取三杯，先服一杯，不吐再服，吐停后服。虚者加参芦三钱。

本条讲述的是暑热病邪较轻，湿邪较重，清阳被郁的治法。选用瓜蒂汤，瓜蒂可涌吐暑湿病邪，暑湿之邪向外解除，清阳自然得到舒展。

一物瓜蒂汤方（方略）

瓜蒂捣碎，用逆流水八杯，煮成三杯，先服一杯，如果不吐，再服一杯，如果吐了，剩下的药就不服了。体虚的患者加入参芦9克。

四九、寒湿伤阳，形寒脉缓，舌淡，或白滑，不渴，经络拘束，桂枝姜附汤主之。

载寒湿，所以互证湿温也。按寒湿伤表阳、中经络之证，《金匮》论之甚详，兹不备录。独采[2]叶案一条，以见湿寒、湿温不可混也。形寒脉缓，舌白不渴，而经络拘束，全系寒证，故以姜、附温中，白术燥湿，桂枝通行表阳也。

四九、寒湿损伤阳气，如果见到身体怕冷，脉象缓，舌淡，或舌苔白滑，口不渴，全身经脉拘急不舒，应当用桂枝姜附汤治疗。

本文所记载寒湿的内容是为了和湿温相互参照。对于寒湿之邪损伤肌表阳气，侵犯经络的病证，《金匮要略》中讲得很详细，因此不在这里作全面介绍。只是在叶天士的医案中选取一条，用以说明寒湿和湿温不可混淆。身体怕冷，脉象缓，舌苔白而口不渴，经脉拘急，都是寒证，因此方中用干姜、附子温中散寒，白术燥湿健脾，桂枝宣通肌表的阳气。

桂枝姜附汤（苦辛热法） 桂枝六钱　干姜三钱　白术（生）三钱　熟附子三钱

水五杯，煮取二杯，渣再煮一杯服。

桂枝姜附汤（苦辛热法）（方略）

上药用五杯水，煮取两杯，药渣再煮一杯，一日服用三次。

温　疟

五十、骨节疼烦，时呕，其脉如

五十、骨节疼痛烦躁不安，频繁呕吐，但脉象

---

[1] 复辟：原指失位的君主复位。这里指清阳再次得到舒展。

[2] 采：选用，选取。

平，但热不寒，名曰温疟，白虎加桂枝汤主之。

阴气先伤，阳气独发，故但热不寒，令人消烁肌肉，与伏暑相似，亦温病之类也。彼此实足以相混，故附于此，可以参观而并见。治以白虎加桂枝汤者，以白虎保肺清金，峻泻阳明独胜之热，使不消烁肌肉；单以桂枝一味，领邪外出，作向导之官，得热因热用之妙。《经》云"奇治之不治，则偶治之，偶治之不治，则求其属以衰之"是也，又谓之复方。

白虎加桂枝汤方（辛凉苦甘复辛温法） 知母六钱 生石膏一两六钱 粳米一合 桂枝木三钱 炙甘草二钱

水八碗，煮取三碗。先服一碗，得汗为度，不知再服，知后仍服一剂，中病即已。

五一、但热不寒，或微寒多热，舌干口渴，此乃阴气先伤，阳气独发，名曰瘅（dān）疟，五汁饮主之。

仲景于瘅疟条下，谓以饮食消息之，并未出方。谓如是重病而不用药，特出饮食二字，重胃气可知。阳明于藏象为阳土，于气运为燥金，病系阴伤阳独，法当救阴何疑。重胃气法当救胃阴何疑。制阳土燥金之偏胜，配孤阳之独亢，非甘寒柔润而何！此喻

却像正常人，只发热不恶寒，这种疟疾称为温疟，应当用白虎加桂枝汤治疗。

阴气先受伤，阳热之气独胜，所以只发热不恶寒，并且使人肌肉消瘦，证候特点很像伏暑，也属于温病。二者容易相互混淆，所以在这里进行讨论，并和其他温病相互参照。用白虎加桂枝汤治疗，方中白虎汤清肺泄热以保肺金阴液，同时清阳明胃热，使热邪不消烁肌肉。方中单用桂枝这味药是为了引邪外出。同时热病用辛温的药物，有热因热用之意，起到反佐的作用。《内经》指出：用单一的方法治疗若是没有效果，就用复合的方法治疗，复合的方法仍不见效，就选用和病症性质相同的药物来衰减病势。本条的治法就是这个用意，也可称为复方。

白虎加桂枝汤方（辛凉苦甘复辛温法）（方略）

以上药物用八碗水，煮成三碗。先服一碗，如果已经出汗，就是产生疗效，若不出汗，可以再服一次。即使服药后已经出汗，仍有必要再服一剂，疾病不再发作就可以停止了。

五一、疟疾只发热不恶寒，或有轻微恶寒而热势较重，舌苔干燥、口渴，这是阴气损伤、阳热之气独盛造成的，称之为瘅疟，应当用五汁饮治疗。

张仲景在瘅疟的条文中，仅说明饮食调养，却没有说用什么方剂，治疗如此重的疾病不用药，却突出饮食调养，可见对胃气的重视。足阳明胃经从脏腑属性来说属于阳土，从运气学说来讲属燥金。本病的病因是阴液受伤而阳气独亢，治疗以救护阴液为主是毫无疑问。重视胃气，又该如何救胃阴呢，应抑制阳土燥金的偏盛，平调阳明独亢的孤阳，不用甘寒阴柔的药物又用什么呢？这就是喻嘉言甘寒养阴的理论，其高超卓越之处无人能比。叶

氏甘寒之论，其超卓无比论也。叶氏宗之，后世学者，咸当宗之矣。

五汁饮（方见前）

加减法 此甘寒救胃阴之方也。欲清表热，则加竹叶、连翘；欲泻阳明独胜之热，而保肺之化源，则加知母；欲救阴血，则加生地、玄参；欲宣肺气，则加杏仁；欲行三焦开邪出路，则加滑石。

五二、舌白渴饮，咳嗽频仍，寒从背起，伏暑所致，名曰肺疟，杏仁汤主之。

肺疟，疟之至浅者。肺疟虽云易解，稍缓则深，最忌用治疟印板俗例之小柴胡汤，盖肺去少阳半表半里之界尚远，不得引邪深入也，故以杏仁汤轻宣肺气，无使邪聚则愈。

杏仁汤方（苦辛寒法） 杏仁三钱 黄芩一钱五分 连翘一钱五分 滑石三钱 桑叶一钱五分 茯苓块三钱 白蔻皮八分 梨皮二钱

水三杯，煮取二杯，日再服。

五三、热多昏狂，谵语烦渴，舌赤中黄，脉弱而数，名曰心疟，加减银翘散主之；兼秽，舌浊口气重者，安宫牛黄丸主之。

心疟者，心不受邪，受邪则死，

天士遵从这一理论，后世医家也都应该遵从。

五汁饮（方见前）

加减法 这是甘寒养胃阴的方剂，如果要清表热，再加入竹叶、连翘；如果要泻阳明热邪，保肺生化之源，再加入知母；如果要增强救护阴血的作用，则加生地、玄参；如果要宣肺气，加杏仁；如果要通行三焦之路，引邪外出，再加入滑石。

五二、疟疾舌苔白，口渴欲饮，咳嗽频频发作，恶寒从背部开始，这是夏季感受暑邪内伏于肺而发，称为肺疟，应当用杏仁汤治疗。

肺疟是疟疾中最为轻浅的一种。虽然一般认为肺疟容易治疗，但如果治疗不及时，也会造成病邪深入，最忌讳用通常用来治疗疟疾的小柴胡汤。因为肺疟病位在肺，离半表半里的少阳很远，如果误用小柴胡汤，反而引邪深入，所以用杏仁汤清宣肺气，不让暑湿之邪聚集，肺疟自然痊愈。

杏仁汤方（苦辛寒法）（方略）

以上药物用三杯水，煎煮成两杯，每日分两次服。

五三、疟疾发作时，高热，甚至昏迷狂躁，语无伦次，心烦口渴，舌红，舌中心苔黄，脉象弱而数，称作心疟，应当用加减银翘散治疗；如果兼有秽浊之气，舌苔垢浊，口气较重，应当用安宫牛黄丸治疗。

心一般不能受邪，受邪就会死亡，心疟是疟邪疟邪始受在肺，逆传心包络。其受之浅者，以加减银翘散清肺与膈中之热，领邪出卫；其受之重者，邪闭心包之窍，则有闭脱之危，故以牛黄丸，清宫城而安君主也。

加减银翘散方（辛凉兼芳香法）

连翘十分　银花八分　玄参五分　麦冬（不去心）五分　犀角五分　竹叶三分

共为粗末，每服五钱，煎成去渣，点荷叶汁二三茶匙。日三服。

安宫牛黄丸方（见前）

秋　燥

五四、秋感燥气，右脉数大，伤手太阴气分者，桑杏汤主之。

前人有云：六气之中，惟燥不为病，似不尽然。盖以《内经》少秋感于燥一条，故有此议耳。如阳明司天之年，岂无燥金之病乎？大抵（dǐ）春秋二令，气候较夏冬之偏寒偏热为平和，其由于冬夏之伏气为病者多，其由于本气自病者少，其由于伏气而病者重，本气自病者轻耳。其由于本气自病之燥证，初起必在肺卫，故以桑杏汤清气分之燥也。

桑杏汤方（辛凉法）　桑叶一钱

杏仁一钱五分　沙参二钱　象贝一钱

香豉一钱　栀皮一钱　梨皮一钱

由肺经逆传心包络所致。病情较轻的患者，可以用加减银翘散，通过轻泄肺与膈中邪热，使营分邪热透达于外。受邪较重时，因病邪内闭心包，有内闭外脱的危险，所以用安宫牛黄丸，泄心包邪热，芳香开窍，使神明得安。

加减银翘散方（辛凉兼芳香法）（方略）

以上药物按上述比例，一起研为粗末，每次用15克，加水煎煮，煎成后去除药渣服用，并加入鲜荷叶汁二三茶匙。一日服三次。

安宫牛黄丸方（见前）

五四、秋季感受燥邪为病，右手脉象数而大，是燥邪侵袭手太阴气分所致，应当用桑杏汤来治疗。

前人说：六气之中只有燥气不会引起疾病，这种说法恐怕不符合实际。可能因为《内经》病机十九条中没有秋季伤于燥邪这一条，所以才有这种说法。在阳明司天命之年，难道没有燥金的病变吗？一般春秋的气候比夏季、冬季明显的寒热偏盛要平和。从外感疾病的病因来看，冬季、夏季伏气为病较多，而感受当令之气发病的较少；从病情来看，伏气为病的病情较重，感受当令之气发病较轻，秋燥是感受秋季当令的燥邪，初期邪在肺卫，所以用桑杏汤清解气分燥邪。

桑杏汤方（辛凉法）（方略）

水二杯，煮取一杯，顿服之，重者再作服（轻药不得重用，重用必过病所。再，一次煮成三杯，其二三次之气味必变，药之气味俱轻故也）。

五五、感燥而咳者，桑菊饮主之。

亦救肺卫之轻剂也。

桑菊饮方（见前）

五六、燥伤肺胃阴分，或热或咳者，沙参麦冬汤主之。

此条较上二条，则病深一层矣，故以甘寒救其津液。

沙参麦冬汤方（甘寒法） 沙参三钱　玉竹二钱　生甘草一钱　冬桑叶一钱五分　麦冬三钱　生扁豆一钱五分　花粉一钱五分

水五杯，煮取二杯，日再服。久热久咳者，加地骨皮三钱。

五七、燥气化火，清窍不利者，翘荷汤主之。

清窍不利，如耳鸣目赤，龈（yín）胀咽痛之类。翘荷汤者，亦清上焦气分之燥热也。

翘荷汤（辛凉法） 薄荷一钱五分　连翘一钱五分　生甘草一钱　黑栀皮一钱五分　桔梗二钱　绿豆皮二钱

水二杯，煮取一杯，顿服之。日

以上药物用两杯水，煮成一杯，一次服下，病情较重的患者可再服一剂（轻清宣肺的药物不能用过大的剂量，重用药力就会超过病所。如果把一剂药煮成三杯，第二三杯药的气味必然会发生改变，因为药的气味已轻清上浮）。

五五、因感受燥邪而咳嗽，应当用桑菊饮治疗。桑菊饮也是治疗邪在肺卫的轻剂。

桑菊饮方（见前文所载）

五六、燥邪耗伤肺胃阴液，可表现为发热，也可表现为干咳不止，应当用沙参麦冬汤治疗。

这一条所讲的病症比前两条的病情更重，必须用甘寒生津养阴之剂救肺胃津液。

沙参麦冬汤方（甘寒法）（方略）

以上药物用五杯水，煮成两杯，每天服两次。如果身热不退或者咳嗽日久，加地骨皮9克。

五七、燥邪化火上犯，致清窍不利，应当用翘荷汤治疗。

清窍不利表现为耳鸣、两目红赤、齿龈肿胀、咽喉疼痛等症状。翘荷汤可清解上焦气分燥热。

翘荷汤（辛凉法）（方略）

以上药物用两杯水，煮成一杯，一次服下，一天服二剂，甚者日三。

加减法　耳鸣者，加羚羊角、苦丁茶；目赤者，加鲜菊叶、苦丁茶、夏枯草；咽痛者，加牛蒡子、黄芩。

五八、诸气膹（fèn）郁，诸痿喘呕之因于燥者，喻氏清燥救肺汤主之。

喻氏云：诸气膹郁之属于肺者，属于肺之燥也，而古今治气郁之方，用辛香行气，绝无一方治肺之燥者。诸痿喘呕之属于上者，亦属于肺之燥也，而古今治法以痿呕属阳明，以喘属肺，是则呕与痿属之中下，而惟喘属之上矣，所以千百方中亦无一方及于肺之燥也。即喘之属于肺者，非表即下，非行气即泻气，间有一二用润剂者，又不得其肯綮（qìng）[1]。总之《内经》六气，脱误秋伤于燥一气，指长夏之湿为秋之燥。后人不敢更端其说，置此一气于不理，即或明知理燥，而用药夹杂，如弋（yì）获飞虫[2]，茫无定法示人也。今拟此方，命名清燥救肺汤，大约以胃气为主，胃土为肺金之母也。其天门冬虽能保肺，然味苦而气滞，恐反伤胃阻痰，故不用也；其知母能滋肾水、清肺金，

可以服两剂，病情较重的患者，一天可以服三剂。

加减法　临床运用翘荷汤可随症加减，耳鸣较重，加羚羊角；双目红赤较重，加鲜菊叶、苦丁茶、夏枯草；咽痛较重，加牛蒡子、黄芩。

五八、感受燥邪所致的满闷怫郁以及痿病、喘息、呕吐等证候，应当用喻嘉言的清燥救肺汤治疗。

喻嘉言说，《内经》中有诸气膹郁之属于肺的说法，认为各种气机郁阻所致的疾病都属于肺的病变，实际上是因为肺经燥热。但是从古到今治疗气郁的方剂，都用的是辛香行气的药物，根本没有一张方是治疗肺经燥热的。至于《内经》中"诸痿喘呕皆属于上"认为下肢痿软喘、呕吐等疾病都属于上焦病变，实际上也是肺经燥热所致。而古今医家在治疗时，都认为下肢痿软无力、呕吐属于阳明胃经病变，喘属于肺经病证，也就是说下肢痿软无力和呕吐属于中、下焦病变，只有喘才属于上焦病变，所以治疗下肢微弱无力和呕吐时，千百张方剂中也没有一个是治疗肺燥的。即使将喘证归于肺经，在治疗时，不是解表就是泻下，或者行气或者泄气，偶尔有一两个医生用润肺的方法，又不得要领。总之《内经》中有关六气为病的论述，缺失了关于秋天伤于燥邪的说法，把长夏的湿邪误认为是秋季伤于燥邪。后人不敢更正这种说法，把秋季伤于燥邪置之不理，或者明明知道应当从燥论治，但用药太杂，虽然有时候能收到一定的效果，但纯属偶然所得，完全没有形成一定的治法来启示后人。现在拟定的这一方命名为清燥救肺汤，总的来说，此方以保护胃气为主，因为胃土是肺金之母。天门冬虽然能滋阴保肺，但其性味苦，易致气机壅滞，又担心天门冬会碍胃气，使痰湿阻滞，所以本方不用。知母能清肾水、滋润肺金，但其性味苦寒

---

[1] 肯綮：指关键所在。

[2] 弋获飞虫：这里比喻获取目标的可能性极小。

亦以苦而不用；至如苦寒降火正治之药，尤在所忌。盖肺金自至于燥，所存阴气不过一线耳，倘更以苦寒下其气，伤其胃，其人尚有生理乎？诚仿此增损，以救肺燥变生诸证，如沃焦救焚，不厌其频，庶（shù）克有济[1]耳。

清燥救肺汤方（辛凉甘润法） 石膏二钱五分　甘草一钱　霜桑叶三钱　人参七分　杏仁（泥）七分　胡麻仁（炒研）一钱　阿胶八分　麦冬（不去心）二钱　枇杷叶（去净毛，炙）六分

水一碗，煮六分，频频二三次温服。痰多加贝母、瓜蒌；血枯加生地黄；热甚加犀角、羚羊角，或加牛黄。

补秋燥胜气论

按前所序之秋燥方论，乃燥之复气也，标气也。盖燥属金而克木，木之子，少阳相火也，火气来复，故现燥热干燥之证。又《灵枢》谓：丙丁为手之两阳合明，辰巳为足之两阳合明，阳明本燥，标阳也。前人谓燥气化火，《经》谓燥金之下，火气承之，皆谓是也。案古方书，无秋燥之病。近代以来，惟喻氏始补燥气论，其方用甘润微寒；叶氏亦有燥气化火之论，

也不用。至于其他性味苦寒的清热泻火药，更是使用禁忌，因为本来肺经燥热已经很重，所存的阴液不足，如果再用苦寒清火的药物，不仅损伤胃气，还会使患者有生命危险。因此如果能仿效上面清燥救肺汤的方法救治肺经燥热而致的各种病症，就好像用水来救火，要不厌其烦地反复使用，才能收到良好的效果。

清燥救肺汤方（辛凉甘润法）（方略）

以上药物用一碗水，煎煮到剩下六成，分两到三次趁热服下。如果患者喉中痰多，可以加贝母、瓜蒌；如果阴血亏虚较重，可以加生地黄；如果邪热较重，可以加犀角、羚羊角或者牛黄。

前文所论述的对秋燥的治疗方论，是指燥的复气而言，也就是燥的标气。燥在五行属金，可以克木，从五行的生克关系来说，木之子为少阳相火，火气可为母复仇，所以会出现燥热和干燥的病症。另外《灵枢》记载丙丁为手之两阳合明，辰巳为足之两阳合明，阳明之本属燥，而标属阳。前人所说的燥气化火，以及《内经》所说的"燥金之下，火气承之"都是指燥热而言。在古代的方书中，并无秋燥这种病，到近代，喻嘉言才补充有关燥气为病的论述，提出治疗该病的方法是甘润微寒。叶天士也有燥气化火的论述，并制定辛凉甘润的方剂。这些治法实际上就是《内经》中"燥化于天，热反胜

---

[1]庶克有济：只有不厌其烦，才能收到良好的治疗效果。

其方用辛凉甘润，乃《素问》所谓燥化于天，热反胜之，治以辛凉，佐以苦甘法也。瑭袭前人之旧，故但叙燥证复气如前。书已告成，窃思与《素问》燥淫所胜不合，故杂说篇中，特着燥论一条，详言正化、对化、胜气、复气以补之。其于燥病胜气之现于三焦者，究未出方论，乃不全之书，心终不安。嗣（sì）得沈目南先生《医征》温热病论，内有秋燥一篇，议论通达正大，兹采而录之于后，间有偏胜不圆之处，又详辨之，并特补燥证胜气治法如下。

再按胜复之理，与正化对化，从本从标之道，近代以来，多不深求，注释之家，亦不甚考。如仲景《伤寒论》中之麻、桂、姜、附，治寒之胜气也，治寒之正化也，治寒之本病也。白虎、承气治寒之复气也，治寒之对化也，治寒之标病也。余气俱可从此类推（太阳本寒标热，对化为火，盖水胜必克火，故《经》载太阳司天，心病为多。未总结之曰：病本于心，心火受病必克金。白虎所以救金也。金受病，则坚刚牢固，滞塞不通，复气为土，土性壅塞，反来克本身之真水。承气所以泄金与土而救水也。再《经》谓：寒淫所胜，以咸泻之。从来注释家，不过随文释义，所以用方

之，治以辛凉，佐以甘苦法"这一治法的具体体现。我是承袭了前人的有关论述，因而只讨论燥气复气所引起的病症，并在前面已经论述。本书写好之后，又考虑到我所说的与《内经》中有关燥气所胜的论述内容不完全相合，所以在后面的杂说中特地补充了"燥气论"一篇，详细讲述了"正化""对化""胜气""复气"等。尽管如此，对燥病胜气出现在上、中、下三焦的各种病症，没有全部列出具体治疗方法，所以感觉本书的内容论述得不够全面，内心始终不安。在这以后，看到沈目南先生所著的《医征》中有温病论，其中有一篇"秋燥"，所发表的议论通达正大，所以特地附在后面。但其中也有少数论述有失偏颇，或者论述得不够全面，因而作了较为详细的辨析，并特地在后面补充了燥证胜气为病的各种治法。

对于"胜气""复气"的理论和"正化""对化""从本""从标"的道理，近代人大多没有进行深入的研究，进行注释的人也不作深入考证。如张仲景《伤寒论》中所用麻黄、桂枝、干姜、附子等，是治疗寒邪的胜气，也就是治疗寒邪的"正化"，治疗寒邪引起的本病；白虎汤、承气汤是治疗寒邪的复气，也就是治疗寒邪的"对化"，治疗寒邪所引起的标病。其他各种六淫之气都可以由此类推（伤寒太阳病证本寒而标热，"对化"为火，因为寒水胜必然会克火，所以《内经》中载有"太阳司天，心病为多"。在最后总结时提出：病本在于心，心火受病后就会克金，而用白虎汤正是为了救肺金之气。如肺金受病，以坚刚牢固、滞塞不通为特点。其复气为土，而土性壅塞，又反过来克本身的真水。用承气汤就是通过泄阳明燥金与土的壅塞而达到救水的目的。另外在《内经》中说"寒淫所胜，以咸泻之"，后世进行注释的人对此都是随文做些不着边际的解释，对这种方法的道理，始终没能说明白。本书当然不能把《伤寒论》从头到尾的内容都作一次注释，只是偶尔举出一个例子，

之故，究未达出。本论不能遍注伤寒，偶举一端，以例其余。明者得此门径，熟玩《内经》，自可迎刃而解；能解伤寒，其于本论，自无难解者矣。由是推之，六气皆然耳）。

沈目南《燥病论》曰：《天元纪大论》云：天以六为节，地以五为制。盖六乃风暑湿燥火为节，五即木火土金水为制。然天气主外，而一气司六十日有奇；地运主内，而一运主七十二日有奇。故五运六气合行而终一岁，乃天然不易之道也。《内经》失去长夏伤于湿、秋伤于燥，所以燥证湮（yān）没，至今不明。先哲虽有言之，皆是内伤津血干枯之证，非谓外感清凉时气之燥。然燥病起于秋分以后，小雪以前，阳明燥金凉气司令。《经》云：阳明之胜，清发于中，左胠（qū）胁痛，溏泄，内为嗌塞[1]，外发㿉（kǎn）[2]疝。大凉肃杀，华英改容，毛虫乃殃。胸中不便，嗌塞而咳。据此经文，燥令必有凉气感人，肝木受邪而为燥也。惟近代喻嘉言昂然表出，可为后世苍生之幸。奈以诸气膹郁，诸痿喘呕，咳不止而出白血死，谓之燥病，此乃伤于内者而言，

明达事理的人就会按照这个门径，进一步深入学习《内经》，许多道理就能迎刃而解。如果能理解《伤寒论》的内容，自然对本书也不会有难以理解的地方。据此推理，其他六气也可以迎刃而解。）

沈目南《燥病论》有：《天元纪大论》中说，天以六为节，地以五为制。这是因为六气是以风、寒、暑、湿、燥、火来调节气候，而五运是以木、火、土、金、水来调节生克制化。天的六气是主外，六气中一气可统管60日余；而地的五运主内，一运可以统管72日余，所以五运和六气合起来正好是一年，这是自然界不变的规律。在《内经》病机十九条中缺少长夏伤于湿和秋伤于燥的论述，以致有关燥证的论述一直没有得到重视，到现在还没有弄清楚。前代有些医家也曾论及燥证，但都属于内伤杂病中津血不足的内燥，而不是感受秋季外在的时令清凉燥邪所引起的病症。外感燥邪致病多发生在秋分之后到小雪之前，属于阳明燥金，凉燥之气当令。《内经》中提到，阳明燥金之气所胜，清冷发于中焦脾胃，左侧腋下和胁部疼痛，大便泄泻，在内表现为咽喉阻塞，在外发为疝。深秋天气转凉，一派肃杀之象，各种花叶变得憔悴，虫类也遭殃祸。此时如感受燥邪，就会引起胸中不适，咽喉阻塞，咳嗽等。根据这段《内经》原文所表述的秋令必然有凉气侵犯人体而发病，主要是肝木感受燥邪，表现为肝经病症较多。直到近代喻嘉言才明确提出燥邪治病的特点和治法，真可说是为天下百姓造福。怎么能把各种气机郁滞、痿证、喘证、呕吐、咳嗽不止而吐出白血致死的病症都说成是燥证，实际上这属于阴血不足的内燥，与感受外燥发病无关。清燥救肺汤是由清凉滋阴的药物组成，对于火热犯肺，肺气受热的病症很适用。但如果用于秋季

---

[1] 嗌塞：咽喉阻塞，呼吸吞咽不利的病症。

[2] 㿉：面颊、腮。

诚于外感燥证不相及也。更自制清燥救肺汤，皆以滋阴清凉之品，施于火热刑金，肺气受热者宜之。若治燥病，则以凉投凉，必反增病剧。殊不知燥病属凉，谓之次寒，病于感寒同类。《经》以寒淫所胜，治以甘热，此但燥淫所胜，平以苦温，乃外用苦温辛温解表，与冬月寒令而用麻、桂、姜、附，其法不同，其和中攻里则一，故不立方。盖《内经》六气，但分阴阳主治，以风热火三气属阳同治，但药有辛凉、苦寒、咸寒之异；湿燥寒三气属阴同治，但药有苦热、苦温、甘热之不同。仲景所以立伤寒、温病二论为大纲也。盖《性理大全》谓燥属次寒，奈后贤悉谓属热，大相径庭。如盛夏暑热熏蒸，则人身汗出渍（jí）渍，肌肉潮润而不燥也；冬月寒凝肃杀，而人身干稿燥冽（liè）。故深秋燥令气行，人体肺金应之，肌肤亦燥，乃火令无权，故燥属凉，前人谓热，非矣。

按先生此论，可谓独具只眼，不为流俗所汩（gǔ）没[1]者。其责喻氏补燥论，用甘寒滋阴之品，殊失燥淫所胜，平以苦温之法，亦甚有理。但谓诸气膹郁，诸痿喘呕，咳不止，出

感受凉燥发生的病症，就是用寒凉药物治疗寒证，必然加重病情。喻嘉言不了解燥邪性质属凉，又称次寒，病症的性质与感受寒邪而病大体相同。《内经》中说：寒胜所引起的痉病当用甘热的药物治疗。但燥邪所胜引起的疾病，治疗以苦温药物为主，也就是用苦温、辛温的药物来解表，与在冬季感受寒邪所引起的疾病用麻黄、桂枝、干姜、附子的治法不同。当病邪入里，与使用和中攻里的方法是相同的，所以不再另列处方。对于《内经》中的六气致病，只需分阴阳两类，风、热、火三气属阳为一类，治法相同，用药有辛凉、苦寒、咸寒的不同；温、燥、寒三气属阴，治法相同，用药有苦热、苦温、甘温的不同。因而张仲景把伤寒与温病作为外感病的大纲。在《性理大全》中说燥为次寒，但后世医家多认为燥邪属热，两种说法完全不同。举例说明，比如在盛夏之时，因暑热熏蒸人体汗出不止，肌肤自然湿润不会干燥。到了冬季天气寒冷，皮肤必然干燥枯槁。深秋燥气主令，肺金与之相应，肌肤也会干燥，这是因为火热之气已衰。所以说燥气属凉，前人说燥气属热是不对的。

按 沈目南先生的论述，真可谓独具慧眼，不被世俗的一般认识所淹没。他批评喻嘉言在《秋燥论》中用甘寒滋阴的方药治疗燥病，与《内经》中提出的对燥气引起的病症应"平以苦温"的原则不符，这都是很有道理的。但他讲各种气机郁阻、痿证、喘证、咳嗽不止而吐白血都属于内伤杂病，这

---

[1] 汩没：埋没、淹没。

白血，尽属内伤，则与理欠圆。盖因内伤而致此证者固多，由外感余邪在络，转化转热而致此证者，亦复不少。瑭前于风温咳嗽条下，驳杏苏散，补桑菊饮，方论内极言咳久留邪致损之故，与此证同一理也。谓清燥救肺汤治燥之复气，断非治燥之胜气，喻氏自无从致辨；若谓竟与燥不相及，未免各就一边谈理。盖喻氏之清燥救肺汤，即《伤寒论》中后半截之复脉汤也。伤寒必兼母气之燥，故初用辛温、甘热，继用辛凉、苦寒，终用甘润，因其气化之所至而然也。至谓仲景立伤寒、温病二大纲，如《素问》所云，寒暑六入，暑统风火，寒统燥湿，一切外感，皆包于内，其说尤不尽然，盖尊信仲景太过而失之矣。若然，则仲景之书，当名六气论，或外感论矣，何以独名《伤寒论》哉！盖仲景当日著书，原为伤寒而设，并未遍着外感，其论温、论暑、论湿，偶一及之也。即先生亦补《医征》温热病论，若系全书，何容又补哉！瑭非好辨，恐后学眉目不清，尊信前辈太过，反将一切外感，总混入《伤寒论》中，此近代以来之大弊，祸未消灭，尚敢如此立论哉！

种说法是不够全面的。因为内伤引起上述病症的固然不少，但因外感病邪后病邪留于肺络导致肺转化为热证，而出现以上症状的也不少。我在前面论及风温病咳嗽的治疗中，曾反驳用辛温的杏苏散统治一切咳嗽，补充桑菊饮的治法，在方论内详细论述久咳不愈可引起留邪在内而导致虚损，与本证外感燥邪而转化为燥热的道理是一样的。对于清燥救肺汤，如果说该方只能治燥气的"复气"，而断然不能治燥气的"胜气"，我想喻氏是无法反驳的，但如果认为该方与燥气所致的疾病无关，未免过于片面。因为喻氏的清燥救肺汤实际上是根据《伤寒论》后面的复脉汤组方之意制定的，对伤寒病，是感受寒水而发病，所以兼有母气肺金之燥。治疗上，初起用辛温、甘热之剂，接着用辛凉、苦寒之剂，最后用甘润之剂，这就是根据气化发展的规律所用的治法。至于张仲景把伤寒和温病作为外感病的大纲，就是《素问》中所说的：寒暑六入，暑统风火，寒统燥湿，所有的外感病都可以包括在内，这种看法也不完全正确。这样虽然是尊信仲景，却把仲景抬得过高，反而失去仲景的原意。如果如沈氏所言，那么仲景的书应被称作《六气论》或《外感论》，为什么要叫《伤寒论》呢？因此张仲景当初著书的目的，还是论述伤寒之邪而发为伤寒类的病证，并没有全面论及外感病，在书中所述的温、暑、湿，只是偶尔提及。即使是沈先生本人也是补充《伤寒论》的内容而写了《医征》温热病论，如《伤寒论》是论述外感病的全书，那又有什么可补充的呢？我并非喜欢辩论，只担心后世学者搞不清楚外感病的纲领，片面听信前人说法，把所有外感病都混入《伤寒论》中，用《伤寒论》治疗所有外感病。这是近来最大的弊病，遗留下来的错误尚未消除，还怎么敢再这样立论。

一、秋燥之气，轻则为燥，重则为寒，化气为湿，复气为火。

揭燥气之大纲，兼叙其子母之气、

一、秋燥本气的性质，轻者为燥，重者为寒，如从燥金母气而化就是湿，从燥金的复气而化就是火。

这条揭示燥气性质的纲领，同时表明其子母之胜复之气，而燥气自明。重则为寒者，寒水乃燥金之子也；化气为湿者，土生金，湿土其母气也。《至真要大论》曰：阳明厥阴，不从标本，从乎中也。又曰：从本者，化生于本；从标本者，有标本之化；从中者，以中气为化也。按阳明之上，燥气治之，中见太阴。故本论初未著燥金本气方论，而于疟（nüè）、疝（shàn）等证，附见于寒湿条下。叶氏医案谓伏暑内发，新凉外加，多见于伏暑类中；仲景《金匮》，多见于腹痛、疟、疝门中。

　　二、燥伤本脏，头微痛，恶寒，咳嗽稀痰，鼻塞，嗌塞，脉弦，无汗，杏苏散主之。

　　本脏者，肺胃也。《经》有嗌塞而咳之明文，故上焦之病自此始。燥伤皮毛，故头微痛、恶寒也，微痛者，不似伤寒之痛甚也。阳明之脉，上行头角，故头亦痛也。咳嗽稀痰者，肺恶寒，古人谓燥为小寒也；肺为燥气所搏，不能通调水道，故寒饮停而咳也。鼻塞者，鼻为肺窍。嗌塞者，嗌为肺系也。脉弦者，寒兼饮也。无汗者，凉搏皮毛也。按杏苏散，减小青龙一等。此条当与下焦篇所补之痰饮数条参看。再杏苏散乃时人统治四时伤风咳嗽通用之方，本论前于风温门

气、胜复之气的相互关系，对燥气致病的性质自然就明了了。燥气重者为寒，是因为寒水属燥金之子，深秋燥气从寒而化，其致病与寒气相似。又因湿土是燥金的母气，所以燥金从母气而化就是湿气。《至真要大论》中说"阳明厥阴，不从标本，从乎中也"，又说"从本者，化生于本；从标本者，有标本之化；从中者，以中气为化也"。在阳明之上为燥气统治，而阳明的中见之气是太阴，所以本书在开始的时候，没有为燥金本气致病设立专门的治法和方药，而把燥气致病的内容附在疟疾、疝气等疾病中，列在本书有关寒湿的条文下。在叶天士的医案中，认为这类病症是由内伏的暑气外发而生，多列于伏暑。张仲景的《金匮要略》则列在腹痛、疟疾、疝气等门类中。

　　二、燥邪侵犯肺胃本脏，表现为头微痛，怕冷，咳嗽、吐痰清稀，鼻塞，咽喉有阻塞感，脉象弦，身无汗，应当用杏苏散治疗。

　　上文所说的本脏，是指肺胃而言。《内经》中已有燥气伤人可引起咽喉阻塞、咳嗽等明确记载，所以燥气侵犯上焦，都是从肺金开始。燥邪侵犯人体，初起病邪还在皮毛肌表，表现为头微痛，怕冷。所谓头微痛是与伤寒时头痛明显有区别的。阳明经上行到头角部，因而燥气伤阳明本脏后也会引起头痛。肺为娇脏，怕冷，正如古人所说，燥为小寒，所以燥气伤肺后，肺窍就会闭塞不通，不能通调水道，因而寒饮内停导致咳嗽、吐痰清稀。咽喉阻塞，是因为咽喉为肺气出入的通道，燥气犯肺，必然引起咽喉气道不畅。脉象弦，是寒邪和内生痰饮的外在表现。身无汗，是因为感受寒凉性质的燥气，表现在肌表，造成腠理闭塞，所以无汗。杏苏散的作用和小青龙汤相似，但力量比小青龙汤弱一等。本条所述与下焦病中的痰饮可相互参看，互相补充。杏苏散是时下医生治疗四时咳嗽的通用方，对此我已在风温病中进行批驳。伤于深秋凉燥之气

中已驳之矣；若伤燥凉之咳，治以苦温，佐以甘辛，正为合拍。若受重寒夹饮之咳，则有青龙；若伤春风，与燥已化火无痰之证，则仍从桑菊饮、桑杏汤例。

杏苏散方 苏叶 半夏 茯苓 前胡 苦桔梗 枳壳 甘草 生姜 大枣（去核） 橘皮 杏仁

加减法 无汗，脉弦甚或紧者，加羌活，微透汗。汗后咳不止，去苏叶、羌活，加苏梗。兼泄泻腹满者，加苍术、厚朴。头痛兼眉棱骨痛者，加白芷。热甚加黄芩，泄泻腹满者不用。

方论 此苦温甘辛法也。外感燥凉，故以苏叶、前胡辛温之轻者达表；无汗脉紧，故加羌活辛温之重者，微发其汗。甘、桔从上开，枳、杏、前、苓从下降，则嗌塞鼻塞宣通而咳可止。橘、半、茯苓，逐饮而补肺胃之阳。以白芷易原方之白术者，白术，中焦脾药也，白芷，肺胃本经之药也，且能温肌肉而达皮毛。姜、枣为调和营卫之用。若表凉退而里邪未除，咳不止者，则去走表之苏叶，加降里之苏梗。泄泻腹满，金气太实之里证也，故去黄芩之苦寒，加术、朴之苦辛温也。

而咳嗽，杏苏散以苦温为主，佐以甘辛的治法是合适的。对于感受较重寒邪而兼夹痰饮，可用小青龙汤。如果伤于春季的风邪，或伤于燥气化火而无痰的咳嗽，就用桑菊饮、桑杏汤类的方剂。

杏苏散方（方略）

加减法 如果没有汗出，脉象弦或紧，可加入羌活，服药后微发汗。如果出汗后仍然咳嗽不止，可去掉苏叶、羌活、加入紫苏梗。如果兼有泄泻和腹胀，加入苍术、厚朴。如果头痛、兼眉棱骨痛，可加入白芷。如果热势较重，加入黄芩，但如果又有泄泻、腹满，就不能用。

方论 杏苏散属于苦温甘辛法，因外感凉燥之邪，所以用性味辛温而作用较轻的苏叶、前胡来宣透在表之邪。无汗出，脉象弦或紧，说明燥气偏寒，所以用辛温发汗作用较强的羌活微微发汗，使邪从汗出。方中甘草、桔梗从上开肺气，枳壳、杏仁、前胡、黄芩，从下降肺气，肺气宣通，则鼻子、咽喉自然通畅，咳嗽也自然缓解。橘皮、半夏、茯苓能化痰饮、温补肺胃阳气。头痛兼眉棱骨痛时，用白芷替换白术，因为白术调理中焦脾胃，白芷是肺胃本经药，能温散肌肉和皮毛的寒邪。生姜、大枣调和营卫。如果在表的凉燥之邪已退，在肺的病邪未净，肺气仍不宣通而咳嗽，去方中解表的苏叶，加肃降肺气的苏梗。如果同时出现泄泻和腹部胀满，是属于肺金邪气亢盛的里证，所以去苦寒的黄芩，以免损伤脾胃的阳气，并加入苍术、厚朴等苦辛温的药物。

三、伤燥，如伤寒太阳证，有汗，不咳，不呕，不痛者，桂枝汤小和之。

如伤寒太阳证者，指头痛、身痛、恶风寒而言也。有汗不得再发其汗，亦如伤寒例，但燥较寒为轻，故少与桂枝小和之也。

桂枝汤方（见前）

四、燥金司令，头痛，身寒热，胸胁痛，甚者疝瘕痛者，桂枝柴胡各半汤加吴萸（yú）楝（liàn）子茴香木香汤主之。

此金胜克木也。木病与金病并见，表里齐病，故以柴胡达少阳之气，即所以达肝木之气，合桂枝而外出太阳，加芳香定痛，苦温通降也。湿燥寒同为阴邪，故仍从足经例。

桂枝柴胡各半汤加吴萸楝子茴香木香汤方 桂枝 吴茱萸 黄芩 柴胡 人参 广木香 生姜 白芍 大枣（去核） 川楝子 小茴香 半夏 炙甘草

五、燥淫传入中焦，脉短而涩，无表证，无下证，胸痛，腹胁胀痛，或呕，或泄，苦温甘辛以和之。

燥虽传入中焦，既无表、里证，不得误汗、误下，但以苦温甘辛和之足矣。脉短而涩者，长为木，短为

三、感受秋凉燥气，出现类似伤寒的太阳表证，但身上有汗，不咳嗽，不呕吐，身不痛，用桂枝汤来调和。

这里说类似伤寒的太阳表证，是出现头痛、身痛、恶寒、怕冷的症状，但因为身上有汗，不能再发汗，这和伤寒表证的治法一致。燥邪的寒凉之性比寒邪轻，所以用桂枝汤调和营卫。

桂枝汤方（见前）

四、当秋季燥金之气主令，感受秋凉出现头痛、发热、怕冷、胸胁疼痛，甚至出现少腹部疝瘕作痛，应当用桂枝柴胡各半汤加吴萸楝子茴香木香汤治疗。

这是肺金邪盛克伐肝木的表现。肝木病和肺金病同时出现，表里同病，所以用柴胡宣达少阳之气，通达肝木，桂枝宣透太阳肌表之邪，再加上芳香理气止痛、苦温通降的药物。因为湿邪、燥邪、寒邪都属于阴邪，所以治疗从足经入手。

桂枝柴胡各半汤加吴萸楝子茴香木香汤方（方略）

五、燥邪传入中焦，出现脉短涩，没有表证，也没有阳明里实证，而表现为胸痛、腹部、胁部胀痛，或者呕吐，或者腹泻，用苦温甘辛的药物来调和治疗。

燥邪从肺卫传入中焦，既没有表证，也没有里实证，不能误用汗法和下法，只用苦温甘辛的方法调和治疗，就能病愈。脉长属肝木，脉短属肺金，

金，滑为润，涩为燥也。胸痛者，肝脉络胸也。腹痛者，金气克木，木病克土也。胁痛者，肝木之本位也。呕者，亦金克木病也。泄者，阳明之上，燥气治之，中见太阴也。或者，不定之辞，有痛而兼呕与泄者，有不呕而但泄者，有不泄而但呕者，有不兼呕与泄而但痛者。病情有定，病势无定，故但出法而不立方，学者随证化裁可也。药用苦温甘辛者，《经》谓燥淫所胜，治以苦温，佐以甘辛，以苦下之。盖苦温从火化以克金，甘辛从阳化以胜阴也。以苦下之者，金性坚刚，介然[1]成块，病深坚结，非下不可。下文即言下之证。

六、阳明燥证，里实而坚，未从热化，下之以苦温；已从热化，下之以苦寒。

燥证阳明里实而坚满，《经》统言以苦下之，以苦泄之。今人用下法，多以苦寒。不知此证当别已化未化，用温下寒下两法，随证施治，方为的确。未从热化之脉，必仍短涩，涩即兼紧也；面必青黄。苦温下法，如《金匮》大黄附子细辛汤，新方天台乌药散（见下焦篇寒湿门）加巴豆霜之类。已从热化之脉，必数而坚，面

滑脉属润，涩脉属燥，本病脉短而涩，是秋燥本脉。肝脉循行于胸胁部，肝气不舒，所以胸痛。金气盛克伐肝木，肝木盛克伐脾土，所以腹痛。胁痛是肝木本经病的表现。呕吐，是肺金克肝木，肝木克脾土，脾胃不和的表现。泄泻是因为阳明之上，燥气治之，中见太阴湿土。"或"字说明这一症状可能有，也可能没有。有的患者胸部、胁部、腹部疼痛而兼呕吐和泄泻，有的患者表现为不呕吐但泄泻，也有不泄泻只呕吐，也有不兼呕吐和泄泻，只有胸、胁、腹部疼痛。病情同为燥邪传入中焦，但病症的表现却各不相同，因而在本条只列出治疗的大法，不列具体方剂，学医的人应根据病情不同，灵活变化。之所以选择苦辛甘温的药物，是遵循《内经》提出的"燥淫所胜，治以苦温，佐以甘辛，以苦下之"的原则。因为苦温从火化克燥金之气，甘辛可从阳化胜阴寒之气。"以苦下之"是因为金性坚硬刚强，可结成硬块，病深难解，不用攻下的方法不能祛除。下面的条文就是讨论攻下的方法。

六、燥邪传入阳明，导致里实、大便坚硬难解，但尚未化热，治疗予苦温攻下，如果已经化热，就用苦寒攻下的方法治疗。

对于邪入阳明而形成里实证的治疗，《内经》中笼统地认为是"以苦下之，以苦泄之"的原则。现在医生多使用苦寒攻下的方法，而不知道应区别里实是否化热或未化热，分别用温下和寒下的方法，根据病情的具体情况采用相应的治法，才能取得疗效。如果燥邪未化热，脉象仍然短涩，涩中兼有紧，面色青黄，治疗用苦寒攻下的方法，比如《金匮要略》中的大黄附子细辛汤和后世的天台乌药散加巴豆霜都属于这类。燥邪已化热，脉象多数而坚实，面红，舌苔黄，治疗用苦寒攻下的方法，如《伤寒论》中的大承气汤、小承气汤、调胃承气汤等，小承气汤中没有芒硝，大黄用量少，或用酒

---

[1] 介然：专一，坚定不移。

必赤，舌必黄，再以他证参之。苦寒下法，如三承气之类，而小承气无芒硝，轻用大黄或酒炒，重用枳（zhǐ）、朴（pò），即微兼温矣。

附治验 丙辰年，瑭治一山阴幕友车姓，年五十五岁，须发已白大半。脐（qí）左坚大如盘，隐隐微痛，不大便数十日。先延外科治之，外科以大承气下之三四次，终不通。延[1]余诊视。按之坚冷如石，面色青黄，脉短涩而迟。先尚能食，屡下之后，糜（mí）粥不进，不大便已四十九日。余曰：此癥（zhēng）也，金气之所结也。以肝本抑郁，又感秋金燥气，小邪中里，久而结成，愈久愈坚，非下不可，然寒下非其治也。以天台乌药散二钱，加巴豆霜一分，姜汤和服。设三伏以待之，如不通，第二次加巴豆霜分半；再不通，第三次加巴豆霜二分。服至三次后，始下黑亮球四十九枚，坚莫能破。继以苦温甘辛之法调理，渐次能食。又十五日不大便，余如前法，下至第二次而通，下黑亮球十五枚，虽亦坚结，然破之能碎，但燥极耳。外以香油熬川椒（jiāo），熨（yùn）其坚处，内服苦温芳香透络，月余化尽。于此证，方知燥金之气伤人如此，而温下寒下之

制大黄，重用枳实、厚朴，使整张方由苦寒转为微温。

附治验 丙辰年时，我曾治疗过一位姓车的山阴幕友，年纪虽然只有55岁，但须发大多花白。表现为脐左部有一坚硬大如盘的结块，隐隐感到微痛，十几日没有解大便。先请外科医生诊治，用大承气汤，服三四剂，大便仍然不通。请我诊治，我按腹部坚硬如石，皮肤发冷，面色青黄，脉短涩而迟。患者原来还能进食，反复服用攻下剂后，连粥也喝不下，大便四十九日未解。我说这是癥病，由燥金之气结聚。因为该患者原有肝木气机不畅，再加上感受秋季燥金，病邪本不重，但入里后未能及时祛除，日久形成结聚，时间越久越坚硬。治疗非攻下不可，但苦寒攻下是不对的，我用天台乌药散6克，加入巴豆霜0.3克，姜汤调和后服下。准备了三剂药，如第一次服药后大便不通，第二次增加巴豆霜到0.45克，如大便再不通，第三次服药巴豆霜增加到0.6克。这样，在服到第三次后，开始解下黑色发亮粪球四十九枚，质地坚硬难以破碎。以后继续用苦温甘辛的药物调理，逐渐开始饮食。但又有十五日不解大便，再照以前的治法攻下，用药第二次大便即通，解下黑色发亮粪球十五枚，虽然坚硬结块，但破之能碎，只是干燥。接着，用香油煎煮花椒，外用熨在腹部坚硬处，内服苦温芳香通络的方剂，经过一个多月，结块才完全化尽。通过本例治疗，我才知道燥金之气致病如此严重，也认识到温下、寒下两种治法不能混淆。

---

[1] 延：邀请。

法，断不容紊（wěn）也。

乙丑年，治通廷尉（wèi），久疝不愈。时年六十八岁。先是通廷尉外任时，每发疝，医者必用人参，故留邪在络，久不得愈。至乙丑季夏，受凉复发，坚结肛门，坐卧不得，胀痛不可忍，汗如雨下，七日不大便。余曰：疝本寒邪，凡坚结牢固，皆属金象，况现在势甚危急，非温下不可。亦用天台乌药散一钱，巴豆霜分许，下至三次始通，通后痛渐定。调以倭（wō）硫黄丸，兼用《金匮》蜘蛛散，渐次化净。

以上治验二条，俱系下焦证，以出阳明坚结下法，连类而及。

七、燥气延入下焦，搏于血分而成癥（zhēng）者，无论男妇，化癥回生丹主之。

大邪中表之燥证，感而即发者，诚如目南先生所云，与伤寒同法，学者衡其轻重可耳。前所补数条，除减伤寒法等差二条，胸胁腹痛一条，与伤寒微有不同，余俱兼疝瘕者，以《经》有燥淫所胜，男子癩（túi）疝[1]，女子少腹痛之明文。疝瘕已多见寒湿门中，疟证、泄泻、呕吐已多见于寒湿、湿温门中，此特补小邪中里，深入下焦血

另有一例在乙丑年，治疗通廷尉日久不愈的疝气，当时六十八岁。通廷尉原在外地任职，常发作疝气，医生每次治疗必用人参，造成病邪留在经络，日久不愈。乙丑年夏末秋初，因受凉复发，大便坚硬结在肛门处不得解，坐卧不安，胀痛剧烈，难以忍受，全身大汗淋漓，已有七日未解大便。我说疝气本因寒邪而起，表现为坚硬结聚而牢固，属于燥邪致病，何况现在病势危急，非用温下之法不可。也用天台乌药散3克，加巴豆霜0.3克，用到第三次大便得通，随之疼痛逐渐消失，以后用倭硫黄丸和《金匮要略》蜘蛛散，坚块逐渐化净。

以上两则验案都是下焦病症，因为本条提出对阳明坚结病症使用攻下法，所以在这里连带提及。

七、外感燥邪，如果日久不愈，传入下焦，和血相搏结，形成癥结，不论男女，都应该用化癥回生丹治疗。

秋季感受燥邪立即发病，称为大邪中表的燥证，确如沈目南先生所说，治疗方法和伤寒基本相同。医生临证应根据病情轻重采用相应的治法。前面关于秋燥的条文，除了比伤寒轻一等的2条，胸胁腹痛的1条，和伤寒的治法略有不同，其余治法都兼有疝瘕，因为《内经》中有"燥淫所胜，男子癥疝，女子少腹痛"的记载。关于疝瘕的内容多见于寒湿门，关于疟疾、腹泻、呕吐等病症，在寒湿、湿温门中也有记载，这里只是补充小邪中里，深入下焦血分，引起坚结不散的顽疾。治疗血瘀络阻的病证应缓缓疏通，如果不懂这个道理，只是妄用峻猛的药物，必然导致癥瘕扩散变成蛊胀。这里

---

[1] 癩疝：古病名。睾丸肿大坚硬，重坠胀痛或麻木不知痛痒。

分，坚结不散之痼（gù）疾[1]。若不知络病宜缓通治法，或妄用急攻，必犯瘕散为蛊之戒。此蛊乃血蛊（gǔ）也，在妇人更多，为极重难治之证，学者不可不预防之也。化癥回生丹法，系燥淫于内，治以苦温，佐以甘辛，以苦下之也。方从《金匮》鳖（biē）甲煎丸与回生丹脱化而出。此方以参、桂、椒、姜通补阳气，白芍、熟地守补阴液，益母膏通补阴气，而消水气，鳖甲胶通补肝气，而消癥瘕（jiǎ），余俱芳香入络而化浊。且以食血之虫，飞者走络中气分，走者走络中血分，可谓无微不入，无坚不破。又以醋熬大黄三次，约入病所，不伤他脏，久病坚结不散者，非此不可。或者病其药味太多，不知用药之道，少用独用，则力大而急；多用众用，则功分而缓。古人缓化之方皆然，所谓有制之师不畏多，无制之师少亦乱也。此方合醋与蜜共三十六味，得四九之数，金气生成之数也。

化癥回生丹方 人参六两 安南桂二两 两头尖二两 麝香二两 片子姜黄二两 公丁香三两 川椒炭二两 䗪虫二两 京三棱二两 蒲（pú）黄炭一两 藏红花二两 苏木三两 桃仁三两 苏子霜二两 五灵脂二两 降真香二两 干漆二两 当归尾四两

说的蛊是一种血蛊，多见于妇女，病情危重又难以治愈，医生必需提早预防。化癥回生丹体现了《内经》中"燥淫于内，治以苦温，佐以甘辛，以苦下之"的治疗原则。该方从《金匮要略》的鳖甲煎丸和回生丹化裁而来。方中人参、肉桂、花椒、片姜黄温通补益阳气，白芍、熟地养阴而补充阴液，益母草膏通补阴气、消除水气，鳖甲胶通补肝气消除癥瘕结聚。其余药物如麝香、丁香、降香、阿魏、乳香、没药等也都是芳香走窜之品，能进入血络而化秽浊之气。方中用入血分的动物药，能飞的动物则擅行络中气分；能走的动物则擅行络中血分。这些药没有什么细小的血络不能入，没有什么坚硬的结块不能破。方中用醋熬制大黄三次，可引导药物入病所，不伤及其他脏腑。凡是病久形成坚硬结块不能消散的，非此方不可。有人顾虑这个方剂药味太多太杂，实际上是不懂用药之道。如果药物少而专，作用就会过大过快；如果方中很多药物一起用，作用就会相对缓和。古人所制定的各种软化硬结的方剂都如此，所以说"有制之师不畏多，无制之师少亦乱"。本方包括醋和蜜在内一共三十六味药，恰是四和九相乘所得，四和九是金气生成之数，所以可用于治疗燥金病。

化癥回生丹（方略）

---

[1] 痼疾：经久难治愈的病。

没药二两　白芍四两　杏仁三两　香附米二两　吴茱萸二两　元胡索二两　水蛭（zhì）二两　阿魏二两　小茴香炭三两　川芎二两　乳香二两　良姜二两　艾炭二两　益母膏八两　熟地黄四两　鳖甲胶一斤　大黄八两（共为细末，以高米醋一斤半，熬浓，晒干为末，再加醋熬，如是三次，晒干，末之）

共为细末，以鳖甲、益母、大黄三胶和匀，再加炼蜜为丸，重一钱五分，蜡皮封护。用时温开水和，空心服；瘀（yū）甚之证，黄酒下。

—治癥结不散不痛。

—治癥发痛甚。

—治血痹。

—治妇女干血痨（láo）证之属实者

—治疟母左胁痛而寒热者。

—治妇女经前作痛，古谓之痛经者。

—治妇女将欲行经而寒热者。

—治妇女将欲行经，误食生冷腹痛者。

—治妇女经闭。

—治妇女轻来紫黑，甚至成块者。

—治腰痛之因于跌（diē）扑死血者。

—治产后瘀血，少腹痛，拒按者。

—治跌扑昏晕欲死者。

以上药物一起研成细末，用鳖甲胶、益母膏、大黄膏这三种胶一起和匀，再加蜜做成丸，每丸重4.5克，用蜡固封在外保护。使用时，温开水调和，空腹服下。如果瘀阻结块较重，可用黄酒送服。

本方治疗的病症大概有以下十四种。

1.治癥块结聚不能消散，但不觉疼痛。

2.治癥块发作而疼痛较重。

3.治血痹。

4.治妇女干血痨证中属实证。

5.治虐母左胁疼痛而时发寒热。

6.治妇女经前腹部作痛，前人称为痛经。

7.治妇女月经将来之前身发寒热。

8.治妇女月经将来之前，因误食生冷导致腹痛。

9.治妇女闭经。

10.治妇女月经颜色紫黑，甚至有血块。

11.治因跌扑损伤所致瘀血内结引起的腰痛。

12.治产后因恶露不净，瘀血内结，引起少腹疼痛拒按的相关病症。

13.治跌扑而昏晕欲死。

一治金疮（chuāng）[1]、棒疮之
有瘀滞者。

八、燥气久伏下焦，不与血搏，
老年八脉[2]空虚，不可与化癥回生丹
者，复亨丹主之。

金性沉著[3]，久而不散，自非温
通络脉不可。既不与血搏成坚硬之块，
发时痛胀有形，痛止无形，自不得伤
无过之营血，而用化癥矣。复亨大
义，谓剥极而复，复则能亨也。其方
以温养温燥兼用，盖温燥之方，可暂
不可久，况久病虽曰阳虚，阴亦不能
独足，至老年八脉空虚，更当豫护其
阴。故以石硫黄补下焦真阳，而不伤
阴之品为君，佐以鹿茸、枸杞、人参、
茯苓、苁蓉（cōng róng）补正，而但
以归、茴（huí）、椒、桂、丁香、萆
薢（bì xiè），通冲任与肝肾之邪也。
按《解产难》中，已有通补奇经丸
方，此方可以不录。但彼方专以通补
八脉为主，此则温养温燥合法；且与
上条为对待之方，故并载之。按《难
经》：任之为病，男子为七疝，女子为
瘕聚。七疝者，朱丹溪谓：寒疝、水
疝、筋疝、血疝、气疝、狐疝、癞疝，
为七疝。《袖珍》：谓一厥、二盘、三
寒、四癥、五附、六脉、七气，为七
疝。瘕者血病，即妇人之疝也。后世

14.治刀伤或棒伤带有瘀血内滞。

八、燥邪传入下焦，伏藏日久，但没有和血相
搏结。如果老年人奇经八脉空虚而有结块，就不能
用化癥回生丹，应该用复亨丹治疗。

金的性质沉重，日久难以消散，非要用温通脉
络的方法不可。既然不是与血相搏结形成硬块，只
在发作时见疼痛作胀、有形可见，如果疼痛一止，
就没有形，说明不是有形的营血瘀滞，治疗时，就
不应该损伤营血，妄用化癥之法，只能用复亨丹。
"复亨"来自《周易》，指事物的盛衰消长到极限
时，就可转化成通达顺利。本方温养药和温燥药同
用，因为温燥药不能久用，何况久病之后不仅阳
虚，阴液也不足，特别是老年人奇经八脉空虚，更
应当顾护阴液。用鹿茸、人参、枸杞、茯苓、苁
蓉补益正气，用当归、小茴香、花椒、肉桂、丁
香、草薢疏通冲任二脉，祛除肝肾经的病邪。本书
后面附"解产难"，有一通补奇经的丸方，所以本
可以不再收录此方。但是在"解产难"收录的方剂
中，专门通补奇经八脉，这里所载的方剂则是把温
养和温燥合在一起，还可以和上面的条文相互对比
参照，所以还是记载在本书内。《难经》中说，任
脉的病变，男子为七疝，女子为瘕聚，七疝是朱丹
溪提出的寒疝、水疝、筋疝、血疝、气疝、狐疝、
癞疝，共为七疝。而《袖珍方》中提出：一厥、二
盘、三寒、四癥、五附、六脉、七气，为七疝。瘕
病是一种和血分有关的病，也就是妇女的疝病。后
世将其分为蛇瘕、脂瘕、青瘕、黄瘕、燥瘕、狐
瘕、血瘕、鳖瘕，共八瘕。这是因为任脉主司天癸
的生气，表现为形质可见的积块。因此，如果是有
形的实证就用化癥回生丹，如果属无形的虚证，就
用本条所讲的复亨丹。

---

[1] 金疮：中医指刀箭等金属器械造成的伤口。

[2] 八脉：奇经八脉的简称。

[3] 沉著：着实而不轻浮。

谓：蛇瘕、脂瘕、青瘕、黄瘕、燥瘕、狐瘕、血瘕、鳖瘕，为八瘕。盖任为天癸生气，故多有形之积[1]。大抵有形之实证宜前方，无形之虚证宜此方也。

按燥金遗病，如疟、疝之类，多见下焦篇寒湿、湿温门中。再载在方书，应收入燥门者尚多，以限于边幅，不及备录，已示门径[2]，学者隅反可也。

复亨丹方（苦温甘辛法） 倭硫黄十分（按倭硫黄者，石硫黄也，水土硫黄断不可用） 鹿茸酒炙八分 枸杞子六分 人参四分 云茯苓八分 淡苁蓉八分 安南桂四分 全当归（酒浸）六分 茴香（酒浸与当归同炒黑）六分 川椒炭三分 萆薢六分 炙龟板四分

益母膏和为丸，小梧桐子大。每服二钱，日再服；冬日渐加至三钱，开水下。

按前人燥不为病之说，非将寒、燥混入一门，即混入湿门矣。盖以燥为寒之始，与寒相似，故混入寒门。又以阳明之上，燥气治之，中见太阴；而阳明从中，以中气为化，故又易混入湿门也。但学医之士，必须眉目清

按 燥邪所遗留的病，如疟疾、疝气，大多见于下焦寒湿、湿温门。本书中治疗凉燥的方剂，收载于燥门中的很多，因篇幅所限，不能一一备录。上面已介绍治疗燥的方法，学者可据此举一反三。

复亨丹方（苦温甘辛法）（方略）

以上药物按所列比例配制，研成细末，用适量益母草膏调和成丸，像梧桐子大小。每次服用6克，每日服两次；冬季可增加到每次服用9克。开水送下。

按 前人曾有燥不为病的说法，所以不是把寒和燥的治疗相混淆，就是把燥混入湿中讨论。因为燥的性质和寒相似，就把燥混入寒证中。因为"阳明之上，燥气治之，中见太阴"，阳明又是从中见太阴湿化，所以容易把燥混入湿中讨论。然而，医生必须对各种病邪的性质了如指掌，恢复《内经》对六气致病本来的意思，然后才能胸有定见，才不会超越理法方药的规矩。

---

[1] 积：积块。

[2] 门径：入门的路径。

楚，复《内经》之旧，而后中有定见，方不越乎规矩也。

霹雳（pī lì）散方

主治中燥吐泻腹痛，甚则四肢厥逆，转筋，腿痛，肢麻，起卧不安，烦躁不宁，甚则六脉全无，阴毒发斑，疝瘕等证，并一切凝寒固冷积聚。寒轻者，不可多服；寒重者，不可少服，以愈为度。非实在纯受湿、燥、寒三气阴邪者，不可服。

桂枝六两　公丁香四两　草果二两　川椒（炒）五两　小茴香（炒）四两　薤（xiè）白四两　良姜三两　吴茱萸四两　五灵脂二两　降香五两　乌药三两　干姜三两　石菖蒲二两　防己三两　槟榔二两　荜（bì）澄茄五两　附子三两　细辛二两　青木香四两　薏仁五两　雄黄五钱

上药共为细末，开水和服。大人每服三钱，病重者五钱；小人减半。再病重者，连服数次，以痛止厥回，或泻止筋不转为度。

方论　按《内经》有五疫之称，五行偏胜之极，皆可致疫。虽疠气之至，多见火证；而燥金寒湿之疫，亦复时有。盖风火暑三者为阳邪，与秽浊异气相参，则为温疠；湿燥寒三者为阴邪，与秽浊异气相参，则为寒疠。现在见证，多有肢麻转筋，手足厥逆，

霹雳散方

本方主治燥邪侵犯中焦引起呕吐、腹泻、腹痛，甚至四肢厥冷、小腿抽筋、腿疼、四肢发麻、坐卧不安、烦躁不宁，病情严重者，脉象完全摸不到，或出现阴毒发斑、疝瘕等病症，或出现各种凝寒痼冷和积聚。寒邪较轻的患者不可多服本方，寒邪较重的患者不可少服，以寒邪完全祛除、病情治愈为度。如果不是感受湿、燥、寒三邪，不能用本方。（方略）

以上药物一起研成细末，用开水调和后服下。成人每次服用9克，病重者每次服用15克；小儿减半。病情较重，可以连服几次，以疼痛止、四肢不冷、腹泻止、小腿不抽筋为度。

方论　在《内经》中，有五疫的名称，凡是五行之气偏盛到极点，都会引起疫病。虽然疫疠大多表现为火热性质，但由燥、寒、湿引起的疫病，也时有发生。因为六气中风、火、暑属于阳邪，与秽浊疫气混杂致病，引起温热性质的疫疠；湿、寒、燥属于阴邪，与秽浊疫气混杂致病，引起寒性的疫疠。现在出现的病症多是小腿抽筋、四肢发麻、四肢厥冷、呕吐、腹泻、胁肋疼痛，反而身怕热，口大渴，喜欢喝冷饮。《内经》中记载雾气可伤人体

吐泻腹痛，胁肋疼痛，甚至反恶热而大渴思凉者。《经》谓雾伤于上，湿伤于下。此证乃燥金寒湿之气（《经》谓阳明之上，中见太阴；又谓阳明从中治也），直犯筋经，由大络、别络，内伤三阴脏真，所以转筋，入腹即死也。既吐且泻者，阴阳逆乱也。诸痛者，燥金湿土之气所搏也。其渴思凉饮者，少阴篇谓自利而渴者，属少阴虚，故饮水求救也。其头面赤者，阴邪上逼，阳不能降，所谓戴阳也。其周身恶热喜凉者，阴邪盘踞（jù）于内，阳气无附欲散也。阴病反见阳证，所谓水极似火，其受阴邪尤重也。诸阳证毕现，然必当脐痛甚拒按者，方为阳中见纯阴，乃为真阴之证，此处断不可误。故立方荟萃（huì cuì）温三阴经刚燥苦热之品，急温脏真，保住阳气。又重用芳香，急驱秽浊。一面由脏真而别络大络，外出筋经经络以达皮毛；一面由脏络腑络以通六腑，外达九窍。俾秽浊阴邪，一齐立解。大抵皆扶阳抑阴，所谓离照当空，群阴退避也。再此证自唐宋以后，医者皆不识系燥气所干，凡见前证，俗名曰痧（shā）。近时竟有著痧证书者，捉风捕影，杂乱无章，害人不浅。即以痧论，未有不干天地之气而漫然成痧者。究竟所感何气，不能确切指出，

的上部、湿气伤人体下部，这是燥、寒、湿直接侵犯经络，通过大络、别络向内伤及足太阴、足少阴、足厥阴三阴脏真气，所以出现小腿抽筋，进一步发展入腹，便会死亡。呕吐并且腹泻，是因为脏腑阴阳之气逆乱。发生各种疼痛是因为燥金和湿土相搏结。口渴喜冷饮，是《伤寒论》少阴病篇中的自利而渴，属少阴气衰竭，不能化气，所以饮水自救。面红是阴寒之邪上逼，阳气不能下降，上浮于面部，而出现"戴阳"。身热喜凉，是阴邪盘踞体内，阳气失去依附将要离散，浮出体外。这些都是真寒假热之象，阴病反见阳证，所谓"水极似火"，表明阴邪较重，不能误认为是热证。各类似阳热证的表现，鉴别在于：脐部疼痛较重，拒按，这是阳证中纯阴之象，没有真寒外现假热，绝不能诊断错。本方用药汇集温养足太阳、足少阴、足厥阴三阴刚燥苦热之品，以期马上温养脏真之气，保住内在阳气。又用芳香药物，祛除秽浊之气。一方面使体内阴邪从内在脏真通过别络、大络向外转出筋经、经络达皮毛，另一方面由脏络、腑络透达六腑，外达九窍。使秽浊之邪一起向外透达，尽快解除病情。本方以扶阳抑阴的药物为主，就好像太阳当空照，阴寒之气就会自然消退。

本条所述病症，自唐宋以来，一般医生都不知道是燥邪所致，见到前面所述病症，世人多以为是"痧"。甚至有人著痧证书，但内容无非是捕风捉影、杂乱无章，害人不浅。即使以痧证论，也没有不因感受天地之气，而随便产生痧证。究竟是感受什么邪气，也不能明确说出，病因都说不清，理法方药自然毫无目标。究其原因，是因为前人由"燥不为病"，又有"燥气化火"的说法。我也曾受此观点影响，在开始写书的时候，对这个问题再三考虑，后附"杂说"篇作了分析，在正文只有化气之火证，没有胜气之寒证。"燥不为病"的错误，来自《阴阳应象大论》脱漏了"秋伤于燥"一条，把"长夏伤于湿"错当作"秋伤于湿"，所以后人认为燥气不会致病。在《内经》的《天元纪》《气交变》《五运行》《五常政》《六微旨》等篇中，都把六气致病并列，燥气致病与其他各气相同，怎么会

故立方毫无准的。其误皆在前人谓燥
不为病，又有燥气化火之说。瑭亦为
其所误，故初刻书时，再三疑虑，辨
难见于杂说篇中，而正文只有化气之
火证，无胜气之寒证。其燥不为病之
误，误在《阴阳应象大论》篇中，脱
秋伤于燥一条；长夏伤于湿，又错秋
伤于湿，以为竟无燥证矣。不知《天
元纪》《气交变》《五运行》《五常政》
《六微旨》诸篇，平列六气，燥气之
为病，与诸气同，何尝燥不为病哉！
《经》云：风为百病之长。按风属木，
主仁。《大易》曰：元者善之长也，得
生生之机，开化生之源，尚且为病多
端，况金为杀厉之气。欧阳氏曰：商
者伤也，主义主收，主刑主杀。其伤
人也，最速而暴，竟有不终日而死者。
瑭目击神伤[1]，故再三致意云。

出现"燥不为病"？《内经》中说，风为百病之长，
风在五行属木，主仁。《太易》中说，元者善之长
也，得生生之机，开化生之源，即使这样风尚且能
引起多种多样的疾病，何况燥在五行中属金，为杀
厉之气。欧阳氏曰：商者伤也，主义主收，主刑主
杀。燥邪对人体的伤寒最迅速暴烈，严重者发病一
日后死亡。我看到这种情况十分感伤，再三提出要
对燥邪致病特别留意。

---

[1] 神伤：心中衰叹，感伤。

卷二　中焦篇

风温　温热　温疫　温毒　冬温

一、面目俱赤，语声重浊，呼吸俱粗，大便闭，小便涩，舌苔老黄，甚则黑有芒刺，但恶热，不恶寒，日晡（bū）益甚者，传至中焦，阳明温病也。脉浮洪躁甚者，白虎汤主之；脉沉数有力，甚则脉体反小而实者，大承气汤主之。暑温、湿温、温疟、不在此例。

阳明之脉荣于面，《伤寒论》谓阳明病，面缘缘正赤[1]，火盛必克金，故目白睛亦赤也。语声重浊，金受火刑而音不清也。呼吸俱粗，谓鼻息[2]来去俱粗，其粗也平等，方是实证；若来粗去不粗，去粗来不粗，或竟不粗，则非阳明实证，当细辨之，粗则喘之渐也。大便闭，阳明实也。小便涩，火腑不通，而阴气不化也。口燥渴，火烁津也。舌苔老黄，肺受胃浊，气不化津也（按《灵枢》论诸脏温病，

一、风温、温热、瘟疫、温毒、冬温等温病，出现面目红赤，说话声音重浊，呼吸气粗，大便闭结不通，小便短赤不畅，舌苔颜色老黄，甚至焦黑粗糙起刺，患者只觉得怕热却不怕冷，到下午热势高涨，这些症状表明病邪已传入中焦，称为"阳明温病"。如果脉象浮洪躁急，应当用白虎汤治疗；如果脉象沉数有力，更严重的则脉体细小而实，应当用大承气汤治疗。暑温、湿温、温疟等疾病不属于本条论述的范畴。

足阳明胃经循行于面部，因此《伤寒论》说：阳明病证会出现满面通红，根据五行生克关系，火邪亢盛可以克金，所以眼白发红，说话声音重着不清是肺金受火邪熏蒸。呼吸气粗，且呼气和吸气都粗大，且程度相同，才能说是实证。如果呼气粗大、吸气不粗，或者吸气粗大、呼气不粗，或者呼吸都不粗大，不能说是阳明实证，临床中应仔细辨别，气息粗大和喘不同，但气粗可以发展为喘。大便闭结，是阳明邪热燥实，小便短赤，是小肠邪热壅阻，阴津不能输布转化。口中干燥而渴，是火热消烁津液。舌苔老黄，是邪热蒸腾胃中浊气上迫于肺，肺气不能正常输布津液（按《灵枢》在论述各脏温病时，只有病邪在肺的温病有关于舌苔的论述，其余各脏都没有。由此可见，舌苔的形成与胃

---

[1] 面缘缘正赤：病状名，即满面红赤。

[2] 鼻息：鼻腔出入的气息。

独肺温病有舌苔之明文，余则无有。可见舌苔乃胃中浊气，熏（xūn）蒸肺脏，肺气不化而然），甚则黑者，黑，水色也，火极而似水也。又水胜火，大凡五行之极盛，必兼胜己之形。芒刺，苔久不化，热极而起坚硬之刺也；倘刺软者，非实证也。不恶寒，但恶热者，传至中焦，已无肺证，阳明者，两阳合明也，温邪之热，与阳明之热相搏，故但恶热也。或用白虎，或用承气者，证同而脉异也。浮洪躁甚，邪气近表，脉浮者不可下。凡逐邪者，随其所在，就近而逐之。脉浮则出表为顺，故以白虎之金飙（biāo）以退烦热。若沉小有力，病纯在里，则非下夺不可矣，故主以大承气。按吴又可《温疫论》中云：舌苔边白但见中微黄者，即加大黄，甚不可从。虽云伤寒重在误下，温病重在误汗，即误下不似伤寒之逆之甚，究竟承气非可轻尝之品，故云舌苔老黄，甚则黑有芒刺，脉体沉实，的（dí）[1] 系燥结痞满，方可用之。

或问：子言温病以手经主治，力辟用足经药之非，今亦云阳明证者何？阳明特非足经乎？曰：阳明如市，胃为十二经之海，土者万物之所归也，

中浊气熏蒸肺脏，肺脏不能布化津液有关。）病情严重可出现黑苔，黑色在五行属水，火热至极反而出现水色黑苔，而水又能胜火，在五行中的某一行亢盛到极点，就会出现能够胜该行的症状特点。如果苔长久不能消退，邪热极盛就会在舌面形成坚硬的芒刺，倘若芒刺柔软，说明不是实证。患者不怕冷，只怕热，说明邪热已传入中焦阳明，已没有肺经卫表的病证。阳明温病，就是手阳明大肠经和足阳明胃经同病，温热之邪和阳明之热相搏结，热势更加炽烈，所以只怕热，不怕冷。对于阳明证的治疗，有的可用白虎汤，有的可用承气汤，证候虽然相同，都是阳明温病，但脉象不同。脉象浮洪急躁，证候为胃热，特别是脉浮说明病位近于表，不可误用下法。大凡祛除病邪，应根据病邪所在不同部位和祛邪外出的最近途径，就近祛邪。脉象浮，说明病邪近于表，若能使病邪从表而出，顺乎自然，所以用白虎汤辛寒达表以消退烦热。如果脉象沉小有力，说明病邪完全在里，非用攻下法不可，所以用大承气汤治疗。吴又可在《瘟疫论》中说，如果见到舌苔四周白仅中间微黄，就用大黄攻下，这种方法切不可盲从。虽然有人说伤寒的治疗应注意防止误用下法，温病的治疗应避免误用汗法，即使温病误用攻下后果也不如伤寒误用攻下后果严重。但是承气汤类攻下方剂毕竟不可轻易使用，所以说只有当舌苔呈老黄色，甚至黑起芒刺，脉象沉实，确实属于燥结痞满具备的阳明腑实证，才可用承气汤攻下。

有人问：你认为温病治疗，应当以手经为主，竭力批驳用足经的药，现在讨论阳明经证又该用何经药物治疗呢？难道阳明经证就不是足阳明胃经的病吗？我回答：阳明胃属土，是人体十二经汇集的地方，被称为十二经脉之海，就像自然界万物都归

---

［1］的：真实，确实。

诸病未有不过此者。前人云伤寒传足
不传手，误也，一人不能分为两截，
总之，伤寒由毛窍而溪，溪，肉之分
理之小者；由溪而谷，谷，肉之分理
之大者；由谷而孙络，孙络，络之至
细者；由孙络而大络，由大络而经，
此经即太阳经也。始太阳，终厥阴，
伤寒以足经为主，未始不关手经也。
温病由口鼻而入，鼻气通于肺，口气
通于胃。肺病逆传则为心包，上焦病
不治，则传中焦，胃与脾也；中焦病
不治，即传下焦，肝与肾也。始上焦，
终下焦。温病以手经为主，未始不关
足经也。但初受之时，断不可以辛温
发其阳耳。盖伤寒伤人身之阳，故喜
辛温、甘温、苦热，以救其阳；温病
伤人身之阴，故喜辛凉、甘寒、甘咸，
以救其阴。彼此对勘，自可了然于心
目中矣。

白虎汤（方见上焦篇）

大承气汤方　大黄六钱　芒硝三钱
厚朴三钱　枳实三钱

水八杯，先煮枳、朴，后纳大黄、
芒硝，煮取三杯。先服一杯，约二时
许，得利止后服，不知，再服一杯，
再不知，再服。

方论　此苦辛通降咸以入阴法。
承气者，承胃气也。盖胃之为腑，体
阳而用阴，若在无病时，本系自然下

聚在土地上一样，各种疾病没有不影响到胃的。前
人曾说：伤寒只传足经不传手经，这种说法是不对
的。人是一个整体，不能截然划分为手经和足经两
部分。一般来说，伤寒感受的寒邪，由肌表毛窍进
入皮肤腠理缝隙细小的地方，称为溪，然后从溪进
入皮下腠理缝隙较大的地方，称为谷，再从谷进入
络中最细的孙络，由孙络进入较粗的大络，由大络
进入经脉，这条经就是太阳经。起病从太阳经开
始，终止于厥阴经。伤寒的传变以足经为主，并
不是说与手经无关。温病所感受的温邪由口鼻侵
入，鼻气与肺相通，口气与胃相通，肺经病变逆传
就会引起心包病变。上焦病变没有得到控制，就会
传入中焦，导致胃与脾的病变，中焦病变没有得到
控制，可以传到下焦，发生肝与肾的病变。因而温
病的传变是从上焦开始的，终结于下焦。温病的传
变虽然以手经为主，但并不是与足经无关。应当注
意，在感受温邪的早期，决不能用辛温之品发散阳
气。伤寒是寒邪损伤人体阳气，所以治疗宜用辛
温、甘温、苦热的方药救其阳气；温病是温邪耗伤
人体阴液，治疗宜用辛凉、甘寒、甘咸的方药救护
阴液，只要把伤寒和温病的病证性质、临床特点加
以比较，自然就会明白。

白虎汤（方见上焦篇）

大承气汤方（方略）

以上药物用八杯水，先煎枳实、厚朴，再加入
大黄，芒硝，煮取三杯。先服一杯，大约四小时后
如果大便通畅，不必再服，如果仍未解大便，就再
服一杯，如果服后仍未解大便，就再服一杯。

方论　本方运用苦辛通降、咸以入阴的治法。
所谓承气，是指承胃气。胃为腑，体阳而用阴，在
没有发生病变时，胃气自然下降。现在由于邪气壅
滞中焦，阻碍胃气通降，仅靠自身的力量使胃气下

降，今为邪气蟠踞（pán jù）[1]于中，阻其下降之气，胃虽自欲下降而不能，非药力助之不可，故承气汤通胃结，救胃阴，仍系承胃腑本来下降之气，非有一毫私智[2]穿凿（záo）于其间也，故汤名承气。学者若真能透彻此义，则施用承气，自无弊窦（bì dòu）。大黄荡涤（dí）热结，芒硝入阴软坚，枳实开幽门之不通，厚朴泻中宫之实满（厚朴分量不似《伤寒论》中重用者，治温与治寒不同，畏其燥也）。曰大承气者，合四药而观之，可谓无坚不破，无微不入，故曰大也。非真正实热蔽痼（gù）[3]，气血俱结者，不可用也。若去入阴之芒硝，则云小矣；去枳、朴之攻气结，加甘草以和中，则云调胃矣。

降已不可能，所以需要借助药物力量，用承气汤来疏通肠腑热结，救护胃阴。该方的作用是承胃腑本身下降之气，所以称为承气汤。我这样解释并非自作聪明，牵强附会，学医的人若能深刻理解其中的道理，在使用承气汤时，就不会因用法不当而产生不良后果。方中大黄能攻逐胃肠结热，芒硝能入阴分而软坚，枳实能开通幽门闭塞，厚朴能除脘腹痞实胀满（这里厚朴用量没有《伤寒论》中大，因为治疗温病与治疗伤寒不同，恐怕厚朴温燥伤阴）。本方名为大承气汤，是因为四味药物配伍应用，无坚不破，无微不入，所以称为"大"。若不是真正的实热内伏郁结，气血阻滞不通，不可用大承气汤。大承气汤去掉入阴分的芒硝，名为小承气汤；去掉疏通气机郁结的枳实、厚朴，加入调和中气的甘草，就叫作调胃承气汤。

二、阳明温病，脉浮而促者，减味竹叶石膏汤主之。

脉促，谓数而时止，如趋者过急，忽一蹶（jué）[4]然，其势甚急，故以辛凉透表重剂，逐邪外出则愈。

减味竹叶石膏汤方（辛凉合甘寒法）竹叶五钱　石膏八钱　麦冬六钱

二、阳明温病，如果出现脉象浮而急促的情况，应该用减味竹叶石膏汤治疗。

脉促，是指脉象数，时有一止，就好像快步行走的人因走得过快，忽然跌倒一样，病势很急，因此用辛凉清热透邪的重剂，将病邪驱逐于外就能痊愈。

减味竹叶石膏汤方（辛凉合甘寒法）（方略）

---

[1] 蟠踞：盘踞，占据。

[2] 私智：个人的智慧。常与公法相对，指偏私的识见。

[3] 蔽痼：此指实热长久内伏，经久不愈的疾病。

[4] 蹶：跌倒，跌跤。

甘草三钱

水八杯，煮取三杯，一时服一杯，约三时令尽。

以上药物加水八杯，煮取三杯，两小时服一杯，大约六小时服完。

三、阳明温病，诸证悉有而微，脉不浮者，小承气汤微和之。

以阳明温病发端者，指首条所列阳明证而言也，后凡言阳明温病者仿此。诸证悉有，以非下不可，微则未至十分亢害，但以小承气通和胃气则愈，无庸芒硝之软坚也。

三、阳明温病，各种表现全都具备但症状较轻，脉象不浮，治疗可用小承气汤轻轻调和胃气。

凡是以阳明温病作为句首的，都符合第一条所列出的阳明病证，以下凡是称为阳明温病的都不例外。本条具备阳明温病的所有症状，治疗必须用攻下的方法，但症状轻微尚未达到亢盛的程度，脉象不浮，说明邪气没有外透之势，所以只需用小承气汤通利肠腑，调和胃气，胃气通降，疾病自然就痊愈，不必用芒硝来软坚润燥。

四、阳明温病，汗多谵语，舌苔老黄而干者，宜小承气汤。

汗多，津液散而大便结，苔见干黄，谵语因结粪而然，故宜承气。

四、阳明温病，如果出汗多，说胡话，舌苔老黄且干燥，用小承气汤治疗。

出汗多，津液耗散而大便干结，舌苔老黄干燥。说胡话，是因热结肠腑，大便干燥，热邪上扰心神所致，所以治疗应选用小承气汤。

五、阳明温病，无汗，小便不利，谵语者，先与牛黄丸；不大便，再与调胃承气汤。

无汗而小便不利，则大便未定成硬，谵语之不因燥屎可知。不因燥屎而谵语者，犹系心包络证也，故先与牛黄丸，以开内窍。服牛黄丸，内窍开，大便当下，盖牛黄丸亦有下大便之功能。其仍然不下者，无汗则外不通，大小便俱闭则内不通，邪之深结于阴可知。故取芒硝之咸寒，大黄、甘草之甘苦寒，不取枳、朴之辛燥也。

五、阳明温病，不出汗，小便不畅，说胡话，先服安宫牛黄丸；服药后仍不大便，再服调胃承气汤。

不出汗且小便不畅，伤津不重，大便不一定成燥屎干结，可知说胡话不是因为燥屎所致，应考虑是热入心包的心包络证，所以先服安宫牛黄丸清新开窍。服牛黄丸后清窍开，大便通畅，因为牛黄丸性质寒凉，有通便的功能。如果服药后仍然大便不通，说胡话，就不是热入心包证。无汗是卫气不通，大小便都闭塞不畅是腑气不通，可知是病邪痼结在里。因此要用咸寒的芒硝，甘苦寒的大黄、甘草来治疗，不能使用辛燥的枳实、厚朴等药。伤寒的说胡话是由于肠中燥屎所致，没有其他症状，一方面是寒邪多不兼秽浊之气，另一方面是由太阳经传到阳明经。温病的说胡话，有的是因为肠中的燥伤寒之谵语，舍燥屎无他证，一则寒邪不兼秽浊，二则由太阳而阳明；温病谵语，有因燥屎，有因邪陷心包，一则温多兼秽，二则自上焦心肺而来。学者常须察识[1]，不可歧（qí）路亡羊[2]也。

屎，有的是因为邪热内陷心包，一方面温邪多兼秽浊之气，另一方面温邪多犯上焦心肺。学医的人临证时必须注意辨析识别，不可因辨察不清而导致治疗失误。

六、阳明温病，面目俱赤，肢厥，甚则通体皆厥，不瘛疭，但神昏，不大便七八日以外，小便赤，脉沉伏，或并脉亦厥[3]，胸腹满坚，甚则拒按，喜凉饮者，大承气汤主之。

此一条须细辨其的是火极似水、热极而厥之证，方可用之。全在目赤、小便赤、腹满坚、喜凉饮定之。

大承气汤（方法并见前）

六、阳明温病，面部和眼睛都发红，四肢冰凉，甚至全身冰冷，四肢不抽搐，但神志不清，不大便七八日以上，小便红赤，或脉象沉伏，或重按而不易触及的脉厥，胸腹部胀满坚硬，甚至拒按，喜饮凉水，应当用大承气汤治疗。

本条须仔细辨别的确属火极似水，邪热极盛而致厥证，才可用大承气汤。辨别要点在于眼睛发红，小便红赤，腹部胀满坚硬，喜凉饮等症状，确定其为实热性质。

大承气汤（方法并见前）

七、阳明温病，纯利稀水无粪者，谓之热结旁流，调胃承气汤主之。

热结旁流，非气之不通，不用枳、朴。独取芒硝入阴以解热结，反以甘草缓芒硝急趋之性，使之留中解结，不然，结不下而水独行，徒使药性伤人也。吴又可用大承气汤者非是。

七、阳明温病，如果大便泻出全是稀水而无成形粪便，称为热结旁流，应当用调胃承气汤治疗。

热结旁流，不是腑气不通，因而不用枳实、厚朴，只用芒硝配大黄以祛除肠道热结，并佐以甘草来缓和芒硝趋下之急，使芒硝能留在肠道中软化燥结。不这样的话，会造成燥结不下而仅使水液下行，药不能治病反而徒伤人体正气。吴又可治疗此证用大承气汤，不够妥当。

八、阳明温病，实热壅塞为哕者，

八、阳明温病，由于实热壅滞于胃而发生呃逆，

---

[1] 察识：明察识别。

[2] 歧路亡羊：比喻事物复杂多变，没有正确的方向就会误入歧途。

[3] 脉亦厥：指脉沉伏至极，重按不显。

下之。连声哕者，中焦；声断续，时微时甚者，属下焦。

《金匮》谓哕而腹满，视其前后，知何部不利，利之即愈。阳明实热之哕，下之，里气得通则止，但其兼证之轻重，难以预料，故但云下之而不定方，以俟临证者自为采取耳。再按：中焦实证之哕，哕必连声紧促者，胃气大实，逼迫肺气不得下降，两相攻击而然。若或断或续，乃下焦冲虚之哕，其哕之来路也远，故其声断续也，治属下焦。

九、阳明温病，下利谵语，阳明脉实，或滑疾者，小承气汤主之；脉不实者，牛黄丸主之，紫雪丹亦主之。

下利谵语，柯氏谓：肠虚胃实，故取大黄之濡胃，无庸芒硝之润肠。本论有脉实、脉滑疾、脉不实之辨，恐心包络之谵语而误以承气下之也，仍主芳香开窍法。

小承气汤方（苦辛通法重剂） 大黄五钱　厚朴二钱　枳实一钱

水八杯，煮取三杯，先服一杯，得宿粪，止后服，不知再服。

调胃承气汤方（热淫于内，治以咸寒，佐以甘苦法） 大黄三钱　芒硝五钱　生甘草二钱

牛黄丸（方论并见上焦篇）

紫雪丹（方论并见上焦篇）

应使用攻下法治疗。如果连声呃逆，病位在中焦；如果呃逆声断断续续，时轻时重，病位在下焦。

《金匮要略》说，呃逆伴有腹满，应观察大小便情况，以了解大便或小便何处不通利，投用通利之药即可治愈。阳明温病由于实热壅塞中焦而致呃逆，用攻下法可使壅滞之里气得以疏通，呃逆便可停止。但由于本病的伴随症状轻重不一，不容易预知，所以文中只说用攻下治疗而不规定具体方剂，以便让医生在临证时根据病情灵活选方。还要指出的是，中焦实证引起的呃逆，其呃逆必然连续而作，声音紧促，这是胃气壅实，迫使肺气不能下降，二者相互冲击所造成的。如果呃逆声音断断续续，是下焦冲脉亏虚导致的哕，这种呃逆来路较远，所以哕声时断时续，治疗按下焦病处理。

九、阳明温病出现泄泻，说胡话等症状，右关部阳明脉象实或滑疾，应该用小承气汤治疗；如果脉象不实，应当用牛黄丸治疗，也可以用紫雪丹治疗。

出现泄泻和说胡话，柯韵伯说是肠虚胃实，所以采用大黄疏通胃气，而不需用芒硝软坚润燥。本条文强调要分辨脉实、脉滑疾、脉不实，恐怕把热入心包络而致的说胡话误认为是承气汤的下证而投用下法，如果是热入心包所致的谵语，治疗仍要以芳香开窍为主。

小承气汤方（苦辛通法重剂）（方略）

以上药物用八杯水，煮成三杯，先服一杯，如果肠中宿粪得以排出，则不必再服。如果服后仍不解大便，可再服。

调胃承气汤方（热淫于内，治以咸寒，佐以甘苦法）（方略）

牛黄丸（方论参见上焦篇）

紫雪丹（方论参见上焦篇）

十、温病三焦俱急^[1]，大热大渴，舌燥，脉不浮而躁甚，舌色金黄，痰涎壅甚，不可单行承气者，承气合小陷胸汤主之。

三焦俱急，谓上焦未清，已入中焦阳明，大热大渴，脉躁苔焦，阳土燥烈，煎熬肾水，不下则阴液立见消亡，下则引上焦余邪陷入，恐成结胸之证，故以小陷胸合承气汤，涤三焦之邪，一齐俱出。此因病急，故方亦急也，然非审定是证，不可用是方也。

承气合小陷胸汤方（苦辛寒法）

生大黄五钱　厚朴二钱　枳实二钱　半夏三钱　瓜蒌（lóu）三钱　黄连二钱

水八杯，煮取三杯，先服一杯，不下，再服一杯，得快利，止后服，不便再服。

十一、阳明温病，无上焦证，数日不大便，当下之。若其人阴素虚，不可行承气者，增液汤主之。服增液汤已，周十二时观之，若大便不下者，合调胃承气汤微和之。

此方所以代吴又可承气养荣汤法也。妙在寓（yù）泻于补，以补药之体，作泻药之用，既可攻实，又可防虚。余治体虚之温病，与前医误伤津

十、温病三焦里热都急，出现大热大渴，舌苔干燥，脉象不浮而躁动，舌苔颜色焦黄，痰涎壅塞等症状，不可单独使用承气汤治疗，应该用承气汤合小陷胸汤治疗。

这里说"三焦俱急"，是指上焦的邪热未清，已传入中焦阳明，出现高热、口大渴、脉躁动，苔焦黄等症状。胃热炽盛，燥伤津液，甚至耗伤肾水，若不用下法会使体内阴液很快消亡，但用下法又会使上焦未清的余邪内陷形成结胸证，所以用小陷胸汤配合承气汤来涤荡三焦病邪，清热化痰、攻下腑实，两者一起使用，使三焦之邪一齐外出。由于病情急，本方作用较峻猛，如果没有审察确定是本证，就不能使用本方。

承气合小陷胸汤方（苦辛寒法）（方略）

上药加水八杯，煮取三杯，先服一杯，如果服后大便不解，再服一杯，如果服后大便通畅，可不必再服，若仍不大便，则再服。

十一、阳明温病，没有上焦症状，几天不大便，应当用下法治疗，如果患者素体阴液亏虚，不可以用承气汤，应该用增液汤。服增液汤后，观察二十四小时，假如仍然不大便，可配合调胃承气汤轻下以调和胃气。

本方用来代替吴又可的承气养荣汤，其特点在于寓泻于补法之中，用具有滋补功能的药物，来达到祛除病邪的作用，既可以攻逐实邪，又可以防止阴液亏虚。我治疗素体阴虚的温病患者时，对于以前的医生用药不当造成耗伤津液，不大便、虚实相

---

[1] 三焦俱急：指上焦痰涎壅肺，中焦阳明热盛，并且里热将延及下焦，损伤真阴。

液、不大便、半虚半实之证，专以此
法救之，无不应手而效。

增液汤方（咸寒苦甘法）　玄参一
两　麦冬（连心）八钱　细生地八钱

水八杯，煮取三杯，口干则与饮，
令尽，不便，再作服。

方论　温病之不大便，不出热结
液干二者之外。其偏于阳邪炽甚，热
结之实证，则从承气法矣；其偏于阴
亏液涸（hé）之半虚半实证，则不可
混施承气，故以此法代之。独取玄参
为君者，玄参味苦咸微寒，壮水制火，
通二便，启肾水上潮于天，其能治液
干，固不待言，《本经》称其主治腹中
寒热积聚，其并能解热结可知。麦冬
治心腹结气，伤中伤饱，胃络脉绝，
羸（léi）[1]瘦短气，亦系能补能润能
通之品，故以为之佐。生地亦主寒热
积聚，逐血痹，用细者，取其补而不
腻，兼能走络也。三者合用，作增水
行舟之计，故汤名增液，但非重用不
为功。

本论于阳明下证，峙立三法：热
结液干之大实证，则用大承气；偏于
热结而液不干者，旁流是也，则用调
胃承气；偏于液干多而热结少者，则
用增液，所以回护其虚，务存津液之
心法也。

---

[1] 羸：瘦弱。

兼，专门采用这个方法救治，无不得心应手。

增液汤方（咸寒苦甘法）（方略）

以上药物加八杯水，煮成三杯，口渴就给患者饮
用，直到喝完。服后如果不解大便，就再服一剂。

方论　温病出现不大便的症状，不外乎实热内
结和阴液干涸两个原因。凡是偏重于阳热炽盛、实
热内结的实证，应使用承气汤一类的方剂，凡是偏
重于阴液耗伤的虚实夹杂证，就不可随意使用承气
汤攻下，可用本条所述的增液汤治疗。该方以玄
参为君药，是因为玄参咸而性微寒，具有滋阴降
火、通调二便的功效，可使肾中之水上输而濡养全
身，它能治阴液干枯的病证，当然不必多说。《神
农本草经》中说玄参主治腹中寒热积聚，说明它还
可以散肠中热结。麦冬能治心腹气机郁结，中气受
伤，饮食过饱而致脾胃受伤，胃的络脉欲绝，身体
消瘦而气短。同时，麦冬也能补益正气，润燥生
津，通畅气机，所以作为佐药。生地也可以治疗寒
热结聚，攻逐血脉闭阻，而选择细生地，是因为它
补而不腻，并且能疏通络脉。三味药配合运用，有
增水行舟的作用，所以此方取名为增液汤，但药物
分量宜重，否则不会有明显效果。

本条论述阳明温病攻下法的证候，并立了三种
治法：热结肠腑、阴液耗伤的大实证，当用大承气
汤治疗；偏重于热结肠腑而阴液损伤不明显，表现
为热结旁流，应使用调胃承气汤治疗；偏重于阴液
亏耗而热结不显著的，须用增液汤治疗。这是在温
病患者阴液已虚，注意顾护阴液，注意保持津液的
治法。

按吴又可纯恃承气以为攻病之具，用之得当则效，用之不当，其弊有三：一则邪在心包、阳明两处，不先开心包，徒攻阳明，下后仍然昏惑谵语，亦将如之何哉？吾知其必不救矣。二则体亏液涸（hé）[1]之人，下后作战汗，或随战汗而脱，或不蒸汗徒战而脱。三者下后虽能战汗，以阴气大伤，转成上嗽（sòu）下泄，夜热早凉之怯证，补阳不可，救阴不可，有延至数月而死者，有延至岁余而死者，其死均也。在又可当日，温疫盛行之际，非寻常温病可比，又初创温病治法，自有矫枉过正不暇（xiá）详审之处，断不可概施于今日也。本论分别可与不可与、可补不可补之处，以俟明眼裁定，而又为此按语于后，奉商天下之欲救是证者。至若张氏、喻氏，有以甘温辛热立法者，湿温有可用之处，然须兼以苦泄淡渗，盖治外邪，宜通不宜守也，若风温、温热、温疫、温毒，断不可从。

十二、阳明温病，下后汗出，当复其阴，益胃汤主之。

温病本伤阴之病，下后邪解汗

按　吴又可设立承气汤作为温病攻逐病邪的主要武器，如果使用方法正确，可以收到良好的效果，若使用不当，又会导致以下三种弊病：其一，病邪不仅在阳明，还传入心包，此时若不先清心开窍，只是徒然攻下阳明热结，即使大便已经通畅，患者仍然神志昏蒙，谵语妄言，这又该怎么办呢？我认为病情已经很难救治了。其二，素体阴虚或温病阴液亏损的人，用下法后有的可作战汗，有的随着战汗而正气外脱，有的只战栗而无汗且伴有正气外脱。其三，运用攻下法后虽然能作战汗，但阴液和阳气大伤，致使病情转变为出现上焦咳嗽，下焦泄泻，夜晚发热，清晨热退的虚损病证，这时既不能温补阳气，又不能滋养阴液，很难治疗。有的患者拖延几个月后死亡，有的患者拖延一年多死亡，无论时间长短，最终的结果大多是死亡。在吴又可生活的年代，正是瘟疫大流行，因为瘟疫和一般温病不同，而且温病的治法也刚刚创立，所以不可避免会有矫枉过正、考虑不周的地方，我们今天在治疗温病时，千万不可原封不动照搬使用。在本书中，对治法方药的可与和不可与，对补法的可用和不可用详加区分，以便让高明的医生自己决定如何选用。因此，在本条后加了按语，与学者关于救治该疾病的方法共同进行商讨。至于像张景岳、喻嘉言等医家，曾提出用甘温、辛热作为主要治法，湿温等病也可用此治法，但必须配合苦泄、淡渗的方法。凡是治疗外邪引起的疾病，都宜疏通不宜滞守，以利于病邪外出。然而对于风温、温热、瘟疫、温毒等温病，决不可用甘温、辛热的方法。

十二、阳明温病，里热亢盛，易致汗出而损伤津液，所以使用攻下法后，应当滋补阴液，用益胃汤治疗。

温热性质的疾病本来就易耗伤阴液，使用攻下法

---

[1] 涸：水干。

出，汗亦津液之化，阴液受伤，不待言矣，故云当复其阴。

后病邪外解而汗出，汗液也是由津液化生的，大量出汗易导致伤阴，这是不用多说的，所以提出滋补阴液的方法。

此阴指胃阴而言，盖十二经皆禀气于胃，胃阴复而气降得食，则十二经之阴皆可复矣。欲复其阴，非甘凉不用。汤名益胃者，胃体阳而用阴，取益胃用之义也。下后急议复阴者，恐将来液亏燥（zào）起，而成干咳身热之怯（qiè）证也。

此处的阴是指胃阴，由于人体的十二经脉之气都来源于胃，胃阴恢复，则胃气和降，患者能正常饮食。补益阴液必须用甘凉濡润之品，本方称作益胃汤，就是因为胃的实体虽然为阳腑，却起化生阴液的作用。益胃就是补益胃阴、化生津气的意思。使用攻下法后要马上考虑补益阴液，怕以后阴液匮乏出现燥证，而形成干咳、低热不退等虚损病症。

益胃汤方（甘凉法） 沙参三钱 麦冬五钱 冰糖一钱 细生地五钱 玉竹（炒香）一钱五分

益胃汤方（甘凉法）（方略）

水五杯，煮取二杯，分两次服，渣再煮一杯服。

以上药物用五杯水，煮成两杯，分两次服，药渣可再煮一杯服用。

十三、下后无汗脉浮者，银翘汤主之；脉浮洪者，白虎汤主之；脉洪而芤者，白虎加人参汤主之。

十三、使用攻下法后，身上无汗，脉象浮，应该用银翘汤治疗；如果脉象洪浮，应该用白虎汤治疗；如果脉象洪大而空软，应当用白虎加人参汤治疗。

此下后邪气还表之证也。温病之邪，上行极而下，下行极而上，下后里气得通，欲作汗而未能，以脉浮验之，知不在里而在表，逐邪者随其性而宣泄之，就其近而引导之，故主以银翘汤，增液为作汗之具，仍以银花、连翘解毒而轻宣表气，盖亦辛凉合甘寒轻剂法也。若浮而且洪，热气炽甚，津液立见销亡，则非白虎不可。若洪而且芤，金受火克，元气不支，则非加人参不可矣。

本条论述的是用攻下法治疗温病后余邪郁于肌表的证候。温病的病邪在人体内的发展传变，往往是向上部发展到极点后就会向下部发展，向下发展到极点后就会向上发展。使用攻下法后，在里的气机通畅，出现似乎要出汗而不能出汗的情况，从脉象浮可知病邪不在里，而在表。临床上攻逐病邪是根据病邪的性质不同而采用宣透外泄的方法，就近引邪外出，所以治疗当用银翘汤。方中用麦冬、生地滋阴增液，使汗源充盈，银花、连翘清热解毒、轻宣肌表之邪，因此该方被称为辛凉合甘寒的轻剂。如果脉象浮而洪，是邪热炽盛，津液有很快消耗殆尽的可能，必须用白虎汤治疗。如果脉象洪大而空软，是肺的气阴被火热损伤，元气大伤，非用人参不可，所以用白虎加人参汤。

银翘汤方（辛凉合甘寒法） 银花五钱 连翘三钱 竹叶二钱 生甘草一钱 麦冬四钱 细生地四钱

白虎汤、白虎加人参汤（方论并见前）

十四、下后无汗，脉不浮而数，清燥汤主之。

无汗而脉数，邪之未解可知，但不浮，无领邪外出之路，既下之后，又无连下之理，故以清燥法，增水敌火，使不致为灾，一半日后相[1]机易法，即吴又可下后间服缓剂之法也。但又可清燥汤中用陈皮之燥，柴胡之升，当归之辛窜（cuàn），津液何堪（kān）！以燥清燥，有是理乎？此条乃用其法，而不用其方。

清燥汤方（甘凉法） 麦冬五钱 知母二钱 人中黄[2]一钱五分 细生地五钱 玄参三钱

水八杯，煮取三杯，分三次服。

加减法 咳嗽胶痰，加沙参三钱，桑叶一钱五分，梨汁半酒杯，牡蛎（lì）三钱，牛蒡子三钱。

按吴又可咳嗽胶痰之证，而用苏子、橘（jú）红、当归，病因于燥而用燥药，非也，在湿温门中不禁。

银翘汤方（辛凉合甘寒法）（方略）

白虎汤、白虎加人参汤（方剂和方论都见前）

十四、使用攻下法后，患者身上无汗，脉不浮而呈现数象，应当用清燥汤治疗。

患者无汗而脉象数，说明病邪尚未完全解除，然而脉不浮，又说明病邪不在肌表，不能用解表的方法祛邪外出。本证出现在使用下法后，所以不能再用下法，此时当用清燥养阴的方法滋补阴液以制约火热，才不会造成病情恶化，一天或半天后可根据病情变化改用其他方法治疗，这就是吴又可提出攻下后宜间断服用缓剂的治法。但是吴又可的清燥汤中有辛燥的陈皮，升散的柴胡，辛香走窜的当归，怎么会不伤津液呢？用辛燥的药物来治疗燥证，有这样的道理吗？因此本条只采用了吴又可的治法，不再使用其方剂。

清燥汤方（甘凉法）（方略）

以上药物加水八杯，煮成三杯，分三次服下。

加减法 咳嗽痰黏不爽加沙参9克，桑叶4.5克，梨汁半酒杯，牡蛎9克，牛蒡子9克。

按 吴又可治疗咳嗽痰胶黏的病症，用苏子、橘红、当归等，对于因燥而引起的病症，用这些性燥的药物是不妥当的，但在湿温病的治疗中使用性燥的药物不在禁忌之列。

---

[1]相：仔细看，观察。

[2]人中黄：将甘草末装入竹筒封好，冬季浸入粪缸，春季取出后阴干，破竹取草，晒干用。

十五、下后数日，热不退，或退不尽，口燥咽干，舌苔干黑，或金黄色，脉沉而有力者，护胃承气汤微和之；脉沉而弱者，增液汤主之。

温病下后，邪气已净，必然脉静身凉，邪气不净，有延至数日邪气复聚于胃，须再通其里者，甚至屡下而后净者，诚有如吴又可所云。但正气日虚一日，阴津日耗一日，须加意防护其阴，不可稍有鲁莽，是在任其责者临时斟酌尽善耳。吴又可于邪气复聚之证，但主以小承气，本论于此处分别立法。

护胃承气汤方（苦甘法）　生大黄三钱　玄参三钱　细生地三钱　丹皮二钱　知母二钱　麦冬（连心）三钱

水五杯，煮取二杯，先服一杯，得结粪，止后服，不便，再服。

增液汤（方见前）

十六、阳明温病，下后二三日，下证复现，脉不甚沉，或沉而无力，止可与增液，不可与承气。

此恐犯数下之禁也。

十七、阳明温病，下之不通，其证有五：应下失下，正虚不能运药[1]，不运药者死，新加黄龙汤主之。喘促

十五、使用下法后几天，发热仍然不退，或者热势虽然减退而未退尽，伴有口燥咽干，舌苔色黑干燥，或呈焦黄色，如果脉沉有力，当用护胃承气汤轻下以调和胃气；如果脉象沉弱，当用增液汤治疗。

温病用攻下法后，如果病邪已除尽，必然表现为脉象平和且不发热，若邪气未净，有的经过几天后邪气仍炽盛于胃肠，必须再用攻下法以畅通其里，甚至须连续攻下才能把病邪除净，确实像吴又可说的那样。但是，正气一天一天虚弱，阴津的消耗一天比一天严重，此时要特别注意顾护阴液，决不能鲁莽行事，所以医生临证时应仔细斟酌病情，并采取尽可能完善且正确的治法。吴又可治疗攻下后邪气复聚再度形成的热结，以小承气汤为主，而本条提出对这种病证应根据病情分别立法处方。

护胃承气汤方（苦甘法）（方略）

增液汤（方见前）

十六、阳明温病，运用攻下法后两三天，又出现下法的证候，如果脉象不太沉，或者虽然脉象沉但按之无力，只能用增液汤治疗，不能用承气汤。

本条提醒后人，恐怕其犯屡用攻下的错误。

十七、阳明温病使用攻下法后，仍然大便不通，这类病证有以下五种情况：一是本该用攻下法的病证，因没有及时攻下，导致机体正气虚损，不能运化和吸收药物，使药物不能发挥作用，常常导

---

[1] 正虚不能运药：指人体正气严重虚弱，影响药物的吸收和运化。

不宁，痰涎壅滞，右寸实大，肺气不降者，宣白承气汤主之。左尺牢坚[1]，小便赤痛，时烦渴甚，导赤承气汤主之。邪闭心包，神昏舌短，内窍不通，饮不解渴者，牛黄承气汤主之。津液不足，无水舟停者，间服增液，再不下者，增减承气汤主之。

《经》谓下不通者死，盖下而至于不通，其为危险可知，不忍因其危险难治而遂弃之。兹（zī）按温病中下之不通者共有五因：其因正虚不运药者，正气既虚，邪气复实，勉拟黄龙法，以人参补正，以大黄逐邪，以冬、地增液，邪退正存一线，即可以大队补阴而生，此邪正合治法也。其因肺气不降，而里证又实者，必喘促、寸实，则以杏仁、石膏宣肺气之痹，以大黄逐肠胃之结，此脏腑合治法也。其因火腑不通，左尺必现牢坚之脉（左尺，小肠脉也，俗候于左寸者非，细考《内经》自知），小肠热盛，下注膀胱，小便必涓（juān）滴[2]，赤且痛也，则以导赤去淡通之阳药，加连、柏之苦通火腑，大黄、芒硝承胃气而通大肠，此二肠同治法也。其因邪闭心包，内窍不通者，前第五条已有先与牛黄丸，再与承气之法，此条系已下而不

致死亡，这种情况应当用新加黄龙汤治疗；二是患者出现气急喘促，坐卧不安，喉中痰涎壅阻不畅，脉象右寸实大，是热结肠腑，肺气不能肃降所致，应当用宣白承气汤治疗；三是出现左尺脉坚牢，伴有小便色赤，尿时涩痛，时常感到心烦口渴，应该用导赤承气汤治疗；四是热邪内闭心包，出现神志昏迷，舌体短缩，口渴饮水却不能解渴，应当用牛黄承气汤治疗；五是肠道津液不足，大便干燥不通，就像没有水，船舶不能行驶一样，可先服增液汤，服后仍不解大便，再用增液承气汤治疗。

《内经》中有攻下后仍大便不通会导致死亡的说法。因为使用攻下法后，大便大多都能通利，如果仍不解大便，其危险是显而易见的，但也不能因为病证危险，难以救治，就放弃治疗。这里举出温病中用攻下法而不大便的五种情况：第一种情况是因为正气不足，不能运化药物，不仅正气虚弱，而且邪气壮实，勉强仿照《伤寒六书》的黄龙汤法，用人参补益正气，大黄攻逐热结实邪，并用麦冬、生地滋补阴液，只要病邪能退，正气就存有一线生机，此时用大量滋补阴液的药物往往能转危为安，这就是所谓的"邪正合法"。第二种情况是因为肺气不得肃降，肠腑热结不通，出现喘急气促，右寸脉实大，可以用杏仁、石膏等药物轻宣肺脏气机，用大黄攻逐肠胃热结，这种方法称为"脏腑合治法"。第三种情况是小肠火腑不通，出现左尺部坚牢的脉象（左尺部属小肠，现在有些人以左寸部候小肠，这是错误的，只要仔细考证《内经》就会明白）。小肠热邪亢盛，邪热下注膀胱，导致小便短少色赤，尿时涩滞疼痛，治疗用导赤散去掉其中的淡渗通利的药物，加入黄连、黄柏等苦寒药物清利小肠火邪郁结，再加大黄、芒硝通利大肠而承接胃气，这种方法称为"二肠同治法"。第四种情况是因为邪热内闭心包，机窍闭阻不通而引起的病症。本篇第五条已有先服牛黄丸，再用承气汤的治法。该条讨论的是已经使用攻下法而大便仍然不通，并

————————————

　[1]左尺牢坚：左手尺部的脉象实大弦长而硬。

　[2]涓滴：比喻极小或极少的事物。

通，舌短神昏，闭已甚矣，饮不解渴，消亦甚矣，较前条仅仅谵语，则更急而又急，立刻有闭脱之虞[1]，阳明大实不通，有消亡肾液之虞，其势不可少缓须臾，则以牛黄丸开手少阴之闭，以承气急泻阳明，救足少阴之消，此两少阴合治法也。再此条亦系三焦俱急，当与前第九条用承气陷胸合法者参看。其因阳明太热，津液枯燥，水不足以行舟，而结粪不下者，非增液不可。服增液两剂，法当自下，其或脏燥太甚之人，竟有不下者，则以增液合调胃承气汤，缓缓与服，约二时服半杯沃之，此一腑中气血合治法也。

新加黄龙汤方（苦甘咸法） 细生地五钱 生甘草二钱 人参（另煎）一钱五分 生大黄三钱 芒硝一钱 玄参五钱 麦冬（连心）五钱 当归一钱五分 海参（洗）二条 姜汁六匙

水八杯，煮取三杯。先用一杯，冲参汁五分、姜汁二匙，顿服之，如腹中有响声，或转失气者，为欲便也；候一二时不便，再如前法服一杯；候二十四刻[2]，不便，再服第三杯；如服一杯，即得便，止后服，酌服益胃汤一剂（益胃汤方见前），余参或可加入。

伴有舌短缩，甚至昏迷等症状，说明心窍闭阻已经相当严重，同时出现口渴而饮水不能解渴的现象，表明津液的消耗已经相当严重，比第五条只有谵语的情况更加危重，有随时出现内闭外脱的可能。阳明热结腑实不通，又有肾中阴液耗竭的危险，由于病势危急，必须果断处理，不能有丝毫拖延迟缓，治疗应立即用安宫牛黄丸开手少阴心包窍闭，用承气汤迅速攻下阳明热结，以救护即将耗竭的少阴肾水，这种治法称为"两少阴合治法"。另外，此条的病症也是上、中、下三焦俱急，应当与本篇中的第九条用承气汤、陷胸汤合治的病相互参照。第五种情况是因为阳明邪热亢盛，导致津液严重消耗，肠中津液枯燥而不足以濡润滑利，使大便干结而不能排出，水不足以行舟，此时非用增液汤滋养阴液不可。服用增液汤两剂以后，大便自然就可以排出，但也有人因脏腑阴液损耗太严重，大便仍不能排出，就要用增液汤配合调胃承气汤治疗，让患者慢慢服下药液，大约每四小时服半杯，以润滑肠道，这种治法称为"一腑中气血合治法"。

新加黄龙汤方（苦甘咸法）（方略）

以上药物加水八杯，煮成三杯，先服一杯，冲入另煎的参汤和姜汁两勺，一次服下，如果服后腹中有响声，或者肛门排气，就是想要排出大便；如果两到四小时后仍未排出大便，再按上面的方法服药一杯；如果等了六小时左右，仍不解大便，再服第三杯药液。若服第一杯后就能排出大便，不必再服剩下的药，可以酌情服益胃汤一剂（益胃汤方见前），必要时剩余的参汤也可加入其中一起服用。

---

[1] 虞：忧虑。

[2] 二十四刻：四刻为一小时，二十四刻为六小时。

方论　此处方于无可处之地，勉尽人力，不肯稍有遗憾之法也。旧方用大承气加参、地、当归，须知正气久耗，而大便不下者，阴阳俱惫，尤重阴液消亡，不得再用枳、朴伤气而耗液，故改用调胃承气，取甘草之缓急，合人参补正，微点姜汁，宣通胃气，代枳、朴之用，合人参最宣胃气，加麦、地、玄参保津液之难保，而又去血结之积聚，姜汁为宣气分之用，当归为宣血中气分之用，再加海参者，海参咸能化坚，甘能补正，按海参之液，数倍于其身，其能补液可知，且蠕动之物，能走络中血分，病久者必入络，故以之为使也。

宣白承气汤（苦辛淡法）　生石膏五钱　生大黄三钱　杏仁粉二钱　瓜蒌皮一钱五分

水五杯，煮取二杯，先服一杯，不知再服。

导赤承气汤　赤芍三钱　细生地五钱　生大黄三钱　黄连二钱　黄柏二钱　芒硝一钱

水五杯，煮取二杯，先服一杯，不下再服。

牛黄承气汤　即用前安宫牛黄丸二丸，化开，调生大黄末三钱，先服一半，不知再服。

增液承气汤　即于增液汤内，加

方论　本处方是针对难以救治的危重病证，竭尽全力救治而设立的，虽然没有转危为安的把握，但总比坐以待毙要少一些遗憾。以前《伤寒六书》中的黄龙汤，是由大承气汤加入人参、生地、当归组成。必须明确，本证正气久已耗尽，加上不解大便，人体阴液、阳气都已耗竭，尤其是阴液即将消耗殆尽，不能再用枳实、厚朴来耗伤元气和阴液，所以改用调胃承气汤。本方重用甘草缓和攻下药峻猛之性，配合人参补益正气；少量姜汁宣通胃气，来代替枳实、厚朴行气散结使用，并且姜汁配人参最适宜宣通胃气；加入麦冬、生地、玄参滋补耗竭的津液，消除积聚的血结。姜汁用于宣通气分，当归用于宣通血中气分，再加上海参，海参味咸能软坚化结，味甘可以补助正气，海参体内的液体，是其自身的几倍，具有明显滋补阴液的作用，况且它又是一种蠕动之物，能疏通络中的血分，而疾病迁延日久，邪必然会陷入络脉，所以本方用海参作为佐使之药。

宣白承气汤（苦辛淡法）（方略）

以上药物加水五杯，煮成两杯药液，先服一杯，如果服后没有产生效果，就再服一杯。

导赤承气汤（方略）

以上药物加水五杯，煮成一杯药液，先服一杯，如果服后仍然不解大便，就再服一杯。

牛黄承气汤　用前面所说的安宫牛黄丸两丸，以冷开水化开，调入生大黄粉3克，先服一半，如果服后不见效，就再服另一半。

增液承气汤（方略）

大黄三钱，芒硝一钱五分。

水八杯，煮取三杯，先服一杯，不知再服。

以上药物加水八杯，煮成三杯药液，先服一杯，如果服后无效，就再服一杯。

十八、下后虚烦不眠，心中懊憹，甚至反复颠（diān）倒，栀子豉汤主之；若少气者，加甘草；若呕者，加姜汁。

十八、使用攻下法后，出现心烦不能入睡，胸膈间有一种烧灼嘈杂不舒服的感觉，甚至出现郁闷烦乱，坐卧不安，应当用栀子豉汤治疗；如果伴有气短的症状加甘草；如伴有呕吐的症状加生姜汁。

邪气半至阳明，半犹在膈（gé），下法能除阳明之邪，不能除膈间之邪，故证现懊憹虚烦。栀子豉汤涌越其在上之邪也。少气加甘草者，误下固能伤阴，此则以误下而伤胸中阳气，甘能益气，故加之。呕加姜汁者，胃中未至甚热燥结，误下伤胃中阳气，木来乘之，故呕，加姜汁，和肝而降胃气也，胃气降，则不呕矣。

病邪有一部分已经传至阳明，但尚有一部分还在胸膈，此时若用下法，只能祛除阳明的病邪，而不能祛除胸膈间的病邪，所以出现了心中懊憹，虚烦不眠等症状。栀子豉汤能宣发透泄其在上部胸膈间的病邪，故用栀子豉汤治疗。气短加甘草，是由于误下固然能伤耗阴液，而本证是由于误下损伤胸中的阳气，故加甘草补益正气；呕吐加生姜汁，是由于胃肠还没有达到热盛燥结的程度，误下损伤胃中阳气，肝木乘虚犯胃，导致胃气上逆，故而呕吐，加入姜汁能够调畅肝气，通降胃气，胃气得降，呕吐自然会停止。

栀子豉汤方（见上焦篇）

栀子豉加甘草汤方　即于栀子豉汤内，加甘草二钱，煎法如前。

栀子豉加姜汁法方　即于栀子豉汤内，加姜汁五匙。

栀子豉汤方（见上焦篇）

栀子豉加甘草汤方（方略）

栀子豉加姜汁方（方略）

十九、阳明温病，干呕口苦而渴，尚未可下者，黄连黄芩汤主之。不渴而舌滑者属湿温。

十九、阳明温病，出现干呕、口苦、口渴的表现，但尚未出现可以攻下的证候，应当用黄连黄芩汤治疗。口不渴而舌苔滑的，属于湿温病。

温热，燥病也，其呕由于邪热夹秽，扰乱中宫[1]而然，故以黄连、黄

温热病是一类以津液损伤导致干燥为主要特征的疾病。本证出现的干呕是由邪热之中夹杂秽浊之气，扰乱了中焦脾胃的正常功能所造成的，所以用黄连、

---

[1] 中宫：指中焦。

芩彻其热，以芳香蒸变化其浊也。

黄连黄芩汤方（苦寒微辛法）　黄连二钱　黄芩二钱　郁金一钱五分　香豆豉二钱

水五杯，煮取二杯，分二次服。

二十、阳明温病，舌黄燥，肉色绛，不渴者，邪在血分，清营汤主之。若滑者，不可与也，当于湿温中求之。

温病传里，理当渴甚，今反不渴者，以邪气深入血分，格阴于外，上潮于口，故反不渴也。曾过气分，故苔黄而燥。邪居血分，故舌之肉色绛也。若舌苔白滑、灰滑、淡黄而滑，不渴者，乃湿气蒸腾之象，不得用清营柔以济柔也。

清营汤方（见上焦篇）

二一、阳明斑者，化斑汤主之。
方义并见上焦篇。

二二、阳明温病，下后疹续出者，银翘散去豆豉，加细生地大青叶玄参丹皮汤主之。
方义并见上焦篇。

二三、斑疹，用升提则衄（nù），或厥，或呛咳，或昏痉，用壅补则瞀（mào）乱[1]。

---

[1] 瞀乱：心绪紊乱。

黄芩来消除邪热，用芳香宣散的药物来宣化秽浊。

黄连黄芩汤方（苦寒微辛法）（方略）

以上药物加水五杯，煮成两杯药汁，分两次服用。

二十、阳明温病，舌苔黄而干燥，舌质深红，口不渴的，是邪在营血分的表现，应该用清营汤治疗。如果舌苔滑润的，不可以用清营汤，应当按湿温病治疗。

温病邪传入里，热炽津伤，按道理应当口渴明显，现在反而口不渴，是病邪深入营血分，迫使在里的阴液外出，向上湿润于口的缘故，所以反而不觉得口渴。由于本证多由气分发展而来，因此舌苔色黄干燥。病邪深入营血分，所以舌质变为绛色。如果舌苔白滑、灰滑、淡黄而滑，口不渴，是湿气蒸腾于内的表现，不可用清营汤等阴柔滋腻的方药治疗。

清营汤方（见上焦篇）

二一、阳明温病发斑的，应当用化斑汤治疗。化斑汤的方剂组成和组方意义可参见上焦篇。

二二、阳明温病，使用下法后有红色的疹子陆续从肌表发出，当用银翘散去豆豉，加细生地、大青叶、玄参、丹皮汤治疗。

银翘散去豆豉，加大青叶、玄参、丹皮的组成和组方意义可参见上焦篇。

二三、温病发斑疹，如果用升散提举作用的方药治疗，就会引起清窍出血，有的会导致肢体厥冷，有的发生呛咳，有的甚至会造成神昏痉厥。如果用壅滞滋补的方药治疗，就会导致神志不清，闷乱无知。

此治斑疹之禁也。斑疹之邪在血络，只喜轻宣凉解。若用柴胡、升麻辛温之品，直升少阳，使热血上循清道则衄；过升则下竭，下竭者必上厥；肺为华盖，受热毒之熏蒸则呛咳；心位正阳，受升提之摧迫则昏痓。至若壅补，使邪无出路，络道比经道最细，诸疮痛痒，皆属于心，既不得外出，其势必返而归之于心，不瞀乱得乎？

二四、斑疹阳明证悉具，外出不快，内壅特甚者，调胃承气汤微和之，得通则已，不可令大泄，大泄则内陷。

此斑疹下法，微有不同也。斑疹虽宜宣泄，但不可太过，令其内陷。斑疹虽忌升提，亦畏内陷。方用调胃承气者，避枳、朴之温燥，取芒硝之入阴，甘草败毒缓中也。

调味承气汤（方见前）

二五、阳明温毒发痘者，如斑疹法，随其所在而攻之。

温毒发痘[1]，如小儿痘疮，或多或少，紫黑色，皆秽浊太甚，疗治失宜而然也。虽不多见，间亦有之。随其所在而攻，谓脉浮则用银翘散加生地、玄参，渴加花粉，毒重加金汁、

以上所说的是治疗斑疹的禁忌。温病发斑疹，其病邪已在血络，只宜采用轻宣凉解的方法治疗。如果用柴胡、升麻等性味辛温的药物会使少阳之气直升于上，使邪热夹血上逆从清窍而出，导致清窍出血；过于升举，会导致下元亏竭，下元亏竭会使阳气不能外布，进而肢体清冷不温；肺为脏腑的华盖，热毒之气熏蒸于肺导致呛咳；心位于上焦胸腔之中，受到被升提的火热之气逼迫，导致神昏痉厥。如果使用壅滞滋补的方药，使病邪外出的道路被阻塞，络脉比心脉更细，与心紧密相关，各种疮疡、疼痛、瘙痒的病症都属于心的病变，当邪不能外出时，必然通过经络内犯于心，怎么会不发生混乱呢？

二四、温病出现斑疹，并且阳明证的表现都有，但斑疹的透发却不顺畅，邪热内结严重的患者，用调胃承气汤缓下热结，调和胃气，大便通就停用攻下的药物，不能过分攻下，泄泻太过，病邪会趁虚内陷。

本条指出温病外发斑疹运用攻下法和一般攻下法稍有不同。温病发病虽然宜用宣泄的方法，但也不能过分宣泄，以免造成病邪内陷。治疗斑疹虽然禁用升提的方法，但也要注意发生内陷的病变。这里选用调胃承气汤，避免了温燥的厚朴、枳实，加芒硝入阴分软坚散结，甘草解毒缓中。

调味承气汤（方剂见前）

二五、温毒病，病邪传入阳明而发生痘疹的，一般可按照斑疹的方法治疗，根据病邪所在的不同部位，采取相应的治法。

温毒发生痘疹，和小儿痘疹类似，有的出痘较多，有的出痘较少，颜色紫黑，大多是热毒夹有严重的秽浊之气，且治疗不当导致的。这种痘疹虽然不常见，但有时还是会发生的。应根据病邪所在部位采取不同的祛邪方法，具体来说，脉象浮可采用银翘散加生地、玄参；口渴加天花粉；热毒较重加

---

[1] 痘：指天花，烈性传染病。

人中黄，小便短加芩、连之类，脉沉内壅者，酌轻重下之。

二六、阳明温毒，杨梅疮[1]者，以上法随其所偏而调之，重加败毒，兼与利湿。

此条当入湿温，因上条温痘连类而及，故编于此，可以互证也。杨梅疮者，形似杨梅，轻则红紫，重则紫黑，多现于背部、面部，亦因感受秽浊而然。如上法者，如上条治温痘之法。毒甚故重加败毒。此证毒附湿而为灾，故兼与利湿，如萆薢、土茯苓之类。

二七、阳明温病，不甚渴，腹不满，无汗，小便不利，心中懊侬者，必发黄。黄者，栀子柏皮汤主之。

受邪太重，邪热与胃阳相搏，不得发越，无汗不能自通，热必发黄矣。

栀子柏皮汤方 栀子五钱 生甘草三钱 黄柏五钱

水五杯，煮取二杯，分二次服。

方论 此湿淫于内，以苦燥之，热淫于内，佐以甘苦法也。栀子清肌表，解五黄，又治内烦[2]。黄柏泻膀

金汁、人中黄；小便短赤加黄芩、黄连。脉象沉，邪气壅滞于内，根据热结的轻重程度酌情使用攻下法。

二六、温毒病，病邪传入阳明发生杨梅疮，可采用上述外治法，根据病邪的轻重及部位不同采取相应的治法。治疗时应加重清热解毒的力量，并兼用利湿的方法。

本条按理应归入湿温病中，由于上条是讨论温毒发痘，所以把它们放在一起，以便相互参照。所谓杨梅疮，是指疮的形状和杨梅相似，病情较轻为红紫色，病情较重为紫黑色，大多出现在人体的背部和面部，也是因为热毒夹有秽浊之气造成的，可参照上条治疗温毒发痘的方法进行治疗。由于本证热毒较重，治疗要以清热解毒为主，且本证是热毒夹有湿邪，所以兼用利湿的方法，可配合使用萆薢、土茯苓等药物。

二七、阳明温病，口渴不明显，腹部不胀满，没有汗出，小便不畅，心中烦躁不安，这种情况很有可能会发生黄疸，如果出现黄疸，应当用栀子柏皮汤治疗。

由于感受病邪过重，邪热与胃中阳气搏结，邪热不得发越，再加上没有汗出，邪没有外出的途径，郁而发热必然导致黄疸。

栀子柏皮汤方（方略）

以上药物加水五杯，煮成两杯药液，分两次服下。

方论 湿邪盛于内，用苦味的药来燥湿；热邪盛于内，用甘味、苦味的药来清热。栀子可以清泄肌表热邪，解除五种黄疸，又能治疗心中烦躁。黄

---

[1] 杨梅疮：指梅毒。

[2] 内烦：指内热而引起心胸烦闷的症状。

胱，疗肌肤间热。甘草协和内外。三者其色皆黄，以黄退黄，同气相求也。按又可但有茵（yīn）陈大黄汤，而无栀子柏皮汤，温热发黄，岂可皆下者哉！

二八、阳明温病，无汗，或但头汗出，身无汗，渴欲饮水，腹满，舌燥黄，小便不利者，必发黄，茵陈蒿汤主之。

此与上条异者，在口渴腹满耳。上条口不甚渴，腹不满，胃不甚实，故不可下；此则胃家已实而黄不得退，热不得越，无出表之理，故从事于下趋大小便也。

茵陈蒿汤　茵陈蒿六钱　栀子三钱
生大黄三钱

水八杯，先煮茵陈减水之半，再入二味，煮成三杯，分三次服，以小便利为度。

方论　此纯苦急趋之方也。发黄外闭也，腹满内闭也，内外皆闭，其势不可缓，苦性最急，故以纯苦急趋下焦也。黄因热结，泻热者必泻小肠，小肠丙火，非苦不通。胜火者莫如水，茵陈得水之精；开郁莫如发陈，茵陈生发最速，蒿（hāo）出众草，主治热结黄疸（dǎn），故以之为君。栀子通水源而利三焦，大黄除实热而减腹满，故以之为佐也。

柏能泄膀胱热邪，治疗肌肤间邪热。甘草可以调和诸药，协调表里之气。这三味药的颜色都是黄的，用黄色的药物来退黄疸，是根据同气相求的原理。吴又可在《瘟疫论》中只有茵陈大黄汤，而没有栀子柏皮汤。但是对于温热发黄的病证，难道都可以用攻下法治疗吗？

二八、阳明温病，不出汗，或者只有头部出汗而身上无汗，口渴想喝水，腹部胀满，舌苔干燥色黄，小便不通畅，这种情况的患者很可能发生黄疸，应当用茵陈蒿汤治疗。

本条与上条不同的地方在于多了口渴和腹部胀满的症状，上条口不太渴，腹部不胀满，胃肠热结不重，所以不能用攻下法；本条胃肠热结燥实已成，黄疸又不能消退，邪热不得发越，邪不能从表透解，所以采用趋下的方法，使邪从大小便出。

茵陈蒿汤（方略）

以上药物加水八杯，先放入茵陈蒿煮成四杯，再加入栀子、生大黄，煎成三杯药液，分三次服下，直到小便通畅为止。

方论　本方药性纯苦而药力趋下。黄疸是由于在外的肌表郁闭，腹部胀满是因为在里的胃肠闭阻，内外气机不通，病势急迫，所以用性味苦而趋于下焦的药物。发生黄疸的原因是热结，所以祛除热结必须轻泄小肠。按照五运六气，小肠属于丙火，一定要用苦味的药物才能通火腑。能战胜火的莫过于水，而茵陈能吸收水的精华，宣通郁结莫过于升发，而茵陈升发最快，超过其他草木，主治热结引起的黄疸，因此本方以茵陈为君药。栀子能疏通水源，畅利三焦，大黄能祛除实热内结，减轻腹部胀满，所以作为佐药。

二九、阳明温病，无汗，实证未剧，不可下，小便不利者，甘苦合化，冬地三黄汤主之。

大凡小便不通，有责之膀胱不开者，有责之上游结热者，有责之肺气不化者。温热之小便不通，无膀胱不开证，皆上游（指小肠而言）热结，与肺气不化而然也。小肠火腑，故以三黄苦药通之；热结则液干，故以甘寒润之；金受火刑，化气维艰，故倍用麦冬以化之。

冬地三黄汤方（甘苦合化阴气法）

麦冬八钱 黄连一钱 苇根汁半酒杯（冲）玄参四钱 黄柏一钱 银花露半杯酒（冲）细生地四钱 黄芩一钱 生甘草三钱

水八杯，煮取三杯，分三次服，以小便得利为度。

三十、温病小便不利者，淡渗不可与也，忌五苓、八正辈。

此用淡渗之禁也。热病有余于火，不足于水，惟以滋水泻火为急务，岂可再以淡渗动阳而烁津乎？奈何吴又可于小便条下，特立猪苓汤，乃去仲景原方之阿胶，反加木通、车前，渗而又渗乎！其治小便血分之桃仁汤中，仍用滑石，不识何解！

二九、阳明温病，无汗出，里实证候不严重，不能用攻下法治疗。如果伴有小便不利，应当用甘苦合化的方法，以冬地三黄汤治疗。

发生小便不通，有的是因为膀胱气化失司，有的是因为小肠邪热聚集不能分别清浊，有的是因为肺气不宣，传输失常。温热病中的小便不通，没有膀胱气化失司的证候，而是因为上游小肠热结和肺气不化导致的。小肠属于火腑，所以用黄芩、黄连、黄柏三味苦寒药通导小肠；热结于内则津液干燥，所以用甘寒养阴的药物滋养阴液；肺金受火热之邪熏蒸，气化功能受阻，因此加倍用麦冬以补养肺的气阴。

冬地三黄汤方（甘苦合化阴气法）（方略）

以上药物加水八杯，煮成三杯药液，分三次服下，直到小便通畅。

三十、温病出现小便不利，不能使用淡渗的药物，忌用五苓散、八正散类的方剂。

此条讲述淡渗药的禁忌。温热病火热有余，阴液不足，因此治疗以滋补阴液、清热泻火为首要任务，怎么可以再用淡渗利水的药物来耗损阳气，损伤津液呢？可是吴又可在《瘟疫论》中关于小便的条文中特别设立猪苓汤，该方是用张仲景《伤寒论》中的猪苓汤去阿胶，加木通、车前等药物，难道不是淡渗利尿的作用更强了？在治疗小便血分病变的桃仁汤中，他仍然使用滑石，真不知该如何解释。

三一、温病燥热，欲解燥者，先滋其干，不可纯用苦寒也，服之反燥甚。

此用苦寒之禁也。温病有余于火，不用淡渗犹易明，并苦寒亦设禁条，则未易明也。举世皆以苦能降火，寒能泻热，坦然用之而无疑，不知苦先入心，其化以燥，服之不应，愈化愈燥。宋人以目为火户，设立三黄汤，久服竟至于瞎，非化燥之明征乎？吾见温病而恣用苦寒，津液干涸不救者甚多，盖化气[1]比本气[2]更烈。故前条冬地三黄汤，甘寒十之八九，苦寒仅十之一二耳。至茵陈蒿汤之纯苦，止有一用，或者再用，亦无屡用之理。吴又可屡诋（dǐ）用黄连之非，而又恣用大黄，惜乎其未通甘寒一法也。

三二、阳明温病，下后热退，不可即食，食者必复。周十二时后，缓缓与食，先取清者，勿令饱，饱则必复，复必重也。

此下后暴食之禁也。下后虽然热退，余焰尚存，盖无形质之邪，每借有形质者以为依附，必须坚壁清野，勿令即食。一日后，稍可食清而又清之物，若稍重浊，犹必复也。勿者，禁止之词；必者，断然之词也。

三一、温病出现燥热的表现，要想消除燥热之邪，应该先滋润将要干涸的津液，不能单纯使用苦寒的药物，如果只用苦寒药，反而会使干燥症状加重。

本条讨论温病使用苦寒药的禁忌。温病火热有余，不用淡渗药物的道理显而易见，但是把苦寒药也列入禁忌之中，就不容易让人明白。一般医生都知道苦能降火，寒能泻热，理所当然使用苦寒药治疗温病。却不知道苦味先入心，容易化燥伤阴。宋代有人提出眼睛为火的门户，并设立三黄汤治疗眼病，服用日久，却引起失明，这难道不是苦寒化燥的有利证据吗？我见过许多温病患者滥用苦寒药导致阴液枯竭，最终无法救治而死亡，因为药物造成的病变比感受病邪所引起的病变更严重。所以上条使用冬地三黄汤治疗小便不利，方中甘寒的药物占十之八九，苦寒的药物仅十之一二。至于茵陈蒿汤也是性味纯苦的方剂，大多只能使用一次或两次，而没有反复使用的道理。吴又可多次批评使用黄连化燥伤阴的错误，然而自己却滥用大黄，遗憾的是，他不会运用甘寒养阴的方法。

三二、阳明温病，使用攻下法后，热势已退，不可立即进食，进食就会导致病情复发，称为食复。应在热退二十四小时后再慢慢让患者进食，先从清淡易消化的食物开始，不要让患者吃得过饱，吃饱会导致病情复发，如果发生食复，病情一定比原来还严重。

本条讨论的是温病用攻下法后的禁忌——暴饮暴食。攻下后热势虽然减退，但余热未尽，邪热是一种无形无质的病邪，往往需要依附于有形的物质，因此温病攻下后，必须使用坚壁清野的方法，不能让患者立即进食。等一天过后，可稍稍吃些清淡的食物，如果进食质地厚浊或吃得太饱，必然导致病情复发。文中的"勿"是禁止的意思，"必"是肯定的意思。

---

[1]化气：指滥用药物而引起的继发性病变。

[2]本气：指因病邪本身所致的病变。

三三、阳明温病，下后脉静[1]，身不热，舌上津回，十数日不大便，可与益胃、增液辈，断不可再与承气也。下后舌苔未尽退，口微渴，面微赤，脉微数，身微热，日浅者亦与增液辈；日深舌微干者，属下焦复脉法也（方见下焦）。勿轻与承气，轻与者肺燥而咳，脾滑而泄，热反不除，渴反甚也，百日死。

此数下亡阴之大戒也。下后不大便十数日，甚至二十日，乃肠胃津液受伤之故，不可强责其便，但与复阴，自能便也。此条脉静身凉，人犹易解，至脉虽不燥而未静，身虽不壮热而未凉，俗医必谓邪气不尽，必当再下，在又可法中亦必再下。不知大毒治病，十衰其六，但与存阴退热，断不误事（下后邪气复聚，大热大渴，面正赤，脉躁甚，不在此列）。若轻与苦燥，频伤胃阴，肺之母气受伤，阳明化燥，肺无秉气，反为燥逼，焉得不咳。燥咳久者，必身热而渴也。若脾气为快利所伤，必致滑泄[2]，滑泄则阴伤而热渴愈加矣，迁延三月，天道小变之期，其势不能再延，故曰百日死也。

三三、阳明温病，使用攻下法后，患者脉象平静，身热已退，干燥的舌面滋润有津，但十多天不解大便，可以用益胃汤、增液汤之类的方剂治疗，千万不可再用承气汤。攻下后黄燥的舌苔还未完全消退，轻微口渴，颜面稍稍发红，脉象微数，身体低热，如果病情一天比一天减轻，可以用增液汤治疗；如果病情逐渐加重，并且舌面干燥少津，属于下焦病证，应当用复脉汤治疗。不可轻率地投用承气汤，如果误用承气汤，会导致患者肺阴干燥出现呛咳，脾气大虚出现滑泄，身热口渴反而加重，往往迁延一百天左右就会死亡。

本条讨论的是温病多次使用攻下法后阴液严重耗竭的治疗禁忌。攻下后十多天不大便，甚至长达二十天，这是胃肠津液损伤的缘故，不可强行通便，只要使用滋养阴液的药物，自然能排出大便。本条提到脉象虽然不躁急却未平静，热势虽然不强却仍有低热，一般医生一定会认为是病邪尚未全部祛除所致，肯定还会使用攻下法，吴又可在《瘟疫论》对此类病症是再次使用攻下法来治疗。因为他不明白用峻猛的药物治病时，当病邪祛除十分之六，就应该停药的道理。对这类病症，应该用滋养阴液的方法祛除余热，才不会产生不良后果（如果使用攻下法后再次表现为邪热亢盛，出现身大热、口大渴、满面通红，脉象躁急等症状，不在本条讨论范围）。如果仍然轻率地使用苦味性燥的药物，就会反复耗伤胃阴，导致肺阴耗竭。根据五行生克关系，阳明胃土为太阴肺金之母，阳明胃阴受损，不能生养肺金，必然导致肺阴大伤而出现肺燥，表现为呛咳、少痰。假如燥咳迁延不愈，还会出现身热、口渴等症状。如果脾气因为过用攻下法而耗伤，必然导致大便滑泄失禁，滑泄又会加剧阴液耗损，使发热、口渴的症状更严重。病情迁延三个月未愈，病情无法再拖下去，也就是说一百天左右患者就会死亡。

---

[1] 下后脉静：指使用攻下法后，脉象转为和缓。

[2] 滑泄：病证名。多为久泻久虚下脱，以致泄泻不能自制。

三四、阳明温病，渴甚者，雪梨浆沃之。

雪梨浆（方法见前）

三四、阳明温病，口渴非常严重，可以用雪梨浆来滋养阴液。

雪梨浆（方剂和用法见前）

三五、阳明温病，下后微热，舌苔不退者，薄荷末拭之。

以新布蘸（zhàn）新汲凉水，再蘸薄荷细末，频擦舌上。

三五、阳明温病，使用攻下法后微微发热，黄燥的舌苔尚未消退，可用薄荷细末在舌头上揩拭。

用清洁的新布蘸刚刚打上来的凉井水，再蘸研细的薄荷细末，反复擦拭舌面。

三六、阳明温病，斑疹，温痘，温疮，温毒，发黄，神昏谵语者，安宫牛黄丸主之。

心居膈[1]上，胃居膈下，虽有膜膈，其浊气太甚，则亦可上干（gān）[2]包络，且病自上焦而来，故必以芳香逐秽（huì）开窍为要也。

安宫牛黄丸（方见上焦篇）

三六、阳明温病，无论是斑疹，痘疹，还是温疮，温毒，黄疸，只要有神志昏迷和说胡话的症状，就应该用安宫牛黄丸治疗。

心的位置在横膈上部，胃位于横膈之下，中间虽然有横膈隔开，但如果胃中秽浊之气太重，也会上犯心包络，而且昏迷说胡话，是病邪在上焦的表现，所以治疗必须以芳香逐秽、清心开窍为原则。

安宫牛黄丸（方剂见上焦篇）

三七、风温、温热、温疫、温毒、冬温之在中焦，阳明病居多；湿温之在中焦，太阴病居多；暑温则各半也。

此诸温不同之大关键也。温热等皆因于火，以火从火，阳明阳土，以阳从阳，故阳明病居多。湿温则以湿从湿，太阴阴土，以阴从阴，则太阴病居多。暑兼湿热，故各半也。

三七、风温、温热、温疫、温毒、冬温等疾病的中焦病证，以阳明胃病为主；湿温病的中焦病证，以太阴脾病变为主；暑湿病的中焦病证，多为脾、胃同病。

本条讨论各类温病中焦病证在发病部位上的不同。风温、温热、温疫、温毒、冬温等温热类温病，感受的病因都属于火热性质的外邪，中焦阳明胃为阳土，与温热性质的外邪同气相求，外来的温热病邪易冒犯于胃，因为表现为阳明胃热炽盛偏多。湿温病是湿热类的温病，感受的是湿热病邪，而中焦以太阴脾为阴土，与湿热性质的外邪同气相求，因而以脾的病

---

[1]膈：横膈。

[2]干：冲犯。

暑温　伏温

三八、脉洪滑，面赤身热，头晕，不恶寒，但恶热，舌上黄滑苔，渴欲凉饮，饮不解渴，得水则呕，按之胸下痛，小便短，大便闭者，阳明暑温，水结在胸也，小陷胸汤加枳实主之。

脉洪面赤，不恶寒，病已不在上焦矣。暑兼湿热，热甚则渴，引水求救。湿郁中焦，水不下行，反来上逆，则呕。胃气不降，则大便闭。故以黄连、瓜蒌清在里之热痰，半夏除水痰而强胃。加枳实者，取其苦辛通降，开幽门而引水下行也。

小陷胸加枳实汤方（苦辛寒法）

黄连二钱　瓜蒌三钱　枳实二钱　半夏五钱

急流水五杯，煮取二杯，分二次服。

三九、阳明暑温，脉滑数，不食不饥不便，浊痰凝聚，心下痞（pǐ）满，半夏泻心汤，去人参、干姜、大枣、甘草，加枳实、杏仁主之。

不饥不便，而有浊痰，心下痞满，湿热互结而阻中焦气分。故以半夏、枳实开气分之湿结；黄连、黄芩，开气分之热结；杏仁开肺与大肠之气痹；暑中热甚，故去干姜；非伤寒误下之虚痞，故去人参、甘草、大枣，且畏

证多见。暑温病为暑兼湿热，既有暑热性质，又有湿热特点，所以以脾和胃的病证并重。

三八、温病出现脉象洪滑，颜面红赤，发热，头晕，不怕冷，只怕热，舌苔色黄而滑润，口渴喜欢喝凉水，但喝下后不能解渴，反而把水吐出，按压胸部下方有疼痛的感觉，小便短少，大便秘结。这些症状是阳明暑温的表现，属于水与暑热之邪互结于胸脘，可用小陷胸汤加枳实治疗。

患者出现脉象洪大，面部红，不怕冷等症状，表明邪不在上焦，属于阳明暑热亢盛。暑邪致病多兼湿热，暑热炽盛耗伤阴液则口渴，渴而饮水是自身阴液不足，饮水自救的表现。湿邪郁阻中焦，饮入的水不能下行，反而上逆，出现呕吐。胃肠之气不能通降，就会引起大便闭结不通，所以用黄连、瓜蒌清化中焦热邪和痰湿，半夏祛除痰饮，和降胃气，再加入枳实，苦辛通降，疏通幽门，以达到饮水下行的目的。

小陷胸加枳实汤方（苦辛寒法）（方略）

以上药物加入江河里流动的水五杯，煮成两杯药液，分两次服下。

三九、阳明暑温，出现脉象滑数，不想吃饭，没有饥饿感，不解大便等症状，是痰浊和湿热相互凝聚所致，如果伴有胃脘部痞塞胀满，应当用半夏泻心汤去人参、干姜、大枣、甘草，加枳实、杏仁治疗。

没有饥饿感，大便秘结不通，是痰浊阻滞胃肠的表现，如果又出现胃脘部痞塞胀满，是湿热相互交结壅滞于中焦气分导致。所以用半夏、枳实等辛味药宣散气分湿邪，用黄芩、黄连清气分热邪，杏仁宣通肺与大肠闭阻的气机。由于暑热之邪仍然炽盛，所以去掉原方中辛燥的干姜，因本证不是感邪误下后中气受伤所致的虚痞，所以去掉原方中的人参、甘草、大枣，以免这三味药助长湿邪加重

其助湿作满也。

半夏泻心汤去干姜甘草加枳实杏
仁汤（苦辛寒法） 半夏一两 黄连二两
黄芩三钱 枳实二钱 杏仁三钱

水八杯，煮取三杯，分三次服。
虚者复纳人参二钱，大枣三枚。

四十、阳明暑温，湿气已化，热
结独存，口燥咽干，渴欲饮水，面目
俱赤，舌燥黄，脉沉实者，小承气汤
各等分下之。

暑兼湿热，其有体瘦质燥之人，
感受热重湿轻之证，湿先从热化尽，
只余热结中焦，具诸下证，方可下之。

汪按：湿热入胃腑方可下，虽云
化热，究[1]从湿来，故枳、朴、大黄
等分用也。大抵温病诊舌为要。痞满
之证，见黄燥，方可议下，黄而不燥，
仍用宣泄，以驱之入胃，或苦温助之
化燥，见黄，方可用苦泄（泻心、陷
胸之属）。黄白相兼，或灰白色，仍用
开提（三香、杏、蔻、枳、桔之属）。
以达之于肺，不可误也。又叶天士论
伤寒热邪劫烁，下之宜猛；温病多湿
邪内搏，下之宜轻；伤寒大便溏为邪
尽，不可下，湿温病大便溏为邪未尽，
便硬方为无湿，不可攻也。此皆要论，

痞满。

半夏泻心汤去干姜甘草加枳实杏仁汤（苦辛寒
法）（方略）

以上药物加水八杯，煮成三杯药液，分三次服
下，中气虚弱的患者可加人参6克，大枣3枚。

四十、阳明暑温，湿邪已消失，只有热结中
焦，表现为口燥咽干，口渴想喝水，面部、双眼发
红，舌苔干燥而黄，脉沉实，可用小承气汤攻下，
方中三味药物要等量。

体质消瘦而阴虚燥热的人，感受暑邪兼湿热病邪
后，形成热重湿轻的证候，在疾病发展过程中，湿邪
易化火化燥而不复存在，只有余热阻结于中焦胃肠，
具备诸多可用攻下法的临床表现，才可以用攻下法。

汪按：湿热病证只有出现热结肠腑的表现之
后，才能使用攻下法。上文虽说湿邪已化热，但本
病毕竟是从暑热兼湿热病证发展而来，所以小承气
汤用药剂量与《伤寒论》中有所不同，枳实、厚
朴、大黄用量相等。一般温病的诊断，舌象最为重
要，假如出现脘腹痞塞胀满的病证，必定要见到黄
燥的舌苔才能考虑用攻下法，如果舌苔黄而不燥，
仍然适合用宣化水湿、清泄热邪的方法，使病邪归
于胃脘，或使用苦温药物助湿邪化燥。舌苔黄才可
以用苦泄法（如泻心汤、陷胸汤之类），舌苔黄白
相间或是灰白色，仍应该用芳香开提的方法（如三
香散、杏仁、蔻仁、枳实、桔梗之类），以使肺气
通达，不可误用。此外，叶天士曾论及伤寒邪结胃
肠，是因为邪热炽盛，灼伤津液，攻下宜峻猛；温
病多兼湿邪搏结于内，攻下宜轻缓；伤寒用下法后
大便溏，说明邪已除尽，不可再下；湿温病大便
溏，说明邪未除尽，只有见到大便成形才说明湿邪
已经除尽，不可再用攻下法。叶氏上面的论述都非

---

[1] 究：终究。

不可不知。

小承气汤（方义并见前。此处不必以大黄为君，三物各等分可也）

四一、暑温蔓（màn）延三焦，舌滑微黄，邪在气分者，三石汤主之；邪气久留，舌绛苔少，热搏血分者，加味清宫汤主之；神识不清，热闭内窍者，先与紫雪丹，再与清宫汤。

蔓延三焦，则邪不在一经一脏矣，故以急清三焦为主。然虽云三焦，以手太阴一经为要领。盖肺主一身之气，气化则暑湿俱化，且肺脏受生于阳明，肺之脏象属金色白。阳明之气运亦属金色白，故肺经之药多兼走阳明，阳明之药多兼走肺也。再肺经通调水道，下达膀胱，肺痹开则膀胱亦开，是虽以肺为要领，而胃与膀胱皆在治中，则三焦俱备矣，是邪在气分而主以三石汤之奥义也。若邪气久羁（jī），必归血络，心主血脉，故以加味清宫汤主之。内窍欲闭，则热邪盛矣，紫雪丹开内窍而清热最速者也。

三石汤方 飞滑石三钱　生石膏五钱　寒水石三钱　杏仁三钱　竹茹（rú）（炒）二钱　银花三钱（花露[1]更妙）金汁[2]一杯酒（冲）　白通草二钱

---

[1]花露：指花朵上的露水。

[2]金汁：即粪清。

常重要，不能不知道。

小承气汤（方剂和组成意义都见前文，但此处使用本方不必以大黄为君药，方中三味药物用量相等即可）

四一、暑温病，病邪蔓延到上、中、下三焦，如果出现舌苔滑润色淡黄，表明病邪在三焦气分，应当用三石汤治疗；如果病邪在三焦存留日久，出现舌质红绛、少苔的症状，提示热邪已搏结于血分，应当用加味清宫汤治疗；如果患者神志昏迷，说明邪热内闭心窍，应当先服用紫雪丹，然后再服清宫汤。

病邪蔓延到上、中、下三焦，说明病变已经不局限在一经一脏，所以治疗以急清三焦之邪为主。虽说病邪已弥漫三焦，但仍以手太阴肺的病变为主。这是因为肺主全身气机运行，气能行水，气机通畅，则暑热和湿邪都能被化解。根据五行生克关系，肺金是由阳明胃土化生，肺按五行属金主白色。因此能够治疗肺经疾病的药物，大多可以兼治阳明胃经病变。同时，治疗阳明胃经的药物也大多能兼治肺的疾病。此外，肺具有疏通和调节水液运行，使水湿下输膀胱而排出体外的作用，如果可以疏通郁闭的肺气，膀胱的功能也能恢复正常。所以本病虽然以肺为主，实际上在治疗时还要兼顾胃和膀胱，所以说上、中、下三焦都包括在其中，这就是暑温在三焦气分用三石汤治疗的道理。如果病邪在三焦久留不去，最终可以深入血分，由于心主血脉，最终易发生痰热内闭心包的病变，所以用加味清宫汤治疗。如果出现心包闭阻，是热邪亢盛所致，紫雪丹不仅能清心开窍，而且退热迅速，治疗本证最为适宜。

三石汤方（方略）

水五杯，煮取二杯，分二次温服。

方论　此微苦辛寒兼芳香法也。盖肺病治法，微苦则降，过苦反过病所，辛凉所以清热，芳香所以败毒而化浊也。按三石，紫雪丹中之君药，取其得庚金之气，清热退暑利窍，兼走肺胃者也；杏仁、通草，为宣气分之用，且通草直达膀胱，杏仁直达大肠；竹茹以竹之脉络，而通人之脉络；金汁、银花，败暑中之热毒。

加味清宫汤方　即于前清宫汤内加知母三钱，银花二钱，竹沥（lì）五茶匙（chí）冲入。

方论　此苦辛寒法也。清宫汤前已论之矣，加此三味者：知母泻阳明独胜之热，而保肺清金。银花败毒而清络；竹沥除胸中大热，止烦闷消渴；合清宫汤为暑延三焦血分之治也。

四二、暑温伏暑，三焦均受，舌灰白，胸痞（pǐ）闷，潮热呕恶，烦渴自利，汗出溺短者，杏仁滑石汤主之。

舌白胸痞，自利呕恶，湿为之也。潮热烦渴，汗出溺短，热为之也。热处湿中，湿蕴（yùn）生热，湿热交混，非偏寒偏热可治，故以杏仁、滑石、通草，先宣肺气，由肺而达膀胱以利湿，厚朴苦温而泻湿满，芩、连清里而止湿热之利，郁金芳香走窍而开闭结，橘、半强胃而宣湿化痰以止

以上药物加水五杯，煮成二杯药液，分二次温服。

方论　本方属于微苦辛寒兼芳香法。治疗肺病，用微苦的药物可以使肺气下降，但药味过苦反而会造成药过病所。辛凉的药物可以清热，芳香的药物可以解毒、化浊、祛湿。本方中滑石、石膏、寒水石三个石头类药物是紫雪丹中的君药，因为这三种石头色白属金入肺，能清热退暑，通利水道，兼治肺胃病变；杏仁、通草宣畅气机，而且通草可以直达膀胱，杏仁能直达大肠；竹茹是竹子的脉络，能疏通人的络脉；金汁、银花具有清解暑中热毒的作用。

加味清宫汤方（方略）

方论　本方属于苦辛寒法。对于清宫汤的配伍意义，前文已经论述，再加入以上三味药物，用知母清泄阳明胃亢盛的邪热，达到保护肺阴，清除肺热的目的；用银花解毒，清络中邪热；用竹沥清除胸中大热，并能解除烦闷，改善口渴的症状。这三味药配合清宫汤可以治疗暑邪蔓延三焦而深入血分的病证。

四二、暑温和伏暑病，病邪侵犯上、中、下三焦，出现舌苔灰白，胸脘痞塞胀满，下午发热明显，恶心呕吐，烦躁口渴，大便溏泄，全身汗出，小便短少，应当用杏仁滑石汤治疗。

本病出现舌苔白，胸脘痞闷，大便稀溏，恶心呕吐等症状，是由湿邪内阻所致。下午热势高，烦躁口渴，全身汗出，小便短少等症状是热邪亢盛所致。此时热邪夹杂在湿邪中，湿邪蕴结日久又会产生热邪，湿邪和热邪相互夹杂，不能单纯用偏于寒或偏于热的药物治疗。所以本方用杏仁、滑石、通草宣畅肺气，肺气通，水湿就能下达膀胱排出体外；厚朴味苦性温，能燥湿理气，消除胀满；黄芩、黄连能清降里热，燥湿止泻，尤其适用于湿热引起的腹泻；郁金气味芳香，可以疏通孔窍，开散

呕恶，俾三焦混处之邪，各得分解矣。

杏仁滑石汤方（苦辛寒法）　杏仁三钱　滑石三钱　黄芩二钱　橘红一钱五分　黄连一钱　郁金二钱　通草一钱　厚朴二钱　半夏三钱

水八杯，煮取三杯，分三次服。

寒　湿

四三、湿之入中焦，有寒湿，有热湿，有自表传来，有水谷内蕴，有内外相合。其中伤也，有伤脾阳，有伤脾阴，有伤胃阳，有伤胃阴，有两伤脾胃，伤脾胃之阳者十常八九，伤脾胃之阴者十居一二。彼此混淆（xiáo），治不中窾（kuǎn）[1]，遗患无穷，临证细推，不可泛论。

此统言中焦湿证之总纲也。寒湿者，湿与寒水之气相搏也，盖湿水同类，其在天之阳时为雨露，阴时为霜雪，在江河为水，在土中为湿，体本一源，易于相合，最损人之阳气。热湿者，在天时长夏之际，盛热蒸动湿气流行也，在人身湿郁本身阳气，久而生热也，兼损人之阴液。自表传来，一由经络而脏腑，一由肺而脾胃。水谷内蕴，肺虚不能化气，脾虚不能散津，或形寒饮冷，或酒客中虚。内外

郁结；橘红、半夏能健脾降逆，宣化痰湿，善于治疗恶心呕吐。以上药物配合运用，可使三焦交混的湿热病邪通过不同的途径排出。

杏仁滑石汤方（苦辛寒法）（方略）

以上药物加水八杯，煮成三杯药液，分三次服下。

四三、湿邪侵犯中焦，有的表现为寒湿，有的表现为湿热。中焦湿邪，有的由肌表传入，有的因为中焦脾胃运化无力内生湿邪，还有的是内湿、外湿相互夹杂致病。湿邪损伤中焦，有的伤及脾阳，有的伤及脾阴，有的损伤胃阳，有的损伤胃阴，也可同时损伤脾胃。一般损伤脾胃阳气的占十之八九，损伤脾胃阴液的占十之一二。如果将以上内容混淆，治疗没有针对性，将会后患无穷。临床上遇到这类病证，一定要仔细推敲分析，不可笼统地论治。

本条是概括湿邪在中焦所致各种病证的总纲。所谓寒湿，是指湿邪和寒邪相结合，寒邪五行属水，湿邪与水性质相似，在天气暖和的时候表现为雨露，在天气寒冷的时候表现为霜雪，在江河之中为水，在泥土之中又为湿。因此水和湿的来源相同，二者容易结合，最能损伤人体阳气。所谓湿热，就是在夏末秋初这段时间，气候炎热，且湿气较重，热邪和湿邪易于结合，如果人体湿气久郁，就会影响体内阳气升发，日久必然化热，形成湿热。湿热之邪不仅能损伤人体阳气，也能耗伤人体阴液。湿邪从肌表侵入，一方面从经络传入脏腑，另一方面由肺传入脾胃。水谷之气输布，必须依靠肺的转输，脾的运化来布散，如果肺气虚不能转输水谷之气，脾气虚不能运化布散津液，或者感受寒

---

[1]窾：指条款。

相合，客邪既从表入，而伏邪又从内发也。伤脾阳，在中则不运痞满，传下则洞泄[1]腹痛。伤胃阳，则呕逆不食，膈胀胸痛。两伤脾胃，既有脾证，又有胃证也。其伤脾胃之阴若何？湿久生热，热必伤阴，古称湿火者是也。伤胃阴，则口渴不饥。伤脾阴，则舌先灰滑，后反黄燥，大便坚结。湿为阴邪，其伤人之阳也，得理之正，故多而常见。其伤人之阴也，乃势之变，故罕而少见。治湿者必须审在何经何脏，兼寒兼热，气分血分，而出辛凉、辛温、甘温、苦温、淡渗、苦渗之治，庶所投必效。若脾病治胃，胃病治脾，兼下焦者，单治中焦，或笼统混治，脾胃不分，阴阳寒热不辨，将见肿胀、黄疸、洞泄、衄血、便血，诸证蜂起矣。惟在临证者细心推求，下手有准的耳。盖土为杂气，兼证甚多，最难分析，岂可泛论湿气而已哉！

四四、足太阴寒湿，痞结胸满，不饥不食，半苓汤主之。

此书以温病名，并列寒湿者，以湿温紧与寒湿相对，言寒湿而湿温更易明析。

痞结胸满，仲景列于太阴篇中，乃湿郁脾阳，足太阴之气，不为鼓动

邪，喜食冷饮，或者常常饮酒的人，因饮酒过多损伤脾胃之气，都可以使水湿内生。内湿和外湿相结合致病，也就是外在湿邪从表侵入，内在湿邪从中焦而生。湿邪损伤脾的阳气，在中焦导致气机运化失司，出现脘腹痞闷胀满，影响到肠，导致腹痛、腹泻不止；湿邪损伤胃的阳气，会出现呕吐、不想吃饭，胃脘胀满，胸部疼痛；湿邪同时损伤脾胃，既能见到脾病的表现，又能见到胃病的证候。湿邪又是怎样耗伤脾胃阴液的呢？湿邪久蕴可以化热，热邪必然耗伤机体阴液，这就是古人说的湿火。热邪损伤胃阴，表现为口渴、无饥饿感；损伤脾阴，舌苔由色灰华润转变为黄而干燥，大便坚硬难解。湿邪性质属阴，又称阴邪，损伤人体阳气，这个道理很容易明白，临床上也很常见。湿邪损伤人体阴液，是病情的一种特殊变化，所以较为少见。治疗湿邪所引起的病症，必须仔细审查病邪在哪一脏哪一经，是否兼寒邪或者热邪，以及病位在气分还是血分，从而制定出辛凉、辛温、甘温、苦温、淡渗、苦渗等治疗方法，只有这样才能取得良好的效果。如果属于脾经病变而治胃，胃经病变而治脾，或者兼有下焦病变却仅治疗中焦，或者对三焦病证不加区别地笼统治疗，不认真区分脾病和胃病的不同，不仔细辨别病证的寒热属性，必然会导致肿胀、黄疸、滑泄不止、孔窍出血、便血等许多变症的产生。只有医生在诊查疾病时细心推敲，正确辨证，才能做到立法、处方准确无误。脾胃属土，而土为万物所归，兼夹的病邪引起的病证很多，因此难以分析判断，怎么可以笼统地只辨别湿气呢？

四四、寒湿侵犯足太阴脾经，出现胸脘痞满，无饥饿感，不想吃饭等症状，应当用半苓汤治疗。

本书以《温病条辨》作为名称，将寒湿病列入其中，是因为温病中的湿温和寒湿相对应，通过讨论寒湿，对湿温病就更容易理解。

张仲景在《伤寒论》中将胸脘痞塞胀满的症状列入太阴病篇，由于湿邪郁遏脾阳，足太阴脾经气

---

[1] 洞泄：病证名，指泄泻。

运行，脏病而累及腑，痞结于中，故亦不能食也。故以半夏、茯苓培阳土以吸阴土之湿，厚朴苦温以泻湿满，黄连苦以渗湿，重用通草以利水道，使邪有出路也。

机运行不畅，脾脏病变影响到胃腑，导致胃的气机郁滞不通，因此不能吃饭。所以方中用半夏、茯苓健胃气、燥脾湿，厚朴性味苦温，祛湿除满，黄连味苦可以燥湿，并重用通草，畅利水道，使邪有外出之路。

半苓汤方（此苦辛淡渗法也） 半夏五钱　茯苓块五钱　川连一钱　厚朴三钱　通草八钱（煎汤煮前药）

水十二杯，煮通草成八杯，再入余药煮成三杯，分三次服。

半苓汤方（此属苦辛淡渗法）（方略）

以上药物用水十二杯，先煮通草成八杯，再加入其他药物煮成三杯药液，分三次服下。

四五、足太阴寒湿，腹胀，小便不利，大便溏而不爽，若欲滞下[1]者，四苓加厚朴秦皮汤主之，五苓散亦主之。

《经》谓太阴所至，发为䐜（chēn）胀[2]，又谓厥阴气至为䐜胀，盖木克土也。太阴之气不运，以致膀胱之气不化，故小便不利。四苓辛淡渗湿，使膀胱开而出邪，以厚朴泻胀，以秦皮洗肝也。其或肝气不热，则不用秦皮，仍用五苓中之桂枝以和肝，通利三焦而行太阳之阳气，故五苓散亦主之。

四五、寒邪侵犯足太阴脾经，出现腹部胀满，小便不通畅，大便稀溏而泄下不爽，如同痢疾那样有里急后重的感觉，应当用四苓加厚朴秦皮汤治疗，也可用五苓散治疗。

《内经》说，足太阴脾经的病变，会引起腹部胀满。还说，足厥阴的病变也可以导致腹部胀满，这是肝木克伐脾土的缘故。太阴脾经气机不通畅，造成膀胱气化不利，所以出现小便不畅。四苓散味辛、淡，可以淡渗利湿，使湿邪从膀胱排出，并配合厚朴消除胀满，秦皮清肝泄热。如果没有肝热，则不用秦皮，仍然用五苓散中的桂枝来平和肝气，通利三焦水道而祛邪外出，促进足太阳经阳气运行，所以说五苓散也可以达到治疗的目的。

四苓加厚朴秦皮汤方（苦温淡法）茅术三钱　厚朴三钱　茯苓块五钱　猪苓四钱　秦皮二钱　泽泻四钱

四苓加厚朴秦皮汤方（苦温淡法）（方略）

---

[1]滞下：指痢疾。

[2]䐜胀：指腹部胀满。

水八杯，煮成八分三杯，分三次服。

五苓散方（甘温淡法） 猪苓一两 赤术一两 茯苓一两 泽泻一两六钱 桂枝五钱

共为细末，百沸汤[1]和服三钱，日三服。

以上药物用八杯水，煮成三杯药液，分三次服下。

五苓散方（甘温淡法）（方略）

以上药物共同研为细末，用煮沸的水冲调，每次服用9克，一天服三次。

四六、足太阴寒湿，四肢乍冷，自利，目黄，舌白滑，甚则灰，神倦（juàn）不语，邪阻脾窍，舌蹇[2]语重，四苓加木瓜草果厚朴汤主之。

脾主四肢，脾阳郁故四肢乍冷。湿渍脾而脾气下溜，故自利。目白精属肺，足太阴寒则手太阴不能独治，两太阴同气也。且脾主地气，肺主天气，地气上蒸，天气不化，故目睛黄也。白滑与灰，寒湿苔也。湿困中焦，则中气虚寒，中气虚寒，则阳光不治，主正阳者心也，心藏神，故神昏。心主言，心阳虚故不语。脾窍在舌，湿邪阻窍，则舌蹇而语声迟重。湿以下行为顺，故以四苓散驱湿下行，加木瓜以平木，治其所不胜也。厚朴以温中行滞，草果温太阴独胜之寒，芳香而达窍，补火以生土，驱浊以生清也。

四六、寒湿侵犯足太阴脾经，四肢时有发冷，大便稀溏而次数增多，眼白发黄，舌苔色白而滑润，甚至为灰色，精神倦怠，不想说话，因湿邪阻于舌，所以语言謇涩迟重，应当用四苓加木瓜草果厚朴汤治疗。

脾主四肢，脾阳被寒湿困阻不能温煦四肢，所以四肢时有发冷。湿邪侵犯于脾，导致脾的运化失常，湿性趋下，表现为大便稀溏泄泻。眼白在眼部属肺金，寒湿困脾，必然影响到肺，因为足太阴脾经和手太阴肺经同气相求。而且脾土主地气，肺金主天气，地气向上蒸腾但是天气不化，脾土之色出现在肺金处，所以眼白发黄。舌苔白滑而润或者色灰，是寒湿侵袭人体的表现。湿邪困阻中焦，造成脾胃虚寒，阳气受到严重损伤。人体的正阳之气由心所主，心具有藏神的功能，湿邪困阻心阳，就会出现神志昏蒙。心还主管语言功能，心阳虚则表现为不想说话。脾开窍于舌，湿邪困脾，可见到舌头转动不灵活，说话迟慢音重。湿邪以下行为顺，用四苓散祛除湿邪，使其从小便排出，再加木瓜平泻肝木，防止肝木克伐脾土；厚朴运脾胃，行气导滞；草果温脾阳而散寒，它芳香的气味可以直达脾脏，温补脾阳而健脾助运，祛除湿浊以利于清气升发。

---

[1] 百沸汤：指沸腾时间较长的开水。

[2] 舌蹇：症状名，指舌体转动不灵活。

四苓加木瓜厚朴草果汤方（苦热兼酸淡法） 生于白术三钱 猪苓一钱五分 泽泻一钱五分 赤苓块五钱 木瓜一钱 厚朴一钱 草果八分 半夏三钱

水八杯，煮取八分三杯，分三次服。阳素虚者，加附子二钱。

四七、足太阴寒湿，舌灰滑，中焦滞痞[1]，草果茵陈汤主之；面目俱黄，四肢常厥者，茵陈四逆汤主之。

湿滞痞结，非温通而兼开窍不可，故以草果为君。茵陈因陈生新，生发阳气之机最速，故以之为佐。广皮、大腹、厚朴，共成泻痞之功。猪苓、泽泻以导湿外出也。若再加面黄肢逆，则非前汤所能济，故以四逆回厥，茵陈宣湿退黄也。

草果茵陈汤方（苦辛温法） 草果一钱 茵陈三钱 茯苓皮三钱 厚朴二钱 广皮一钱五分 猪苓二钱 大腹皮二钱 泽泻一钱五分

水五杯，煮取二杯，分二次服。

茵陈四逆汤方（苦辛甘热复微寒法） 附（fù）子三钱（炮） 干姜五钱 炙甘草二钱 茵陈六钱

水五杯，煮取二杯，温服一杯。厥回，止后服，仍厥，再服尽剂，厥

四苓加木瓜厚朴草果汤方（苦热兼酸淡法）（方略）

以上药物加水八杯，煮成三杯药液，分三次服下。平素阳气虚弱的患者，加附子6克。

四七、寒湿侵犯足太阴脾，出现舌苔色灰而湿滑，脘腹痞满不舒，应当用草果茵陈汤治疗；如果面部和眼白都发黄，四肢时常发冷，应当用茵陈四逆汤治疗。

湿邪阻滞中焦导致痞满不舒，一定要用温通阳气、健脾开窍的方法，所以方中以草果为君药。茵陈有去旧生新的作用，最能升发阳气，所以作为佐药。陈皮、大腹皮、厚朴诸药协同，消除脘腹痞满。猪苓、泽泻使湿邪从小便排出。如果伴有面部发黄、四肢怕冷，不是上方所能治疗的，必须使用四逆汤温经散寒，缓解四肢怕冷症状，配合茵陈宣化湿邪、消除黄疸。

草果茵陈汤方（苦辛温法）（方略）

以上药物用五杯水，煮成两杯药液，分两次服下。

茵陈四逆汤方（苦辛甘热复微寒法）（方略）

以上药物用五杯水，煮成两杯药液，趁热先服一杯，如果四肢转温，就不必再服；如果四肢仍然

---

[1]中焦滞痞：指寒湿停滞于中焦导致脘痞的症状。

不回，再作服。

四八、足太阴寒湿，舌白滑，甚则灰，脉迟，不食，不寐，大便窒（zhì）塞[1]，浊阴凝聚，阳伤腹痛，痛甚则肢逆，椒附白通汤主之。

此足太阴寒湿，兼足少阴、厥阴证也。白滑灰滑，皆寒湿苔也。脉迟者，阳为寒湿所困，来去俱迟也。不食，胃阳痹也。不寐，中焦湿聚，阻遏阳气不得下交于阴也。大便窒塞，脾与大肠之阳，不能下达也。阳为湿困，反逊位于浊阴，故浊阴得以蟠（pán）踞中焦而为痛也。凡痛皆邪正相争之象，虽曰阳困，究竟阳未绝灭，两不相下，故相争而痛也（后凡言痛者仿此）。椒附白通汤，齐通三焦之阳，而急驱浊阴也。

椒附白通汤方　生附子（炒黑）三钱　川椒（炒黑）二钱　淡干姜二钱　葱白三茎　猪胆汁半烧酒杯（去渣后调入）

水五杯，煮成二杯，分二次凉服。

方论　此苦辛热法复方也。苦与辛合，能降能通，非热不足以胜重寒而回阳。附子益太阳之标阳，补命门之真火，助少阳之火热。盖人之命火，与太阳之阳少阳之阳旺，行水自速[2]。

发冷，就再服一杯；如果服完四肢仍不能转温，就再煎一剂服下。

四八、寒邪侵犯足太阴脾，舌苔白滑，甚至色灰，脉象迟缓，不想吃饭，失眠，大便闭结不通，这是因为寒湿浊阴凝聚于中焦，同时阳气受损还会腹痛，如果疼痛剧烈，还会出现四肢冰冷，应当用椒附白通汤治疗。

本病是寒湿侵犯足太阴脾，兼足少阴肾和足厥阴肝。舌苔白滑或灰滑，是寒湿侵犯人体的表现。脉象迟缓，是阳气被寒湿郁遏的缘故，其特点是脉来去都迟缓。不想进食，是因为寒湿困阻脾胃阳气。失眠，是中焦寒湿凝滞，使阳气被阻遏，不能和阴相交。大便闭塞不通，是脾和大肠阳气不能通达所致的。阳气被湿邪困阻，浊阴之邪必然更盛，因浊阴阻于中焦而引起腹痛。凡疼痛都是正邪相争的反映，此时虽然寒邪困阻阳气，但毕竟阳气还没有衰亡，所以出现阳气和寒湿相互抗争，最终导致腹痛（本书以后谈到痛症，原因大多类似）。椒附白通汤，可以同时温通三焦阳气，迅速祛除湿浊之邪。

椒附白通汤方（方略）

以上药物加水五杯，煮成两杯药液，放凉后分两次服下。

方论　本方为苦辛热法的复方。苦味药和辛味药配合，既能降又能通，况且不用热药不足以祛除重浊的阴寒之气而使阳气恢复。附子不仅能补益太阳经的阳气，还能补益命门真火，助长少阳火热。如果人体的命门之火和太阳的阳气、少阳的阳气都

---

[1] 窒塞：闭塞，堵住。

[2] 速：迅速，快。

三焦通利，湿不得停，焉能聚而为痛，故用附子以为君，火旺则土强。干姜温中逐湿痹，太阴经之本药；川椒燥湿除胀消食，治心腹冷痛，故以二物为臣。葱白由内而达外，中空通阳最速，亦主腹痛，故以之为使。浊阴凝聚不散，有格阳之势，故反佐以猪胆汁，猪，水畜，属肾，以阴求阴也；胆乃甲木，从少阳，少阳主开泄，生发之机最速。此用仲景白通汤，与许学士椒附汤，合而裁制者也。

很旺盛，自然能够快速运化水湿。三焦通畅，湿邪难以在体内停留，怎么可能聚集而引起疼痛呢？所以用附子为君药，使阳气旺盛、脾土强健。干姜能温补中焦的阳气以祛除湿邪，是治疗太阴脾的主要药物；川椒能燥湿，除胀，消化食积，治疗心腹部发冷而疼痛，所以这两个药共同作为臣药。葱白具有通达内外的作用，形状中空，温通阳气功效最快，也能治疗腹痛，因此作为使药。寒湿为浊阴之邪，凝聚郁结于体内，会造成阳气格拒于外的危重病症，所以本方用猪胆汁有反佐的作用。猪在五行中属水，属肾，用猪胆汁来治疗寒湿困阻阳气的病证是"以阴求阴"，就是用性质阴寒的药物治疗阴证。胆属甲木，少阳经，少阳主开泄，因此用胆汁能迅速升发。本方是用张仲景的白通汤和许叔微的椒附汤组合加减而成。

四九、阳明寒湿，舌白腐[1]，肛坠痛，便不爽，不喜食，附子理中汤去甘草加广皮厚朴汤主之。

九窍不和，皆属胃病。胃受寒湿所伤，故肛门坠痛而便不爽；阳明失阖（hé），故不喜食。理中之人参补阳明之正，苍术补太阴而渗湿，姜、附运坤阳[2]以劫寒，盖脾阳转而后湿行，湿行而后胃阳复。去甘草，畏其满中也。加厚朴、广皮，取其行气。合而言之，辛甘为阳，辛苦能通之义也。

附子理中汤去甘草加厚朴广皮汤方（辛甘兼苦法） 生茅（máo）术三钱 人参一钱五分 炮干姜一钱五分 厚

四九、寒湿侵犯足阳明胃，出现舌苔白腐，肛门有下坠疼痛的感觉，大便不爽，不想进食，应当用附子理中汤去甘草加广陈皮厚朴汤治疗。

九窍不和，都和胃的病症有关。胃的阳气被寒湿困阻，出现肛门下坠疼痛，大便不爽；胃气损伤，受纳功能障碍，不想进食。《伤寒论》理中汤方中人参能补阳明胃的正气，苍术可以补太阴脾，并能渗湿下行，干姜、附子温运脾阳，祛除寒邪，脾阳运转则水湿通畅，水湿行，则胃阳转复。用附子理中汤去甘草，是怕甘草加重脘腹部胀满，加厚朴、广陈皮来疏理气机。总而言之，本方体现了辛甘化阳，辛苦能通的方义。

附子理中汤去甘草加厚朴广皮汤方（辛甘兼苦法）（方略）

---

[1] 舌白腐：指舌苔颗粒粗大，质地松浮。

[2] 坤阳：指脾胃之阳。

朴二钱　广皮一钱五分　生附子（炮黑）
一钱五分

水五杯，煮取八分二杯，分二
次服。

以上药物加水五杯，煮成两杯药液，分两次
服下。

五十、寒湿伤脾胃两阳，寒热，
不饥，吞酸，形寒，或脘中痞闷，或
酒客湿聚，苓姜术桂汤主之。

此兼运脾胃，宣通阳气之轻剂也。

苓姜术桂汤方（苦辛温法）　茯苓
块五钱　生姜三钱　炒白术三钱　桂枝
三钱

水五杯，煮取八分二杯，分温
再服。

五十、寒湿损伤脾胃阳气，恶寒发热，没有饥
饿感，反酸烧心，身体时常怕冷，或出现脘腹痞满
不舒，或者平时喜欢饮酒导致湿邪内聚，应当用苓
姜术桂汤治疗。

此方是运化脾胃，宣通阳气的轻剂。

苓姜术桂汤方（苦辛温法）（方略）

以上药物加水五杯，煮成两杯药液，趁热分两
次服下。

五一、湿伤脾胃两阳，既吐且利，
寒热身痛，或不寒热，但腹中痛，名
曰霍（huò）乱。寒多，不欲饮水者，
理中汤主之。热多欲饮水者，五苓散
主之。吐利汗出，发热恶寒，四肢拘
急，手足厥冷，四逆汤主之。吐利止
而身痛不休者，宜桂枝汤小和之。按
霍乱一证，长夏最多，本与阳虚寒湿
凝聚，关系非轻，伤人于顷（qǐng）
刻之间，奈时医不读《金匮》，不识
病源，不问轻重，一概主以藿香正气
散，轻者原有可愈之理，重者死不旋
踵（zhǒng）[1]；更可笑者，正气散中

五一、寒湿损伤脾胃阳气，既呕吐又腹泻，恶
寒发热，身体疼痛，或者没有恶寒发热，仅表现为
腹中疼痛，这种病称为霍乱。如果寒象明显，不想
喝水，应当用理中汤治疗；如果发热明显，口渴想
喝水，应当用五苓散治疗。如果症见呕吐、腹泻，
汗出，发热恶寒，四肢拘急不能伸展，手足发冷，
应当用四逆汤治疗。如果呕吐、腹泻已经停止，但
身体疼痛不止，可以用桂枝汤调和营卫。

按　霍乱这种病证，夏末秋初最为多见，因为
机体阳气虚弱、寒湿凝聚，往往病情较重，短时间
内就会危及生命。无奈现在许多医生不学习《金匮
要略》，不知道本病的病源，也不问病情轻重，一
律用藿香正气散治疗。如果病情较轻，基本能够治
愈，如果病情较重，该方就无效，患者便会很快死
亡。更可笑的是，有人在藿香正气散中加黄连、麦
冬，并大量使用西瓜来治疗口渴想要饮水的霍乱患
者，患者还有不死的吗？我对这些事见得多了，所

---

[1] 旋踵：比喻时间极短。

加黄连、麦冬，大用西瓜治渴欲饮水之霍乱，病者岂堪命乎！瑭见之屡[1]矣，故特采《金匮（guì）》原文，备录于此。胃阳不伤不吐，脾阳不伤不泻，邪正不争不痛，荣卫不乖不寒热。以不饮水之故，知其为寒多，主以理中汤（原文系理中丸，方后自注云：然丸药不及汤，盖丸缓而汤速也；且恐丸药不精，故直改从汤），温中散寒。人参、甘草，胃之守药；白术、甘草，脾之守药；干姜能通能守，上下两泄者，故脾胃两守之，且守中有通，通中有守，以守药作通用，以通药作守用。若热欲饮水之证，饮不解渴，而吐泄不止，则主以五苓。邪热须从小便去，膀胱为小肠之下游，小肠，火腑也。五苓通前阴，所以守后阴也。太阳不开，则阳明不阖，开太阳正所以守阳明也。此二汤皆有一举两得之妙。吐利则脾胃之阳虚，汗出则太阳之阳亦虚；发热者，浮阳在外也；恶寒者，实寒在中也；四肢拘急，脾阳不荣四末[2]；手足厥冷，中土湿而厥阴肝木来乘病者，四逆汤善救逆，故名四逆汤。人参、甘草守中阳，干姜、附子通中阳，人参、附子护外阳，干

以把《金匮要略》中有关原文摘录下来，供大家参考。胃阳不受伤就不会呕吐，脾阳不受伤就不会腹泻，邪气和正气不抗争就不会引起疼痛，营卫不失衡就不会引起恶寒发热。从患者不想喝水，可以看出病证性质偏寒，须用理中汤（原文是理中丸，该方后的自注说：丸不如汤，由于丸剂的作用较缓而汤剂的作用较快，担心丸药的制作不够精细，所以直接改为汤剂）温补中焦阳气，驱散寒邪。人参和甘草能补养胃；白术和甘草能补养脾；干姜既能通利又能补养。本病表现为上吐下泻，所以既要补脾又要补胃，而且补中有通，通中有补，把补养的药物作为通利的药物用，把通利的药物作为补养的药物用。如果患者口渴想喝水，但喝水后仍不解渴，并且呕吐、腹泻不止，其病症偏热，当用五苓散治疗。体内邪热应从小便排出，膀胱位于小肠的下游，而小肠为火腑，可以把热邪转移给膀胱，因此通利膀胱可以泄小肠之火，所以用五苓散通前阴、利小便，小便通利，大便则可成形。太阳为开，阳明为合，若太阳不能开则阳明不能合，开太阳可使阳明合而得守，五苓散、理中汤二方就是开太阳、合阳明一举两得的方剂。呕吐、腹泻会造成脾胃阳气虚弱，大汗出易致足太阳经阳气不足，发热是阳气浮于外的表现，恶寒是实热阻滞中焦的表现，四肢拘急、伸展不利是因为脾阳虚弱不能荣养四肢，手足发冷是脾胃阳气虚弱，肝木乘虚侵犯中焦所致。四逆汤最善于治疗四肢逆冷的病症，所以称为四逆。人参、甘草可补中焦阳气，干姜、附子能温通中焦阳气，假如体表的阳气和在里的阳气都能恢复，阴寒之邪自然难以停留，四肢便会转温。如果呕吐、腹泻停止，身体仍然疼痛不止，是因为中焦的阳气已经恢复，而体表的阳气尚未调和，因此用桂枝汤温通经络，轻轻调和营卫。

---

[1]屡：多次。

[2]四末：四肢。

姜、甘草护中阳，中外之阳复回，则群阴退避，而厥回矣。吐利止而身痛不休者，中阳复而表阳不和也，故以桂枝汤温经络而微和之。

理中汤方（甘热微苦法。此方分量以及后面的加减法，悉照《金匮》原文，用者临时斟酌）　人参、甘草、白术和干姜各三两

水八杯，煮取三杯，温服一杯，日三服。

加减法　若脐上筑[1]者，肾气动也，去术加桂四两。吐多者，去术加生姜三两。下多者还用术。悸者加茯苓二两。渴欲饮水者，加术足前成四两半。腹中痛者，加人参足前成四两半。寒者，加干姜足前成四两半。腹满者，去术加附子一枚。服汤后，如食顷，饮热粥一升许，微自汗，勿发揭衣被。

五苓散方（见前）

加减法　腹满者加厚朴、广皮各一两。渴甚面赤，脉大紧而急，搧扇不知凉，饮冰不知冷，腹痛甚，时时躁烦者，格阳也，加干姜一两五钱（此条非仲景原文，余治验也）。

百沸汤和，每服五钱，日三服。

四逆汤方（辛甘热法，分量临时斟

理中汤方（甘热微苦法。本方药物用量以及后面的加减法，全部按照《金匮要略》的原文来编写，使用时根据病情灵活化裁）（方略）

以上药物加水八杯，煮成三杯药液，趁热服下，每天服三次。

加减法　如果患者自觉肚脐上部跳动，是肾气上攻所致，上方去白术，加桂枝12克；呕吐较重的患者，上方去白术，加生姜90克；腹泻较重的患者，还应继续使用白术；患者自觉心悸，加茯苓60克；如果口渴想喝水，茯苓量加至135克；腹中疼痛，人参用量加至135克；寒象较重，干姜的用量加至135克；如果患者腹部胀满，上方去白术，加附子一枚。服下汤药后，大约过一顿饭的时间，再喝一升热粥，使患者微微汗出，此时一定不能揭开衣被。

五苓散方（方剂见前）

加减法　患者腹部胀满，加厚朴、陈皮各30克；口渴明显，面部红，脉象大、紧而急，身体发热，即使用扇子扇也不觉得凉快，腹痛较严重，不时出现烦躁的症状，是阳气被格拒于外的表现，加干姜45克（本条不是张仲景的原文，是我的临床经验）。

用热开水调和，每次服15克，一天三次。

四逆汤方（辛甘热法，药物用量可以在使用时

---

[1]脐上筑：脐上有跳动的感觉。

酌）　炙甘草二两　　干姜一两半　　生附子一枚（去皮）　加人参一两

水五茶碗，煮取二碗，分二次服。

按原方无人参，此独加人参者，前条寒多不饮水，较厥逆尚轻，仲景已用人参；此条诸阳欲脱，中虚更急，不用人参，何以固内[1]。柯韵（kē yùn）伯《伤寒注》云：仲景凡治虚证，以里为重，协热下利，脉微弱者，便用人参；汗后身痛，脉沉迟者，便加人参。此脉迟而利清谷，且不烦不咳，中气大虚，元气已脱，但温不补，何以救逆乎！观茯苓四逆之烦躁，且以人参；况通脉四逆，岂得无参。是必有脱落耳，备录于此存参。

五二、霍乱兼转筋者，五苓散加防己桂枝薏仁主之；寒甚脉紧者再加附子。

肝藏血，主筋，筋为寒湿搏急而转，故于五苓和霍乱之中，加桂枝温筋，防己急驱下焦血分之寒湿，薏仁主湿痹脚气，扶土抑木[2]，治筋急拘挛。甚寒脉紧，则非纯阳之附子不可。

五苓散加防己桂枝薏仁方　即于前五苓散内，加防己一两，桂枝一两

根据病情灵活增减）（方略）

以上药物加水五茶碗，煮成两碗药液，分两次服下。

按　原方中没有人参，此处唯独加用人参，是因为上条讨论寒象较重而不想喝水的病症，比四肢逆冷轻，张仲景已经使用人参，本条是内外阳气都将外脱，中焦虚弱最为危及，如果不用人参，怎么能顾护在里的阳气呢？柯韵伯在《伤寒注》中说，张仲景凡是治疗虚证，都以里证为主，只要有发热而下利，脉微弱，便加人参；如果出汗后，身体疼痛，脉沉迟，也要加人参。本证脉象迟，下利完谷不化，没有烦躁咳嗽，说明中气损伤严重，元气已经外脱，假如仅用温药不用补药，怎么能够救此四肢厥逆证？《伤寒论》茯苓四逆汤的烦躁之症，都用了人参，何况通脉四逆汤，怎么能不用人参。所以说《伤寒论》原文一定有文字脱简，我特地记录在这里，以备后人参考。

五二、霍乱兼有四肢筋肉拘急挛缩，应当用五苓散加防己桂枝薏仁方治疗。如果寒象较重，脉紧，再加附子。

肝藏血，主经脉，寒湿之邪搏击于经脉，就会出现四肢筋肉拘急挛缩，所以在用五苓散治疗霍乱时加桂枝温通经脉，并用防己迅速祛除下焦血分的寒湿，再加入擅长治疗湿痹和脚气的薏仁，以健运脾胃、平抑肝木，达到治疗筋脉拘急挛缩的目的。如果寒象较重而脉紧，非用辛热温阳的附子不可。

五苓散加防己桂枝薏仁方（方略）

以上药物捣为细末，每次服15克，用热开水

---

[1] 固内：顾护在里的阳气。

[2] 扶土抑木：疏肝健脾以治疗肝旺脾虚。

半，足前成二两，薏仁二两。寒甚者，加附子大者一枚。杵为细末，每服五钱，百沸汤和，日三，剧者日三夜一，得卧则勿令服。

五三、卒中寒湿，内挟秽浊，眩冒[1]欲绝，腹中绞痛，脉沉紧而迟，甚则伏，欲吐不得吐，欲利不得利，甚则转筋，四肢欲厥，俗名发痧，又名干霍乱，转筋者，俗名转筋火。古方书不载（不载者，不载上三条之俗名耳；若是证，当于《金匮》腹满、腹痛、心痛、寒疝诸条参看自得），蜀（shǔ）椒救中汤主之，九痛丸亦可服；语乱者，先服至宝丹，再与汤药。

按此证夏日湿蒸之时最多，故因霍乱而类记于此。中阳本虚，内停寒湿，又为蒸腾秽浊之气所干，由口鼻而直行中道，以致腹中阳气受逼，所以相争而为绞（jiǎo）痛；胃阳不转，虽欲吐而不得；脾阳困闭，虽欲利而不能；其或经络亦受寒湿，则筋如转索，而后者向前矣；中阳虚而肝木来乘，则厥，俗名发痧者何？盖以此证病来迅速，或不及延医，或医亦不识，相传以钱[2]，或用磁碗口，蘸姜

调和后服下，一天三次。病情严重者，可白天服三次，晚上再服一次，如果可以安静平卧，就不必再服。

五三、外感寒湿之邪，突然发病，并夹杂有秽浊之气，出现严重的头晕目眩、昏昧不清，腹中疼痛如绞，脉象沉紧而迟，甚至脉伏不出，想吐又吐不出来，想排便又排不出，病情严重者还会出现筋肉拘急抽搐，四肢发冷等症状，俗称"发痧"，又叫作"干霍乱"。此时发生的筋肉拘急抽搐，俗称"转筋火"。这些在古代的医书中没有记载（这里所说的没有记载，是指以上三个俗名在古代医书中没有记载，而对这种病证的诊治，应当参照《金匮要略》中腹满、腹痛、心痛、寒疝各条，自然就会明白），应当用蜀椒救中汤治疗，也可以服用九痛丸。如果见语言错乱，可先服至宝丹，再服前面所说的汤药。

按 本病证在夏季湿气上蒸的时候最为多见，由于前面讨论的霍乱和此病证相似，所以附在这里。本病证的发生原因是中焦阳气虚弱，内有寒湿停滞，又被夏季蒸腾的秽浊之气侵犯。病邪从口鼻而入直接侵袭脾胃，以致腹中阳气被病邪困阻，邪正相争而发生腹痛如绞；寒湿困遏脾阳和胃阳，导致脾胃升降功能失常，从而出现想吐吐不出，想泻又泻不出来的症状；如果经络也受到寒湿之邪侵犯，可见到筋肉拘急抽搐；中焦阳气虚弱，肝木乘机克伐脾土，引起四肢发冷。为什么把这种病证称作"发痧"？因为本病来势急，有的来不及请医生诊治，有的连医生也不知道是什么病，只能按长期相传的方法，用铜钱或者瓷碗的碗口，蘸姜汤或者麻油，刮患者关节部位的皮肤，刮时血液分散，不

---

[1] 眩冒：头晕目眩，甚至昏厥。
[2] 钱：铜钱。

汤或麻油，刮其关节，刮则其血皆分，住[1]则复合，数数分合，动则生阳，关节通而气得转，往往有随手而愈者，刮处必现血点，红紫如沙，故名痧也。但刮后须十二时不饮水，方不再发。不然则留邪在络，稍受寒发怒，则举发矣。以其欲吐不吐，欲利不利而腹痛，故又名干霍乱。其转筋名转筋火者，以常发于夏月，夏月火令，又病迅速如火也，其实乃伏阴与湿相搏之故。以大建中之蜀椒，急驱阴浊下行；干姜温中；去人参、胶饴（yí）者，畏其满而守也；加厚朴以泻湿中浊气；槟榔（bīng láng）以散结气，直达下焦；广皮通行十二经之气，改名救中汤，急驱浊阴，所以救中焦之真阳也。九痛丸一面扶正，一面驱邪，其驱邪之功最速，故亦可服。再按前吐泻之霍乱，有阴阳二证，干霍乱则纯有阴而无阳，所谓天地不通，闭塞而成冬，有若否卦之义。若语言乱者，邪干心包，故先以至宝丹，驱包络之邪也。

救中汤方（苦辛通法）　蜀椒（炒出汗）三钱　淡干姜四钱　厚朴三钱　槟榔二钱　广皮二钱

水五杯，煮取二杯，分二次服。兼转筋者，加桂枝三钱，防己五钱，

刮时血液又汇合，经过几次这样的刮动，可以起到疏通气血的作用。关节气血通畅而气机能够运转，往往有人刮完后很快就能痊愈。由于刮过的皮肤处会出现细小的出血点，色红紫，形状如沙，所以此病称为"发痧"。但应注意，刮后二十四小时内不能喝水，只有这样病情才不会复发。否则病邪会留滞经络，稍微不慎感受寒邪，或情志恼怒，就会导致病情复发。因为本病证的特点是想吐而吐不出来，想泻也泻不出来，并有剧烈腹痛，所以称为"干霍乱"。此处，将所发生的转筋称为"转筋火"，由于本病证多发生在夏季，夏季属于火热当令之时，加上病情发展犹如火势迅猛，实际上本病证不是火热所致，而是由于内伏的阴寒之气和湿邪相互搏结所引起的。治疗常选用大建中汤加减。方中用蜀椒快速祛除阴浊之邪，用干姜温中散寒，去掉原方中的人参、胶糖，是担心这两味药壅滞内守，不利于寒邪的祛除，再加上厚朴来燥湿化浊，槟榔驱散郁结之气，并能直接通达下焦，广陈皮疏通十二经气机。该方名为救中汤，是因为本方具有迅速祛除寒湿阴浊之邪，救助中焦真阳的作用。九痛丸一面扶正，一面驱邪，祛除阴浊之邪的作用非常快，所以也可以用于治疗本病。前面谈到上吐下泻的霍乱，有阴阳两种类型，而干霍乱只有属阴寒的性质，一般无阳证，这就是所谓的天地之气不通，闭塞而成为寒冬，如同八卦中否卦的含义。假如又出现语言错乱，是病邪侵犯心包，应当先用至宝丹，祛除心包络的病邪。

救中汤方（苦辛通法）（方略）

以上药物加水五杯，煮成两杯药液，分两次服。如果兼有转筋，加桂枝9克，防己15克，薏仁

---

[1] 住：停止，不刮。

薏仁三钱。厥者加附子二钱。

九痛丸方（治九种心痛，苦辛甘热法）　附子三两　生狼牙一两　人参一两　干姜一两　吴茱萸一两　巴豆（去心熬碾如膏）一两

蜜丸梧（wú）子大，酒下，强人初服三丸，日三服，弱者二丸。

兼治卒中恶，腹胀痛，口不能言；又治连年积冷，流注心胸痛，并冷冲上气，落马、坠车、血病等证皆主之。忌口如常法。

方论　《内经》有五脏胃腑心痛，并痰虫食积，即为九痛也。心痛之因，非风即寒，故以干姜、附子驱寒壮阳，吴茱萸能降肝脏浊阴下行，生狼牙善驱浮风，以巴豆驱逐痰虫陈滞之积，人参养正驱邪，因其药品气血皆入，补泻攻代皆备，故治中恶腹胀痛等证。

附录《外台》走马汤：治中恶、心痛、腹胀、大便不通，苦辛热法。沈目南注云：中恶之证，俗谓绞肠乌痧，即秽臭恶毒之气，直从口鼻入于心胸肠胃脏腑，壅塞正气不行，故心痛腹胀，大便不通，是为实证，非似六淫（yín）侵入而有表里清浊之分。故用巴豆极热大毒峻（jùn）猛之剂，急攻其邪，佐杏仁以利肺与大肠之气，使邪从后阴一扫尽除，则病得愈。若缓须臾（yú），正气不通，营卫阴阳机

9克。如果四肢发冷，加附子6克。

九痛丸方（治九种心痛，苦辛甘热法）（方略）

以上药物用蜜调和制成丸药，如梧桐子大，以酒送服。身体强健的人开始用三丸，每日服三次；身体较弱的人，开始服两丸。

本方也能治疗突发的恶心呕吐，腹部胀痛，不能说话；又能治疗长期受寒，寒邪积滞不愈导致的心胸疼痛，腹部冷气上冲心胸；还能治疗落马、坠车、血病等证候。按照通常的方法来忌口。

方论　《内经》记载五脏和胃腑都可以引起心痛，再加上痰、虫、食积所致的心痛，一共九种心痛。心痛发生的原因，不是风就是寒，因此方中用干姜、附子祛除寒邪，温补阳气，吴茱萸能使肝脏的阴寒浊气下行，生狼牙擅长祛除浮风，再用巴豆来攻逐痰、虫、肠道久留的积滞，用人参补养正气，加强机体驱邪能力。由于方中所用的药物既能入气分，又能入血分，而且补益正气和祛除病邪同时兼备，所以本方能治疗中恶、腹中疼痛等病症。

此处附录《外台》中的走马汤，用来治中恶、心痛、腹胀、大便不通等症状，这是苦辛热治法。沈目南注：中恶，俗称为"绞肠乌痧"，因为秽臭恶毒之气从口鼻侵袭人体，直接侵犯心胸胃肠各脏腑，导致正气壅阻、滞涩不通，所以出现心痛、腹部胀满、大便不通等症状，属于实证。本病不像六淫侵犯人体那样，有表里和清浊的区别，因此使用巴豆这种性质极热的药物，有较强毒性，作用峻猛，可以迅速攻除病邪，并佐以杏仁通利肺和大肠的气机，使病邪从大便一扫而尽，疾病便可痊愈。如果治疗稍微迟缓片刻，就会造成正气不通，人体营卫和阴阳之气停息不行而死亡。所以本方主要体现了"通则不痛"的思想。（方略）

息则死。是取通则不痛之义也。

巴豆（去心皮熬）二枚 杏仁二枚

上二味，以绵缠（chán）槌（chuí）令碎，热汤二合，捻（niǎn）取白汁饮之，当下。老小弱强量之。通治飞尸鬼击病。

按《医方集解》中，治霍乱用阴阳水一法，有协和阴阳，使不相争之义。又治干霍乱用盐汤探吐一法，盖闭塞至极之证，除针灸之外，莫如吐法通阳最速。夫呕，厥阴气也；寒痛，太阳寒水气也；否，冬象也，冬令太阳寒水，得厥阴气至，风能上升，则一阳开泄，万象皆有生机矣。至针法，治病最速，取祸亦不缓，当于《甲乙经》中求之，非善针者，不可令针也。

以上两味药用棉布缠好以后，用锤子捣碎，放进两合热开水中，捻揉使药汁渗入水中，然后将药水服下，服后一定会腹泻。药物的剂量应根据患者的年龄大小、体质强弱灵活增减。本方还可以治疗飞尸、鬼击等疾病。

按 在《医方集解》中，治疗霍乱有一种阴阳水的方法，是取其调和阴阳，使邪正不相争之意。另外，还有用盐汤探吐的方法治疗干霍乱，因为干霍乱是一种上下闭塞非常严重的疾病，除了针灸以外，别的方法都不如吐法通行阳气作用迅速。呕吐是由于厥阴之气犯胃，寒痛是因为太阳寒水之气闭塞。否在八卦之中代表冬季，冬季是太阳寒水主令，如果能使厥阴风木之气发挥作用，风木主上升宣发，可催吐，呕吐后阳气开泄，万象都有生机。至于用针法，虽然治疗疾病收效快，但如果使用不当，也会引起不良后果，所以要认真研读《甲乙经》，不善于针法的人，不能随便下针。

湿温（疟、痢、疸、痹附）

五四、湿热上焦未清，里虚内陷，神识如蒙，舌滑脉缓，人参泻心汤加白芍主之。

湿在上焦，若中阳不虚者，必始终在上焦，断不内陷；或因中阳本虚，或因误伤于药，其势必致内陷。湿之中（zhòng）[1]人也，首如裹，目如蒙，热能令人昏，故神识如蒙，此与热邪直入包络谵语神昏有间（jiàn）[2]。

五四、湿热之邪在上焦未能清化，若患者正气亏虚，湿热就会内陷，出现神识昏蒙，舌苔滑，脉缓等，应当用人参泻心汤加白芍治疗。

湿热之邪在上焦时，若中焦阳气不虚，病邪始终在上焦，不会内陷生变。如果中焦阳气亏虚或用药有误，损伤中焦阳气，必然导致病邪内传。湿邪伤人表现为头重如裹，视物昏蒙，因此湿热内陷会导致神志昏蒙，这种神志不清和热邪侵犯心包而出现神昏、谵语有所不同。由于有正气亏虚，所以用人参养护中焦阳气，白芍养护真阴；又因湿邪内

---

[1]中：中伤。

[2]间：差别。

里虚故用人参以护里阳，白芍以护真阴；湿陷于里，故用干姜、枳实之辛通；湿中兼热，故用黄芩、黄连之苦降。此邪已内陷，其势不能还表，法用通降，从里治也。

人参泻心汤方（苦辛寒兼甘法）

人参二钱　干姜二钱　黄连一钱五分

黄芩一钱五分　枳实一钱　生白芍二钱

水五杯，煮取二杯，分二次服，渣再煮一杯服。

五五、湿热受自口鼻，由募（mù）原直走中道，不饥不食，机窍不灵，三香汤主之。

此邪从上焦来，还使上焦去法也。

三香汤方（微苦微辛微寒兼芳香法）瓜蒌皮三钱　桔梗三钱　黑山栀二钱　枳壳二钱　郁金二钱　香豉二钱　降香末三钱

水五杯，煮取二杯，分二次温服。

方论　按此证由上焦而来，其机尚浅，故用蒌皮、桔梗、枳壳微苦微辛开上，山栀轻浮微苦清热，香豉、郁金、降香化中上之秽浊而开郁。上条以下焦为邪之出路，故用重；此条以上焦为邪之出路，故用轻；以下三焦均受者，则用分消。彼此互参，可以知叶氏之因证制方，心灵手巧处矣！惜散见于案中而人多不察，兹特

陷，所以用干姜、枳实温通辛散化湿；由于湿邪兼夹热邪，所以用黄芩、黄连苦寒清热。本病证属湿热内陷，不能从表而解，必须用辛苦通降的方法，祛除在里的湿热。

人参泻心汤方（苦辛寒兼甘法）（方略）

以上药物用五杯水，煮成两杯，分两次服。药渣可加水再煎煮一次服下。

五五、湿热之邪从口鼻侵入，由膜原直接传到中焦脾胃，出现不知饥饿，不想吃饭，清窍壅塞而不灵活的症状，应当用三香汤治疗。

本条讨论病邪从上焦传来，再使其从上焦祛除的方法。

三香汤方（微苦微辛微寒兼芳香法）（方略）

以上药物用五杯水，煮成两杯，分两次温服。

方论　本病由上焦传变而来，病情尚轻浅，所以用瓜蒌皮、桔梗、枳壳，微苦微辛的药物开泄上焦，用质轻浮、味微苦的山栀清热，以香豉、郁金、降香芳香宣化上、中焦秽浊之邪而开通郁闭。上条的治疗是使邪从下焦而出，所以用药侧重于沉降；本条治疗是使邪从上焦宣透，所以用药侧重于轻清；下条病症是三焦均受邪，所以治疗用分消的方法。以上三条的内容均来自叶天士《临证指南医案》，相互参照，可以看出叶氏根据病证变化，制方用药的巧妙之处。可惜的是，这些内容散在于叶氏的医案之中，人们大多没有注意，所以这里特别

为拈（niān）出，以概其余。

五六、吸受秽湿[1]，三焦分布[2]，热蒸头胀，身痛呕逆，小便不通，神识昏迷，舌白，渴不多饮，先宜芳香通神利窍，安宫牛黄丸；继用淡渗分消浊湿，茯苓皮汤。

按此证表里经络脏腑三焦，俱为湿热所困，最畏内闭外脱，故急以牛黄丸宣窍清热而护神明；但牛黄丸不能利湿分消，故继以茯苓皮汤。

安宫牛黄丸（方法见前）

茯苓皮汤（淡渗兼微辛微凉法）

茯苓皮五钱　生薏仁五钱　猪苓三钱

大腹皮三钱　白通草三钱　淡竹叶二钱

水八杯，煮取三杯，分三次服。

五七、阳明湿温，气壅为哕[3]者，新制橘皮竹茹汤主之。

按《金匮》橘皮竹茹汤，乃胃虚受邪之治，今治湿热壅遏胃气致哕，不宜用参甘峻补，故改用柿蒂。按柿成于秋，得阳明燥金之主气，且其形多方，他果未之有也，故治肺胃之病有独胜（肺之脏象属金，胃之气运属金）。柿蒂（dì）乃柿之归束处，凡花

选出来论述，这样大致对其他相关内容可以就触类旁通。

五六、秽浊之邪从口鼻而入，遍布于三焦，热势蒸腾，头胀，身体疼痛，呕吐，小便不通，神识昏蒙，舌苔白，口渴却不想多喝水。治疗应先用芳香开窍醒神的方法，给予安宫牛黄丸；神志清醒后，再用淡渗利湿，分消浊邪的方法，给予茯苓皮汤。

按 上述病证是表里、经络、脏腑、三焦都被湿热之邪困阻。这时最怕出现内闭外脱之证，所以要尽快给予安宫牛黄丸开窍清热以保护神明，但安宫牛黄丸没有利湿作用，再给予茯苓皮汤淡渗利湿。

安宫牛黄丸（处方和治法见前文）

茯苓皮汤（淡渗兼微辛微凉法）（方略）

以上药物用八杯水，煮成三杯药液，分三次服下。

五七、湿温病邪如果影响到阳明脾胃，可以引起胃气壅滞，气机上逆而出现呃逆，用新制橘皮竹茹汤治疗。

按 《金匮要略》中橘皮竹茹汤，是用来治疗胃气虚损又感受病邪导致呃逆的方剂，现在用来治疗因湿热壅遏胃气所致的呃逆，不宜用人参、甘草等壅补的药物，所以将上述药物改为柿蒂。柿子成熟于秋季，秉受阳明燥金的主气，且形状为方形，这是其他果物没有的，因而治疗肺胃疾病具有独特的作用（肺的五脏属性为金，胃的气运也属金）。柿蒂为柿子的归属之处，开花、结果都源于此。凡

---

[1] 吸受秽湿：指外感湿热挟秽浊之气。

[2] 三焦分布：指湿热弥漫三焦。

[3] 哕：指呃逆，或干呕。

皆散，凡子皆降，凡降先收，从生而散而收而降，皆一蒂为之也，治逆呃之能事毕矣（再按：草木一身，芦与蒂为升降之门户，载生气上升者芦也，受阴精归藏者蒂也，格物[1]者不可不于此会心焉）。

是花，其性能大多升散，凡是种子、果实类，其性能大多沉降，而沉降之前必然先收聚，所以柿蒂具有收散和沉降的作用，擅长治疗呃逆（从草木性质分析，芦和蒂为升降的门户，载生发之气上升的是芦，接受阴精归藏的是蒂，钻研医学的医生不可以不在这方面用心分析）。

新制橘皮竹茹汤方（苦辛通降法）

橘皮三钱　竹茹三钱　柿蒂七枚　姜汁三茶匙（冲）

水五杯，煮取二杯，分二次温服，不知，再作服。有痰火者，加竹沥、瓜蒌霜。有瘀血者，加桃仁。

新制橘皮竹茹汤方（苦辛通降法）（方略）

以上药物用五杯水，煮成两杯，趁热分两次服下。如果效果不明显，可再服一次。痰热较重，加竹沥、瓜蒌霜。兼有瘀血者，加桃仁。

五八、三焦湿郁，升降失司，脘（wǎn）连腹胀，大便不爽，一加减正气散主之。

五八、湿邪郁阻三焦，气机升降失常，出现脘腹胀满，大便不爽，用一加减正气散治疗。

再按此条与上第五十六条同为三焦受邪，彼以分消开窍为急务，此以升降中焦为定法，各因见证[2]之不同也。

再按　本条与第五十六条论述的病证均为病邪侵犯三焦，但五十六条的病证治疗以开窍醒神、分利湿邪为主，本条治疗以升降中焦气机为基本大法，这是因为二者临床表现不同。

一加减正气散方　藿香梗二钱　厚朴二钱　杏仁二钱　茯苓皮二钱　广皮一钱　神曲一钱五分　麦芽一钱五分　绵茵陈二钱　大腹皮一钱

一加减正气散方（方略）

水五杯，煮取二杯，再服。

以上药物用五杯水，煮成两杯，分两次服用。

方论　正气散[3]本苦辛温兼甘

方论　藿香正气散原本是苦辛温兼甘法，现在

---

[1]格物：探究万物的规律。

[2]见证：临床表现。

[3]正气散：指局方治伤寒方中的藿香正气散。

法，今加减之，乃苦辛微寒法也。去原方之紫苏、白芷，无须发表也。去甘、桔，此证以中焦为扼要，不必提上焦也。只以藿香化浊，厚朴、广皮、茯苓、大腹泻湿满，加杏仁利肺与大肠之气，神曲、麦芽升降脾胃之气，茵陈宣湿郁而动生发之气，藿香但用梗，取其走中不走外也。茯苓但用皮，以诸皮皆凉，泻湿热独胜也。

经过加减而成为苦辛微寒法。去掉原方的紫苏、白芷，是因为没有表证不需要解表，去甘草、桔梗，是因为本病病位在中焦不必升提。方中以藿香芳香化湿，厚朴、广陈皮、茯苓、大腹皮理气化湿，消除胀满，再加杏仁宣利肺和大肠之气，神曲、麦芽升降中焦脾胃气机，茵陈宣透湿邪之郁滞而鼓舞生发之气。藿香只用其梗，是为了使其在中焦发挥作用而不是体表。茯苓只用皮，各种皮的性质大多寒凉，对清化湿热有独特的功效。

五九、湿郁三焦，脘闷，便溏（táng），身痛，舌白，脉象模糊，二加减正气散主之。

上条中焦病重，故以升降中焦为要。此条脘闷便溏，中焦证也，身痛舌白，脉象模糊，则经络证矣，故加防己急走经络中湿郁；以便溏不比大便不爽，故加通草、薏仁，利小便所以实大便也；大豆黄卷从湿热蒸变而成，能化蕴酿之湿热，而蒸变脾胃之气也。

五九、湿邪阻滞三焦，脘腹痞闷，大便稀溏，身体疼痛，舌苔白，脉象模糊不清，应当用二加减正气散治疗。

上条所论述的病变重点在中焦，所以治疗以升降中焦脾胃气机为大法。本条论述的既有脘腹痞闷、大便稀溏等湿邪困阻中焦脾胃的症状，也有身体疼痛、舌苔白，脉象模糊等湿邪困阻经络的表现，所以用防己迅速祛除经络中的湿邪。由于本证出现大便稀溏而不是大便不爽，所以加用通草、薏苡仁，通过利小便而使大便成形。大豆黄卷是经过湿热熏蒸后形成的，所以能清化体内蕴阻的湿热，健运脾胃。

二加减正气散方（苦辛淡法） 藿香梗三钱　广皮二钱　厚朴二钱　茯苓皮三钱　木防己三钱　大豆黄卷二钱　川通草一钱五分　薏仁三钱

水八杯，煮三杯，三次服。

二加减正气散方（苦辛淡法）（方略）

以上药物用水八杯，煮成三杯，分三次服。

六十、秽湿着里，舌黄脘闷，气机不宣，久则酿（niàng）热，三加减

六十、湿邪留于体内，出现舌苔发黄，脘腹痞闷，是因湿邪久留，郁而化热，气机失宣所致，应当用三加减正气散治疗。

正气散主之。

前两法，一以升降为主，一以急宣经隧为主；此则以舌黄之故，预知其内已伏热，久必化热，而身亦热矣，故加杏仁利肺气，气化则湿热俱化，滑石辛淡而凉，清湿中之热，合藿香所以宣气机之不宣也。

三加减正气散方（苦辛寒法）藿香（连梗叶）三钱　茯苓皮三钱　厚朴二钱　广皮一钱五分　杏仁三钱　滑石五钱

水五杯，煮二杯，再服。

前述的两种治法，一种是以升降脾胃气机为主，一是以宣通经络湿邪为主。本条病症中由于出现舌黄，判断体内有热邪内伏。湿邪久郁化热，身体必然发热，所以治疗时加杏仁宣肺理气，肺气宣畅，湿热之邪才易于清化。方中滑石辛淡而凉，可清利湿热，配合藿香，既可化湿又可宣通气机。

三加减正气散方（苦辛寒法）（方略）

以上药物用五杯水，煮成两杯，分两次服。

六一、秽湿着里，邪阻气分，舌白滑，脉右缓，四加减正气散主之。

以右脉见缓之故，知气分之湿阻，故加草果、楂（zhā）肉、神曲，急运坤（kūn）阳，使足太阴之地气不上蒸手太阴之天气也。

四加减正气散方（苦辛温法）藿香梗三钱　厚朴二钱　茯苓三钱　广皮一钱五分　草果一钱　楂肉（炒）五钱　神曲二钱

水五杯，煮二杯，渣再煮一杯，三次服。

六一、湿浊之邪留于体内，阻滞中焦气机，舌苔白滑，右手脉缓，应当用四加减正气散治疗。

由右手脉可知湿邪困阻在气分，所以在方中加入草果、山楂肉、神曲祛除中焦湿邪，运化脾胃气机，使足太阴脾的湿邪不至于影响上焦手太阴肺的宣降功能。

四加减正气散方（苦辛温法）（方略）

以上药物用五杯水，煮成两杯，药渣加水再煮一杯药液，分三次服。

六二、秽湿着里，脘闷便泄，五加减正气散主之。

秽湿而致脘闷，故用正气散之香开；便泄而知脾胃俱伤，故加大腹运

六二、湿浊留于体内，出现脘腹痞闷，大便泄泻等症状，应当用五加减正气散治疗。

由于湿邪阻滞中焦导致脘腹痞闷，所以用藿香正气散芳香宣通气机。大便泄泻可知脾胃受损，所以用大腹皮健运脾气，用谷芽升发胃气。上述两条

脾气，谷芽升胃气也。以上二条，应入前寒湿类中，以同为加减正气散法，欲观者知化裁古方之妙，故列于此。

五加减正气散方（苦辛温法）　藿香梗二钱　广皮一钱五分　茯苓块三钱　厚朴二钱　大腹皮一钱五分　谷芽一钱　苍术二钱

水五杯，煮二杯，日再服。

按今人以藿香正气散统治四时感冒，试问四时止一气行令乎？抑各司一气，且有兼气乎？况受气之身躯脏腑，又各有不等乎？历观前五法，均用正气散，而加法各有不同，亦可知用药非丝丝入扣，不能中病。彼泛论四时不正之气，与统治一切诸病之方，皆未望见轩（xuān）岐[1]之堂室者也。乌可云医乎！

六三、脉缓身痛，舌淡黄而滑，渴不多饮，或竟不渴，汗出热解，继而复热，内不能运谷之湿，外复感时令之湿，发表攻，两不可施，误认伤寒，必转坏证，徒[2]清热则湿不退，徒祛湿则热愈炽，黄芩滑石汤主之。

脉缓身痛，有似中风，但不浮，舌滑不渴饮，则非中风矣。若系中风，汗出则身痛解而热不作矣。今继而复

病症均属于寒湿性质，应列入寒湿类中，但因同为正气散的加减应用，为使读者理解古代方剂灵活加减的妙处，所以并列于此。

五加减正气散方（苦辛温法）（方略）

以上药物用五杯水，煮成两杯药液，一日服两次。

按　现在的医生都用藿香正气散治疗一年四季的感冒，难道四季都由一气主令吗？况且患者的体质、脏腑的机能又各不相同，怎么能用藿香正气散治疗一切感冒呢？纵观上述五种治法，虽均用正气散，但药物加减各有不同，因此可知，治疗用药如果不能做到丝丝入扣，就不能切中病机，获得疗效。那些只是泛泛谈论四时不正之气，仅仅用几张方剂治疗所有病证的人，都没有掌握高深的医学理论，怎能成为医生呢？

六三、湿温病出现脉缓，身体疼痛，舌苔淡黄而滑，口渴却饮水不多，或者不觉口渴，汗出后热势下降，但不久热势又增高的症状。这是由于脾胃不能运化水谷产生内湿，同时又感受时令的外湿，内外湿邪相合致病。二者都不能用解表或攻下的方法，若误按伤寒治疗，必然转成坏证。单纯用清热法治疗，湿邪又不能祛除，单纯用祛湿法，热势必然更加炽烈。所以应该用湿热同治的黄芩滑石汤治疗。

湿温病初期出现脉缓，身体疼痛等症状，与伤寒中风相似，但是其脉不浮，舌苔滑腻，不多饮水，可知其并非中风证。如果是中风证，汗出之后

---

[1]轩岐：指医术。

[2]徒：只，仅仅。

热者,乃湿热相蒸之汗,湿属阴邪,其气留连,不能因汗而退,故继而复热。内不能运水谷之湿,脾胃困于湿也;外复受时令之湿,经络亦困于湿矣。倘以伤寒发表攻里之法施之,发表则诛(zhū)伐无过之表,阳伤而成痉;攻里则脾胃之阳伤,而成洞泄寒中,故必转坏证也。湿热两伤,不可偏治,故以黄芩、滑石、茯苓皮清湿中之热,蔻仁、猪苓宣湿邪之正,再加腹皮、通草,共成宣气利小便之功,气化则湿化,小便利则火腑通而热自清矣。

黄芩滑石汤方(苦辛寒法) 黄芩三钱 滑石三钱 茯苓皮三钱 大腹皮二钱 白蔻仁二钱 通草一钱 猪苓三钱

水六杯,煮取二杯,渣再煮一杯,分温三服。

六四、阳明湿温,呕而不渴者,小半夏加茯苓汤主之;呕甚而痞者,半夏泻心汤去人参、干姜、大枣、甘草,加枳实、生姜主之。

呕而不渴者,饮多热少也,故主以小半夏加茯苓,逐其饮而呕自止。呕而兼痞,热邪内陷,与饮相搏,有固结不通之患,故以半夏泻心去参、姜、甘、枣之补中,加枳实、生姜之宣胃也。

邪随汗解,身体疼痛自然消除,发热减退而不会再起。现在所见病情是汗出后热势虽减,但不久又发热,这是因为湿热相争而致汗出,湿为阴邪,留连难去,不能通过出汗完全解除,因而热退后不久又发热。在内,机体不能正常运化水谷,脾胃被湿邪困阻;在外,又感受时令湿邪,困阻经络。如果用治疗伤寒解表攻下的方法治疗本证,必然转成坏证。如果解表就会攻伐无邪的肌表,损伤阳气,甚至导致发生痉病;通利攻下就会更加损伤脾胃阳气,形成虚寒内盛,泄泻不止的病证。由于本病既有湿邪又有热邪,所以不能只治湿或者只治热,必须湿热同治。本方以黄芩、滑石、茯苓皮清湿中之热,以蔻仁、猪苓宣化渗利湿邪,再加上大腹皮、通草,全方共凑理气化湿、通利小便的作用。通过宣利气机来化湿邪,通过利小便来清泄小肠火腑之热,这样湿热之邪便得以清化。

黄芩滑石汤方(苦辛寒法)(方略)

以上药物用六杯水,煮成两杯,药渣加水再煎一杯,趁热分三次服下。

六四、湿温病,病在阳明胃,出现呕吐,不口渴的症状,应当用小半夏加茯苓汤治疗。如果呕吐严重而脘腹痞胀,应当用半夏泻心汤去人参、干姜、大枣、甘草,加枳实、生姜治疗。

呕吐而不口渴,说明饮邪在胃,热邪不重,用小半夏加茯苓汤,祛除饮邪,呕吐自然停止。呕吐严重又兼有脘腹痞胀,说明热邪内陷和饮邪相搏,痼结于中焦形成上下不通的病势,所以用半夏泻心汤去人参、干姜、大枣、甘草等温补中焦阳气的药物,加枳实、生姜宣通胃气。

小半夏加茯苓汤方　半夏六钱　茯苓六钱　生姜四钱

水五杯，煮取二杯，分二次服。

半夏泻心汤去人参干姜甘草大枣加枳实生姜　半夏六钱　黄连二钱　黄芩三钱　枳实三钱　生姜三钱

水八杯，煮取三杯，分三次服，虚者复纳人参大枣。

六五、湿聚热蒸，蕴于经络，寒战热炽（chì），骨骱（jiè）[1]烦疼，舌色灰滞，面目萎（wěi）黄，病名湿痹，宣痹汤主之。

《经》谓：风寒湿三者合而为痹。《金匮》谓：经热则痹。盖《金匮》诚补《内经》之不足。痹之因于寒者固多，痹之兼乎热者，亦复不少，合参二经原文，细验于临证之时，自有权衡（héng）。本论因载湿温而类及热痹，见湿温门中，原有痹证，不及备载痹证之全，学者欲求全豹[2]，当于《内经》《金匮》、喻氏、叶氏以及宋元诸名家，合而参之自得。大抵不越寒热两条，虚实异治。寒痹势重而治反易，热痹势缓而治反难，实者单病躯壳易治，虚者兼病脏腑夹痰饮腹满等证，则难治矣，犹之伤寒两感也。

小半夏加茯苓汤方（方略）

以上药物，用五杯水，煮成两杯，分两次服。

半夏泻心汤去人参干姜甘草大枣加枳实生姜（方略）

以上药物用八杯水，煮成三杯，分三次服。体质虚弱的患者可加入人参、大枣。

六五、湿热之邪蕴阻熏灼于经络，出现热盛而又恶寒发抖，骨节间剧烈疼痛，心中烦躁，舌苔色灰而质腻，面目萎黄，这种病称为湿痹，应当用宣痹汤治疗。

《内经》说风、寒、湿三种病邪相合侵犯人体会形成痹证，而《金匮要略》又补充了内经的不足，指出痹证的形成虽然由于寒邪引起的较多，但也存在兼有湿热的情况，结合二者的原文，仔细在临床中体会，自然就可以掌握。本书因论及湿温病而涉及热痹，在湿温门中原来就包括痹证，但没能全面详细地论述痹证的证治，如果学者想全面地了解痹证的证候特点和治法，还要认真研究《内经》和《金匮要略》、喻嘉言、叶天士和宋元时期名家论述，综合参照，自有收获。大凡痹证的辨证，不外乎寒、热两条，治疗不离虚、实两方面。寒痹病情重，但治疗相对容易；热痹病情较缓，但治疗反而困难。实证仅仅是病位在肢体，容易治；虚证出现了脏腑病变兼有痰饮腹满等，治疗相对困难。本病舌苔灰滞，眼睛发黄，可知湿已化热。寒战而热势炽盛，可知病变在经络，周身骨节疼痛是痹证的特点。如果只是泛泛用祛湿的药物，而不疏通经络，效果不佳。方中用防己祛湿通络，杏仁开宣肺

---

[1] 骨骱：骨骼关节。

[2] 全豹：比喻事物的全貌。

此条以舌灰目黄，知其为湿中生热；寒战热炽，知其在经络；骨骱（jiè）疼痛，知其为痹证。若泛用治湿之药，而不知循经入络，则罔（wǎng）[1]效矣。故以防己急走经络之湿，杏仁开肺气之先，连翘清气分之湿热，赤豆清血分之湿热，滑石利窍而清热中之湿，山栀肃肺而泻湿中之热，薏苡淡渗而主挛（luán）痹，半夏辛平而主寒热，蚕沙化浊道中清气，痛甚加片子姜黄、海桐（tóng）皮者，所以宣络而止痛也。

宣痹汤方（苦辛通法）　防己五钱　杏仁五钱　滑石五钱　连翘三钱　山栀三钱　薏苡五钱　半夏（醋炒）三钱　晚蚕沙三钱　赤小豆皮三钱（赤小豆乃五谷中之赤小豆，味酸肉赤，凉水浸取皮用，非药肆中之赤小豆。药肆中之赤豆乃广中野豆，赤皮蒂黑肉黄，不入药者也）

水八杯，煮取三杯，分温三服。痛甚加片子姜黄二钱，海桐皮三钱。

六六、湿郁经脉，身热身痛，汗多自利，胸腹白疹（zhěn）[2]，内外合邪，纯辛走表[3]，纯苦清热，皆在所忌，辛凉淡法，薏苡竹叶散主之。

气，连翘清气分湿热，赤小豆清血分湿热，滑石通小便、清热中之湿，山栀清泻肺气以泻湿中之热，薏仁淡渗而主治筋脉挛急疼痛，半夏性味辛平治寒热不调，蚕沙能化浊生清。如果疼痛较重，加片姜黄、海桐皮，宣通经络止痛。

宣痹汤方（苦辛通法）（方略）

以上药物用八杯水，煮成三杯，分三次服用。如果骨节疼痛严重，加片姜黄6克，海桐皮9克。

六六、湿邪阻滞经络，出现发热，身体疼痛，出汗多，大便泄泻，胸腹部有白疹，这是体内湿邪和外感湿邪相合致病。治疗时既不可单纯辛散发表，也不可单纯苦寒清热，应当用辛凉甘淡的薏苡竹叶散治疗。

---

[1]罔：无，没有。

[2]白疹：白色晶莹透亮的小粒。

[3]纯辛走表：指辛温发汗。

上条但痹在经脉，此则脏腑亦有邪矣，故又立一法。汗多则表阳开，身痛则表邪郁，表阳开而不解表邪，其为风湿无疑。盖汗之解者寒邪也，风为阳邪，尚不能以汗解，况湿为重浊之阴邪，故虽有汗不解也。学者于有汗不解之证，当识其非风则湿，或为风湿相搏也。自利者小便必短，白疹者，风湿郁于经络毛窍。此湿停热郁之证，故主以辛凉解肌表之热，辛淡渗在里之湿，俾表邪从气化而散，里邪从小便而驱，双解表里之妙法也，与下条互勘自明。

薏苡竹叶散方（辛凉淡法亦轻以去实法） 薏苡五钱 竹叶三钱 飞滑石五钱 白蔻仁一钱五分 连翘三钱 茯苓块五钱 白通草一钱五分

共为细末，每服五钱，日三服。

六七、风暑寒湿，杂感混淆，气不主宣，咳嗽头胀，不饥舌白，肢体若废，杏仁薏苡汤主之。

杂感混淆，病非一端，乃以气不主宣四字为扼（è）要。故以宣气之药为君。既兼雨湿中寒邪，自当变辛凉为辛温。此条应入寒湿类中，列于此者，以其为上条之对待也。

杏仁薏苡汤方（苦辛温法） 杏仁三钱 薏苡三钱 桂枝五分 生姜七分

上条论述的病证是湿热阻滞经络的湿痹，本条论述脏腑有湿热之邪留滞，所以治疗须另外立法。汗出多，说明体表阳气疏通；身体疼痛为邪郁肌表，体表阳气疏通而表邪不解，这是风湿所致。寒邪得汗可以外解，风属阳邪，不能随汗而解，而湿性重浊且为阴邪，虽然汗出较多但病邪不解。学习医学的人应该知道有汗而病邪不解的病证不是风邪就是湿邪，或者是风湿相合。大便泄泻，水湿从肠道下泄，小便必然短少。胸腹部出现白疹，是风湿之邪郁阻体表孙络、毛窍所致。总之本证是湿邪内停、热邪郁遏的证候，所以用辛凉的药物来解肌表邪热，辛淡渗利的药物解在里的湿邪，使在表的病邪通过气化而从表透散，在里的湿邪从小便而去，这种表里双解的方法和下条病证相互参照，更加明确。

薏苡竹叶散方（辛凉淡法，也是轻以去实法）（方略）

以上药物研为细末，每次服15克，每日服三次。

六七、风暑寒湿四种病邪混杂侵犯人体，气不得宣畅，出现咳嗽，头胀，没有饥饿感，舌苔白，肢体无力，活动不便等症状，应当用杏仁薏苡汤治疗。

多种病邪混杂致病，病情必然复杂。以肺气不宣为主要病机，治疗以宣化气机为主。由于本证中夹杂湿邪和寒邪，所以治疗时把辛凉改成辛温。本条的内容应列入寒湿病之中，放在湿温病中，是为了和上条的内容相互参照。

杏仁薏苡汤方（苦辛温法）（方略）

厚朴一钱　半夏一钱五分　防己一钱五分
白蒺藜（jí lí）二钱

水五杯，煮三杯，渣再煮一杯，分温三服。

以上药物用五杯水，煮成三杯，药渣加水再煮一杯，分三次温服。

六八、暑湿痹者，加减木防己汤主之。

此治痹之祖方也。风胜则引，引者（吊痛掣（chè）痛之类，或上或下，四肢游走作痛，经谓行痹是也）加桂枝、桑叶。湿胜则肿，肿者〔土曰敦阜（dūn fù）〕加滑石、萆薢、苍术。寒胜则痛，痛者加防己、桂枝、姜黄、海桐皮。面赤口涎自出者（《灵枢》谓：胃热则廉泉开），重加石膏、知母。绝无汗者，加羌活、苍术；汗多者，加黄芪、炙甘草。兼痰饮者，加半夏、厚朴、广皮。不能备载全文，故以祖方加减如此，聊示门径而已。

加减木防己汤方（辛温辛凉复法）
防己六钱　桂枝三钱　石膏六钱　杏仁四钱　滑石四钱　白通草二钱　薏苡三钱

水八杯，煮取三杯，分温三服。见小效不即退者，加重服，日三夜一。

六九、湿热不解，久酿成疸，古有成法，不及备载，聊列数则，以备规矩（下疟、痢等证仿此）。

本论之作，原补前人之未备，已

六八、因感受暑湿之邪形成的痹证，应当用加减木防己汤治疗。

这是治疗痹证的基础方。风气较重会引起四肢拘挛（引是指肢体吊痛、掣痛，或出现在身体上部，或出现在身体下部，疼痛游走四肢，也就是《内经》所说的行痹），可加重桂枝的用量，再加入桑叶。湿气较重可见病处肿胀（湿邪属土，湿气胜称为敦阜），可加重滑石的用量，再加入萆薢、苍术。寒气较重会导致疼痛，应加重防己、桂枝的用量，再加姜黄、海桐皮。患者面红、流涎，可知其胃热较重（《灵枢》中说，胃中有热，廉泉开而流涎），可重用石膏，再加知母。如果全身完全没有汗，可加羌活、苍术。如果汗出较多，加黄芪、炙甘草。如果兼有痰饮，加半夏、厚朴、广陈皮。因为不能把治疗痹证的全部内容记载于此，所以用基本方进行加减来反映治疗痹证的基本大法。

加减木防己汤方（辛温辛凉复法）（方略）

以上药物用八杯水，煮成三杯，分三次温服。若服药有一些效果，但疼痛还没完全停止，可以加重用量再服一次，白天服三次，晚上服一次。

六九、湿热久留不解，酝酿日久形成黄疸。古书中已有现成的治法，在此不做全面论述，只列几条作为参考（以下所论述的疟、痢等病证都可参考此例）。

撰写本书的目的是为了补充前人认识之不足，

有成法可循者，安能尽录。因横列四时杂感，不能不列湿温，连类而及，又不能不列黄疸、疟、痢，不过略标法则而已。按湿温门中，其证最多，其方最伙。盖土居中位，秽浊所归，四方皆至，悉可兼证，故错综参伍，无穷极也。即以黄疸一证而言，《金匮》有辨证三十五条，出治一十二方，先审黄之必发不发，在于小便之利与不利；疸之易治难治，在于口之渴与不渴；再察瘀热入胃之因，或因外并，或因内发，或因食谷，或因醹酒[1]，或因劳色，有随经蓄血，入水黄汗；上盛者一身尽热，下郁者小便为难；又有表虚里虚，热除作哕，火劫致黄。知病有不一之因，故治有不紊[2]之法：于是脉弦胁痛，少阳未罢，仍主以和；渴饮水浆，阳明化燥，急当泻热；湿在上，以辛散，以风胜；湿在下，以苦泄，以淡渗；如狂蓄血，势以必攻；汗后溺白，自宜投补；酒客多蕴热，先用清中，加之分利，后必顾其脾阳；女劳有秽浊，始以解毒，继以滑窍，终当峻补真阴；表虚者实卫，里虚者建中；入水火劫，以及治逆变证，各立方论，以为后学津

对于前人已有现成治法可供参考的，未能全部记载。谈到感受四时邪气，就必然涉及湿温病，对于性质相类似的黄疸，疟疾，痢疾等病证就必然连带讨论，但只能简略说明其治法而已。在湿温中，病证种类最多，方剂也多，这是因为脾胃属土，位于中焦，各种秽浊之邪都可侵犯脾胃，而且许多病证在其发展过程中也会传入脾胃，从而出现各种兼证，所以说湿温病证候错综复杂，难以详尽论述。就以黄疸这一病证来说，《金匮要略》中辨治黄疸的条文有三十五条，方剂十二首。对于黄疸的辨证，提出了黄疸是否发生，取决于小便是否通利；黄疸易治或者难治，可观察口渴或者不渴；在审查瘀热入胃的原因，有的是外感，有的是内伤，有的是饮食停滞，有的是过分饮酒，有的是房事过度，有的是由于病邪随经络运行停滞于下焦而形成蓄血证，有的因为出汗后入水沐浴而致汗液发黄；有的由于火热亢盛于上而致全身发热，有的由于病邪郁阻于下而致小便困难；还有的表现为表虚、里虚、热退后呃逆不止，误用艾灸、温针等火热发汗的方法而形成黄疸。明确了黄疸发生的不同原因，治疗时就可以采用相应的治法。脉象弦、胁肋部疼痛，属少阳病证还未解除，以和解为主要治法；口渴而饮水较多的，说明阳明燥热较盛，应当迅速清泻邪热。湿邪偏于上焦的，治疗以辛散为主，多用祛风药。湿邪偏于下焦的，治疗以苦泄为主，多用淡渗药。蓄血证而神志如狂，必须攻逐瘀热。出汗后小便由黄色转为清白色，当用补法。过度饮酒的人大多体内有蕴热，治疗宜清中焦邪热，配合分利湿邪，顾护脾胃。房劳过度的人多有秽浊之邪，治疗开始时应注意解毒，接着用通利下窍的方法，最后大补真阴。表虚的治疗以顾护肌表充实卫气为主。里虚的治疗以扶助中焦阳气为主。汗出入水或者误用火劫，以及治疗不当产生的各种变证导致发黄的，均各有论述和处方，用来作为学医人治疗的

---

[1]醹酒：醹，沉湎，沉溺。醹酒，过分饮酒。

[2]紊：乱。

梁[1]。至寒湿在里之治，阳明篇中，惟见一则，不出方论，指人以寒湿中求之。盖脾本畏木而喜风燥，制水而恶寒湿。今阴黄一证，寒湿相搏，譬（pì）如卑监之土[2]，须暴风日之阳，纯阴之病，疗以辛热无疑，方虽不出，法已显然。奈丹溪云：不必分五疸，总是如盦（ān）[3]酱相似。以为得治黄之扼要，殊不知以之治阳黄，犹嫌其混，以之治阴黄，恶乎可哉！喻嘉言于阴黄一证，意谓仲景方论亡失，恍若无所循从。惟罗谦甫[4]具有卓识，力辨阴阳，遵仲景寒湿之旨，出茵陈四逆汤之治。瑭于阴黄一证，究心有年，悉用罗氏法而化裁之，无不应手取效。间有始即寒湿，从太阳寒水之化，继因其人阳气尚未十分衰败，得燥热药数帖，阳明转燥金之化而为阳证者，即从阳黄例治之。

原则。对于寒湿入里的治法，仅在阳明篇记有一例，但没有方剂，这是提醒人们应当在寒湿类病证中寻求治法。脾土的性质是害怕肝木克伐，喜欢风性干燥，能运化水湿，但厌恶寒湿困阻。现在所说的阴黄病证，是由于寒湿相互搏结，就像土中湿气过盛，必须风吹日晒才能干燥一样，对于脾土被寒湿困阻的纯阴之证，必须用辛热的药物治疗，虽然没有具体的处方，但治疗大法是显而易见的。可是朱丹溪认为治疗时不必区分五种黄疸，因为其形成过程相似，这似乎是治疗黄疸的概要，却不知道按这种认识治疗阳黄，过于笼统含糊，如果再以此治疗阴黄，是非常可怕的。对于阴黄病证的治疗，喻嘉言竟然以为张仲景的论述和处方已经失传，似乎也无所追寻。只有罗谦甫独具慧眼，强调要辨明阳黄和阴黄，根据张仲景提出的阴黄属于寒湿的论断，提出用茵陈四逆汤治疗。我对于阴黄病证研究多年，治疗全都用罗氏的方法加减运用，没有不见效的。偶尔有患者起病初为寒湿之邪所伤，是太阳寒水所化，但因患者阳气尚未衰竭，再投用几剂温燥的方药，寒湿便从阳明燥金转化为阳证，可按阳黄的治法来处理。

七十、夏秋疸病，湿热气蒸，外干时令，内蕴水谷，必以宣通气分为要，失治则为肿胀。由黄疸而肿胀者，苦辛淡法，二金汤主之。

此揭疸病之由与治疸之法，失治

七十、夏秋季节发生的黄疸病，多为湿热之邪蕴蒸所致。一方面感受时令湿热，一方面是体内水谷不能运化而酿生湿热，治疗必须以宣通气分为重点，治疗不当就会由黄疸变成肿胀。由黄疸导致的肿胀，应当用苦辛淡法的二金汤治疗。

本条解释了黄疸的病因和治疗大法，治疗不当

---

[1] 津梁：比喻所采用的工具。

[2] 卑监之土：指脾胃中湿邪较甚，运化功能异常。

[3] 盦：古代盛食物的一种器皿。

[4] 罗谦甫：即罗天益，字谦甫，著有《卫生宝鉴》一书。

之变，又因变制方之法也。

二金汤方（苦辛淡法） 鸡内金五钱 海金沙五钱 厚朴三钱 大腹皮三钱 猪苓三钱 白通草二钱

水八杯，煮取三杯，分三次温服。

七一、诸黄疸小便短者，茵陈五苓散主之。

沈氏目南云：此黄疸气分实证通治之方也。胃为水谷之海，营卫之源，风入胃家气分，风湿相蒸，是为阳黄；湿热流于膀胱，气郁不化，则小便不利，当用五苓散宣通表里之邪，茵陈开郁而清湿热。

茵陈五苓散（五苓散方见前。五苓散系苦辛温法，今茵陈倍五苓，乃苦辛微寒法） 茵陈末十分 五苓散五分

共为细末，和匀，每服三钱，日三服。

《金匮》方不及备载，当于本书研究，独采此方者，以其为实证通治之方，备外风内湿一则也。

七二、黄疸脉沉，中痞恶心，便结溺赤，病属三焦里证，杏仁石膏汤主之。

前条两解表里，此条统治三焦，有一纵一横之义。杏仁、石膏开上焦，姜、半开中焦，积实则由中驱下矣，

的变证，并根据这种变化而确立治法和处方。

二金汤方（苦辛淡法）（方略）

以上药物用八杯水，煮成三杯，分三次温服。

七一、各种黄疸出现小便短少的症状，应当用茵陈五苓散治疗。

沈目南说，这是黄疸气分病变的实证都可以用的治疗方法。胃为五谷之海，是营气、卫气的源泉，如果风邪进入胃的气分，风邪和湿邪相互蕴蒸，形成阳黄。如果湿热之邪下流膀胱，造成气机郁滞气化失常，就会表现为小便不利。治疗用五苓散宣通表里病邪，茵陈升发郁滞而清化湿热。

茵陈五苓散（五苓散处方见前。五苓散是苦辛温法，现在茵陈的用量是五苓散的两倍，所以是苦辛微寒法）（方略）

以上药物一起研成细末，搅拌均匀，每次服用9克，每日服用三次。

《金匮要略》中治疗黄疸的方剂就不一一列举，应当对本书进行研究，这里唯独摘录五苓散，因为它是治疗实证黄疸的通用方，既可治外风，又可治内湿。

七二、黄疸出现脉象沉，脘腹痞满，恶心，大便秘结，小便黄赤，这是湿热充斥三焦的里证，应当用杏仁石膏汤治疗。

前条是采用表里双解的方法，本条是三焦同治，二者分别从一纵一横的角度加以论述。方中的杏仁、石膏可以宣散上焦病邪，姜汁、半夏宣通中焦，积实可把中焦的病邪驱向下焦，山栀通行三

山栀通行三焦，黄柏直清下焦。凡通宣三焦之方，皆扼重上焦，以上焦为病之始入，且为气化之先，虽统宣三焦之方，而汤则名杏仁石膏也。

杏仁石膏汤方（苦辛寒法） 杏仁五钱 石膏八钱 半夏五钱 山栀三钱 黄柏三钱 枳实汁每次二茶匙（冲） 姜汁每次三茶匙（冲）

水八杯，煮取三杯，分三次温服。

七三、素积劳倦，再感湿温，误用发表，身面俱黄，不饥溺赤[1]，连翘赤豆饮煎送保和丸。

前第七十条，由黄而变化病，此则由他病而变黄，亦遥相对待。证系两感，故方用连翘赤豆饮以解其外，保和丸以和其中，俾湿温、劳倦、治逆，一齐解散矣。保和丸苦温而运脾阳，行在里之湿；陈皮、连翘由中达外，其行湿固然矣。兼治劳倦者何？《经》云：劳者温之。盖人身之动作行为，皆赖阳气为之主张，积劳伤阳。劳倦者，因劳而倦也，倦者，四肢倦怠也。脾主四肢，脾阳伤，则四肢倦怠而无力也。再肺属金而主气，气者阳也；脾属土而生金，阳气虽分内外，其实特一气之转输耳，劳虽自外而来，

焦，黄柏清泻下焦。大凡宣通三焦的方剂，其治疗重点都在上焦，这是因为上焦为病邪初入之处，是气化的先导，所以本方虽然能宣通上、中、下三焦，但还是以杏仁石膏来命名。

杏仁石膏汤方（苦辛寒法）（方略）

以上药物用八杯水，煮成三杯药液，分三次服。

七三、长期过度劳累，又感受湿温之邪，再误用发表，导致身体、面目都发黄，没有饥饿感，小便短赤，用连翘赤豆饮煎汤送服保和丸治疗。

前面第七十条讨论由黄疸转变为其他病证的证治，本条则是论述由其他病证转变为黄疸的证治，二者相互参照。本条病机为脾胃内伤和外感湿热两方面，所以治疗用连翘赤豆饮清外感湿热，保和丸调和脾胃化在里的湿邪，使湿热之邪、劳倦内伤、失治误治、变证逆证均得到解除。保和丸性味苦温，能温运脾阳，祛除里湿；陈皮、连翘可使病邪由内达外，祛除湿邪。但为什么能治疗劳倦伤脾呢？《内经》指出，劳倦内伤的病证要用温药。因为人体的一切行为活动都要依赖阳气运行来推动，长期过度劳累必然损伤阳气。所谓劳倦是因劳累而倦怠，倦是四肢倦怠无力，脾主四肢，脾阳受伤，四肢必然倦怠无力。此外，肺金主一身之气，气属阳，脾属土，土可生金，阳气虽然有主内和主外的不同，但都依靠气来传输转运。劳累损伤体表的阳气，但外阳一旦受伤，内在的阳气也不能独自温运，中焦阳气不能温运使原本以食物和水为生的人类，反而被食物和水所困，形成水湿内停，怎能不

---

[1] 溺赤：证名，指小便色红。

外阳既伤，则中阳不能独运，中阳不运，是人之赖（lài）食湿以生者，反为食湿所困。脾既困于食湿，安能不失牝马之贞，而上承乾（qián）健乎！古人善治劳者，前则有仲景，后则有东垣（yuán），皆从此处得手。奈之何后世医者，但云劳病，辄用补阴，非惑于丹溪一家之说哉！本论原为外感而设，并不及内伤，兹特因两感而略言之。

失去原有的功能呢？善于治疗劳倦的古代医家，前有张仲景，后有李东垣，都是从调理脾胃入手。无奈后世医生一提到劳倦致病，立刻用补阴的方法，这不是被朱丹溪一派的理论所误导吗？本书原本是论述外感病的，并不涉及内伤，现因本病证是内伤兼外感，所以稍加讨论。

连翘赤豆饮方（苦辛微寒法） 连翘二钱 山栀一钱 通草一钱 赤豆二钱 花粉一钱 香豆豉一钱

煎送保和丸三钱。

连翘赤豆饮方（苦辛微寒法）（方略）

以上药物煎成汤药，送服保和丸9克。

保和丸方（苦辛温平法） 山楂 神曲 茯苓 陈皮 蔔子 连翘 半夏

保和丸方（苦辛温平法）（方略）

七四、湿甚为热，疟邪痞结心下，舌白口渴，烦躁自利，初身痛，继则心下亦痛，泻心汤主之。

此疟邪结心下气分之方也。

泻心汤方（方法见前）

七四、湿邪郁久化热，发为疟疾，病邪结于心下而致痞满，舌苔白，口渴，烦躁，大便泄泻等。初起身体疼痛，接着心下疼痛，应当用泻心汤治疗。

这是治疗疟疾结于心下的方法。

泻心汤方（处方和用法见前）

七五、疮[1]家湿疟，忌用发散，苍术白虎汤加草果主之。

《金匮》谓疮家忌汗，发汗则病

七五、素有疮疡的患者，又患有湿邪偏盛的疟疾，不可以用发散的治法，应当用苍术白虎汤加草果治疗。

《金匮要略》中提出疮疡的患者忌用发汗的方

---

[1]疮：疮疡。

痉。盖以疮者血脉间病，心主血脉，血脉必虚而热，然后成疮；既成疮以后，疮脓又系血液所化，汗为心液，由血脉而达毛窍，再发汗以伤其心液，不痉何待！故以白虎辛凉重剂，清阳明之热湿，由肺卫而出；加苍术、草果，温散脾中重滞之寒湿，亦由肺卫而出。阳明[1]阳土，清以石膏、知母之辛凉；太阴阴土，温以苍术、草果之苦温，适合其脏腑之宜，矫其一偏之性而已。

苍术白虎汤加草果方（辛凉复苦温法）

即前白虎汤内加苍术、草果。

七六、背寒，胸中痞结，疟来日晏（yàn）[2]，邪渐入阴，草果知母汤主之。

此素积烦劳，未病先虚，故伏邪不肯解散，正阳馁（něi）弱[3]，邪热固结。是以草果温太阴独胜之寒，知母泻阳明独胜之热，厚朴佐草果泻中焦之湿蕴，合姜、半而开痞结，花粉佐知母而生津退热；脾胃兼病，最畏木克，乌梅、黄芩清热而和肝；疟来日晏，邪欲入阴，其所以升之使出者，

法治疗，误用发汗可致痉病。因为疮疡是血脉之间的病变，心主血脉，如果血脉虚邪热重，必然形成疮疡。疮疡形成后，其脓液又为血液所化生。汗为心之液，由血脉外达皮毛，如果再用发汗的方法治疗，必然伤及心液，心液损伤怎能不发生痉病？所以用白虎汤辛凉重剂清泻阳明邪热，使湿邪由肺卫透达于外。再加上苍术、草果温散在脾的寒湿，使其也从肺卫而出。阳明胃属阳土，所以用石膏、知母等辛凉的药物清泄，太阴脾属阴土，所以用苍术、草果等苦温的药物来温燥。上述治法和脏腑的特点一致，并能矫正病邪的偏盛。

苍术白虎汤加草果方（辛凉复苦温法）（方略）

七六、疟疾患者出现背部寒冷，胸中痞满胀闷，寒热发作逐渐推迟，这是疟邪逐渐深入阴分的缘故，应当用草果知母汤治疗。

长期劳累，未患疟疾，但正气已虚，所以得病后病邪深伏不易祛除。人体阳气虚弱，邪热痼结难解，所以用草果温化困阻于太阴脾的寒湿，知母清泻阳明亢盛的邪热，厚朴配合草果温燥蕴结于中焦的寒湿，半夏、姜汁开通痞结，花粉、知母生津养阴以退热。脾胃同病，最怕肝木克伐，所以用乌梅、黄芩清热和肝。寒热发作时间逐渐推迟，说明病邪将要进入阴分，要使病邪能够升提而出，全靠草果（一般认为乌梅、五味子等是酸敛的药物，是只知其一不知其他。酸味秉收厥阴之气，为五味之首，若能和辛味配合，最能开发阳气，看小青龙汤

---

[1] 阳明：足阳明胃经，这里指胃。

[2] 日晏：天色已晚。

[3] 馁弱：气馁怯弱。

全赖草果（俗以乌梅五味等酸敛，是知其一，莫知其他也。酸味秉厥阴之气，居五味之首，与辛味合用，开发阳气最速，观小青龙汤自知）。

草果知母汤方（苦辛寒兼酸法）

草果一钱五分　知母二钱　半夏三钱
厚朴二钱　黄芩一钱五分　乌梅一钱五分
花粉一钱五分　姜汁五匙（冲）

水五杯，煮取二杯，分二次温服。

按此方即吴又可之达原饮去槟榔，加半夏、乌梅、姜汁。治中焦热结阳陷之证，最为合拍，吴氏乃以治不兼湿邪之温疫初起，其谬（miù）甚矣。

再按前贤制方，与集书者选方，不过示学者知法度，为学者立模范而已，未能预测后来之病证，其变幻若何？其兼证若何？其年岁又若何？所谓大匠诲（huì）人，能与人规矩，不能使人巧；至于奇巧绝伦之处，不能传，亦不可传，可遇而不可求，可暂而不可常者也。学者当心领神会，先务识其所以然之故，而后增减古方之药品分量，宜重宜轻，宜多宜寡（guǎ），自有准的，所谓神而明之，存乎其人！

七七、疟伤胃阳，气逆不降，热劫胃液，不饥不饱，不食不便，渴不欲饮，味变酸浊[1]，加减人参泻心汤

中五味子的作用就能明白）。

草果知母汤方（苦辛寒兼酸法）（方略）

以上药物用五杯水，煮成两杯药液，分两次温服。

按　本方是吴又可的达原饮去槟榔，加半夏、乌梅、姜汁而成。治疗中焦热邪郁结，湿邪困阻而阳气大伤的病证最为适合。吴又可用此方治疗不兼湿邪的瘟疫病初起，非常不妥。

再按　前代著名医家创制方剂，后人将方剂编集选录，都是为后世学医的人阐明处方用药的原则，建立规范，不可能预先知道病证的各种变化如何？出现哪些兼症？患者的年龄是多少？高明的人传授自己的知识，只能教给后人大体规矩，不可能使后人掌握全部技巧。对于治病精妙之处，是不能传授，也不可以传授的，这些巧妙的地方，在实际运用中可以遇到，但若有意寻找却不一定能找到，它们出现是暂时的，而不是经常的。所以学医的人必须首先理解其中的道理，做到心领神会，然后在临证时才能灵活加减，或重用，或轻投，或多用，或少用。这就是通常说的医生治病要"神而明之"，主要依靠医生本人丰富的经验和高超的技术。

七七、疟邪损伤胃阳，气机上逆不能通降，邪热损伤胃阴，表现为患者不知饥饱，不想进食，没有便意，口渴不想喝水，口中发酸而不清爽，应当

---

[1]味变酸浊：意为口中发酸，不清爽。

主之。

此谓阳气受伤，阴汁被劫，恰偏于阳伤为多。故救阳立胃基之药四，存阴泻邪热之药二，喻氏所谓变胃而不受胃变之法也。

加减人参泻心汤（苦辛温复咸寒法） 人参二钱　黄连一钱五分　枳实一钱　干姜一钱五分　生姜二钱　牡蛎二钱

水五杯，煮取二杯，分二次温服。

按大辛大温，与大苦大寒合方，乃厥阴经之定例[1]。盖别脏之与腑，皆分而为二，或上下，或左右，不过经络贯通，臁膜相连耳。惟肝之与胆，合而为一，胆即居于肝之内，肝动则胆亦动，胆动而肝即随。肝宜温，胆宜凉，仲景乌梅圆、泻心汤，立万世法程矣。于小柴胡，先露其端。此证疟邪扰胃，致令胃气上逆，而亦用此辛温寒苦合法者何？盖胃之为腑，体阳而用阴，本系下降，无上升之理，其呕吐哕痞，有时上逆，升者胃气，所以使胃气上升者，非胃气也，肝与胆也。故古人以呕为肝病，今人则以为胃病已耳。

七八、疟伤胃阴，不饥不饱，不便，潮热，得食则烦热愈加，津液不

用加减人参泻心汤治疗。

本条讨论的病证，既有阳气损伤，又有阴液耗损，但偏重于阳气损伤。所以用四味药救胃阳以固胃的根基，用两味药保存胃阴清泻胃热。这就是喻嘉言所说的通过实脾土加强脾胃功能，肝木也就不能横逆乘土了。

加减人参泻心汤（苦辛温复咸寒法）（方略）

以上药物用五杯水，煮成两杯药液，分两次温服。

按　用大辛、大热、大苦、大寒的药物配合组方，是治疗厥阴病的规律。因为其他的脏和与它相合的腑都分为两处，有的一上一下，有的一左一右，只通过经络相合贯通或筋膜相互联系。只有肝胆是合在一起的，胆寄居在肝之下，所以肝胆病更容易相互影响。肝适宜温而胆适宜凉，所以张仲景创立的乌梅丸、泻心汤都是寒热并用，这已经成为不变的规律，从小柴胡汤的组成就能看出。本病是疟邪扰于胃，导致胃气上逆，为什么用辛温和苦寒相合的方法呢？因为胃作为六腑之一，实质属阳而功能属阴，应该以下降为顺，没有上升的道理。如果胃气上逆，就会出现呕吐、呃逆、胃脘痞塞等症状。然而，虽然上升的是胃气，但引起胃气上升的却是肝胆。所以古代医家把呕吐作为肝病，而现在的医生都认为是胃病。

七八、疟邪损伤胃阴，出现不知饥饱，不解大便，潮热，进食后心烦、发热更加明显，这是津液未能恢复，用麦冬麻仁汤治疗。

---

[1]定例：例行的规矩、规定。

复者，麦冬麻仁汤主之。

暑湿伤气，疟邪伤阴，故见证如是。此条与上条不饥不饱不便相同。上条以气逆味酸不食辨阳伤。此条以潮热得食则烦热愈加定阴伤也。阴伤既定，复胃阴者莫若甘寒，复酸味者，酸甘化阴也。两条胃病，皆有不便者何？九窍不和，皆属胃病也。

麦冬麻仁汤方（酸甘化阴法）　麦冬（连心）五钱　火麻仁四钱　生白芍四钱　何首乌三钱　乌梅肉二钱　知母二钱

水八杯，煮取三杯，分三次温服。

七九、太阴脾疟，寒起四末，不渴多呕，热聚心胸，黄连白芍汤主之；烦躁甚者，可另服牛黄丸一丸。

脾主四肢，寒起四末而不渴，故知其为脾疟也。热聚心胸而多呕，中土病而肝木来乘，故方以两和肝胃为主。此偏于热甚，故清凉之品重，而以芍药收脾阴也。

黄连白芍汤方（苦辛寒法）　黄连二钱　黄芩二钱　半夏三钱　枳实一钱五分　白芍三钱　姜汁五匙（冲）

水八杯，煮取三杯，分三次温服。

八十、太阴脾疟，脉濡寒热，疟来日迟，腹微满，四肢不暖，露姜饮

暑湿损伤胃气，疟邪损伤胃阴，所以出现上述表现。本条出现的不知饥饱，不解大便等症状和上条相同，但上条从口中酸腐感和不想吃饭辨为胃阳受伤。本条从潮热，进食则烦热加重辨为胃阴受伤。既然是阴伤，用补胃阴的方法莫过于甘寒养阴，加酸味药，是因为酸味药配合甘味药能加强养阴的作用。以上两条均论述疟邪伤胃的病证，都有大便不通的表现，这是为什么呢？因为九窍不和都与胃的病变有关。

麦冬麻仁汤方（酸甘化阴法）（方略）

以上药物用八杯水，煮成三杯药液，分三次温服。

七九、疟疾出现太阴脾证的表现，寒冷的感觉从四肢末端开始，口不渴，呕吐明显，这是由热邪聚集于心胸导致的，应当用黄连白芍汤治疗。如果烦躁明显，可加服安宫牛黄丸一粒。

脾主四肢，所以疟疾发作时寒冷的感觉从四肢末端开始，且不口渴，可知其为脾疟。热邪聚结于心胸部，所以呕吐严重，这是由于脾土有病，肝木乘虚克伐脾土，因此治疗以调和肝胃为主。本条病证热邪偏重，所以清热的药物用量较大，并用芍药收敛脾阴。

黄连白芍汤方（苦辛寒法）（方略）

以上药物用八杯水，煮成三杯药液，分三次温服。

八十、太阴脾疟，出现脉濡，寒热往来，疟疾发作逐渐推迟，腹部稍有胀满，四肢不温等症，应

主之。

此偏于太阴虚寒，故以甘温补正。其退邪之妙，全在用露，清肃能清邪热，甘润不伤正阴，又得气化之妙谛（dì）。

露姜饮方（甘温复甘凉法） 人参一钱 生姜一钱

水两杯半，煮成一杯，露一宿，重汤温服。

本条病证偏重于太阴脾虚寒，所以用甘温药补助正气。本方祛邪的巧妙之处全在用"露"，既有清肃之性可退邪热，又有甘润之质不伤阴，还能促进机体气化。

露姜饮方（甘温复甘凉法）（方略）

以上药物用两杯半水，煮成一杯，放在室外一宿，接受自然界的露水，然后再加热温服。

八一、太阴脾疟，脉弦而缓，寒战，甚则呕吐噫气，腹鸣溏泄，苦辛寒法不中与也；苦辛温法，加味露姜饮主之。

上条纯是太阴虚寒，此条邪气更甚，脉兼弦则土中有木矣，故加温燥泄木退邪。

加味露姜饮方（苦辛温法） 人参一钱 半夏二钱 草果一钱 生姜二钱 广皮一钱 青皮（醋炒）一钱

水二杯半，煮成一杯，滴荷叶露三匙，温服，渣再煮一杯服。

八一、太阴脾疟，脉象弦而缓，寒战，病情严重者伴有呕吐、噫气，腹中肠鸣，大便泄泻。治疗时不能采用苦辛寒法，应当用苦辛温法，以加味露姜饮治疗。

上条论述的是太阴虚寒证，本条病证邪气更重，脉象兼弦，是太阴虚寒的基础上又有肝木偏盛，所以加温燥的药来平泄肝木以消除病邪。

加味露姜饮方（苦辛温法）（方略）

以上药物用两杯水，煮成一杯药液，滴入荷叶露3匙，趁热服。药渣可加水再煎一杯药液。

八二、中焦疟[1]，寒热久不止，气虚留邪，补中益气汤主之。

留邪以气虚之故，自以升阳益气立法。

八二、中焦疟疾，寒热发作，日久不止，是中气虚弱不能祛除邪气，导致病邪久留不去的缘故，应当用补中益气汤治疗。

病邪久留不去是由于中气虚弱，所以采用升阳益气的治疗方法。

---

[1]中焦疟：指疟疾伴有明显的脾胃症状。

补中益气汤方　炙黄芪一钱五分

人参一钱　炙甘草一钱　白术（炒）一钱

广皮五分　当归五分　升麻（炙）三分

柴胡（炙）三分　生姜三片　大枣（去核）二枚

　　水五杯，煮取二杯，渣再煮一杯，分温三服。

　　八三、脉左弦，暮热早凉，汗解渴饮，少阳疟偏于热重者，青蒿鳖（biē）甲汤主之。

　　少阳切近三阴，立法以一面领邪外出，一面防邪内入为要领。小柴胡汤以柴胡领邪，以人参、大枣、甘草护正；以柴胡清表热，以黄芩、甘草苦甘清里热；半夏、生姜两和肝胃，蠲内饮[1]，宣胃阳，降胃阴，疏肝；用生姜、大枣调和营卫。使表者不争，里者内安，清者清，补者补，升者升，降者降，平者平，故曰和也。青蒿鳖甲汤，用小柴胡法而小变之，却不用小柴胡之药者，小柴胡原为伤寒立方，疟缘于暑湿，其受邪之源，本自不同，故必变通其药味，以同在少阳一经，故不能离其法。青蒿鳖甲汤以青蒿领邪，青蒿较柴胡力软，且芳香逐秽、开络之功则较柴胡有独胜。寒邪伤阳，

　　补中益气汤方（方略）

　　以上药物用五杯水，煮成两杯药液，药渣再煮一杯，分三次温服。

　　八三、左手脉弦，傍晚起发热到第二天清晨热退，热退时汗出，口渴想喝水，这是少阳疟疾偏于热重的病证，应当用青蒿鳖甲汤治疗。

　　少阳部位靠近三阴，确立治法时，一方面要将病邪领出，一方面要防止病邪进一步深入。小柴胡汤以柴胡领邪外出，人参、大枣、甘草顾护正气，柴胡清解表热，黄芩、甘草苦甘相合清泄里热，半夏、生姜调和肝脾，温化痰饮，宣通胃阳，降泄胃阴，疏肝理气，生姜、大枣调和营卫。使在表的病邪不和正气相争，在内的脏腑之气安和，从而使该清的得清，该补的得补，该升的得升，该降的得降，该平的得平，所以把本方称为"和剂"。青蒿鳖甲汤是取小柴胡汤的方义而略加变化，不用小柴胡汤中的药，是因为小柴胡汤本来是为感受寒邪而立的方剂，而疟疾是感受暑湿之邪，二者感受病邪的性质不相同，所以在用药上应当有所变化，因为二者都是少阳经病变，因此在治法上大体是一致的。青蒿鳖甲汤用青蒿领邪外出，青蒿和柴胡相比，作用比较缓和，但芳香逐秽、疏通经络的功效比柴胡强很多。寒邪易伤阳气，小柴胡汤用人参、甘草、生姜都是在保护阳气，暑热易伤阴，所以改用鳖甲保护阴液，鳖甲为蠕动的动物，所以可深入阴络清除病邪。小柴胡汤所治疗的病证中，胁痛、

---

　　[1] 蠲内饮：蠲，除去。蠲内饮，除去痰饮。

柴胡汤中之人参、甘草、生姜，皆护阳者也；暑热伤阴，故改用鳖甲护阴，鳖甲乃蠕动之物，且能入阴络搜邪。柴胡汤以胁痛、干呕为饮邪所致，故以姜、半通阳降阴而清饮邪；青蒿鳖甲汤以邪热伤阴，则用知母、花粉以清邪热而止渴，丹皮清少阳血分，桑叶清少阳络中气分。宗古法而变古方者，以邪之偏寒偏热不同也。此叶氏之读古书，善用古方，岂他人之死于句下者，所可同日语哉！

青蒿鳖甲汤方（苦辛咸寒法） 青蒿三钱　知母二钱　桑叶二钱　鳖甲五钱　丹皮二钱　花粉二钱

水五杯，煮取二杯。疟来前，分二次温服。

八四、少阳疟如伤寒证者，小柴胡汤主之。渴甚者去半夏，加栝楼根；脉弦迟者，小柴胡加干姜陈皮汤主之。

少阳疟如伤寒少阳证，乃偏于寒重而热轻，故仍从小柴胡法。若内躁渴甚，则去半夏之燥，加栝楼根生津止渴。脉弦迟则寒更重矣，《金匮》谓脉弦迟者，当温之，故于小柴胡汤内，加干姜、陈皮温中，且能由中达外，使中阳得伸，逐邪外出也。

小柴胡汤方（苦辛甘温法） 柴胡三钱　黄芩一钱五分　半夏二钱　人参一钱　炙甘草一钱五分　生姜三片　大枣

干呕等症状为饮邪所致，所以用生姜、半夏宣通阳气，泄降饮邪。青蒿鳖甲汤治疗的病证属邪热伤阴，所以用知母、天花粉清泄热邪，生津止渴，丹皮清泄少阳血分邪热，桑叶清少阳络中气分邪热。推崇古法，又善于对古方进行变化，根据病邪的寒热属性选择不同的药物，由此可见叶天士是读古书而又善于用古方的典范，这难道是那些拘泥于教条而不知灵活应用的医生能够同日而语的？

青蒿鳖甲汤方（苦辛咸寒法）（方略）

以上药物用五杯水，煮成两杯药液，在疟疾发作前，分两次温服。

八四、少阳疟疾表现与伤寒少阳证类似，应当用小柴胡汤治疗。若口渴明显，去半夏加栝楼根。若脉象弦而迟，应当用小柴胡加干姜陈皮汤治疗。

少阳疟疾的表现和伤寒少阳证相似，是指疟疾的寒象偏重而热象较轻，所以仍可用小柴胡汤的治法。若体内燥热较重而口渴明显，去掉性燥伤津的半夏，加栝楼根生津止渴。若脉象弦而迟，说明寒象更重。《金匮要略》指出脉象弦迟应当用温药，所以在小柴胡汤中加入干姜、陈皮温补中焦，由中达外，使中焦阳气伸展，从而驱邪外出。

小柴胡汤方（苦辛甘温法）（方略）

（去核）二枚

水五杯，煮取二杯，分二次温服。加减如《伤寒论》中法。渴甚者去半夏，加栝楼根三钱。

小柴胡加干姜陈皮汤方（苦辛温法） 即于小柴胡汤内，加干姜二钱，陈皮二钱。

水八杯，煮取三杯，分三次，温服。

以上药物用五杯水，煮成两杯药液，分两次温服。其加减方法可参考《伤寒论》。口渴明显的患者，可去掉半夏，加栝楼根9克。

小柴胡加干姜陈皮汤方（苦辛温法）（方略）

以上药物用八杯水，煮成三杯药液，分三次温服。

八五、舌白脘闷，寒起四末，渴喜热饮，湿蕴（yùn）之故，名曰湿疟[1]，厚朴草果汤主之。

此热少湿多之证。舌白脘闷，皆湿为之也；寒起四末，湿郁脾阳，脾主四肢，故寒起于此；渴，热也，当喜凉饮，而反喜热饮者，湿为阴邪，弥（mí）漫于中，喜热以开之也。故方法以苦辛通降，纯用温开，而不必苦寒也。

厚朴草果汤方（苦辛温法） 厚朴一钱五分 杏仁一钱五分 草果一钱 半夏二钱 茯苓块三钱 广皮一钱

水五杯，煮取二杯，分二次温服。

按中焦之疟，脾胃正当其冲。偏于热者胃受之，法则偏于救胃；偏于湿者脾受之，法则偏于救脾。胃，阳

八五、舌苔白，胸脘痞闷，疟疾发作时寒冷的感觉从四肢末端开始，口渴喜欢喝热水，这是由于湿邪停滞所引起的，名为湿疟，用厚朴草果汤治疗。

这是热邪较轻而湿邪较重的病证。舌苔白，胸脘痞闷是湿邪所致。脾主四肢，湿邪郁阻脾阳，阳气失于温养，所以寒冷的感觉从四肢末梢开始。口渴大多是热象，应当喜欢喝凉水，而本证却喜欢喝热水，是因为湿为阴邪，弥漫中焦，困阻阳气，所以喜欢喝热水以驱散阴邪。因此对于本证的治疗，用苦辛通降的方法，可单纯用温散开通的药物，而不必用苦寒药。

厚朴草果汤方（苦辛温法）（方略）

以上药物用五杯水，煮成两杯药液，分两次温服。

按 中焦疟疾的病位主要在脾胃，热邪偏重，病位侧重于胃，治疗以清胃为主；湿邪偏重，病位在脾，治疗以理脾为主。胃属于阳腑，清胃必然要

---

[1] 湿疟：指偏于湿重的疟疾。

腑也，救胃必用甘寒苦寒；脾，阴脏也，救脾必用甘温苦辛。两平者，两救之。本论列疟证，寥（miù）寥数则，略备大纲，不能遍载。然于此数条反复对勘，彼此互印，再从上焦篇究来路，下焦篇阅归路，其规矩准绳[1]，亦可知其大略[2]矣。

用甘寒、苦寒的药物；脾属于阴脏，理脾必然要用甘温、苦辛的药物。同时使脾胃恢复平和，就必须同时清胃理脾。本书论述疟疾的证治时，仅列举很少几例，简略介绍了治疗法则，不能全面论述。不过如果对这几条内容认真和反复学习，相互比较，再从上焦病篇中探求疟疾的来路，从下焦病篇中看疟疾的结局，就可以大体上掌握疟疾的证治规律。

八六、湿温内蕴，夹杂饮食停滞，气不得运，血不得行，遂成滞下，俗名痢（lì）疾，古称重证，以其深入脏腑也。初起腹痛胀者易治；日久不痛并不胀者难治。脉小弱者易治；脉实大数者难治。老年久衰，实大小弱并难治；脉调和者易治。日数十行者易治；一二行或有或无者难治。面色便色鲜明者易治；秽（huì）暗者难治。噤口痢属实者尚可治；属虚者难治。先滞（俗所谓痢疾）后利（俗谓之泄泻）者易治；先利后滞者难治。先滞后疟者易治；先疟后滞者难治。本年新受者易治；上年伏暑，酒客积热，老年阳虚积湿者难治。季胁少腹无动气[3]疝瘕者易治；有者难治。

此痢疾之大纲。虽罗列难治易治十数条，总不出邪机向外者易治，深

八六、湿热之邪蕴结体内，伴有饮食停滞，脾胃气机阻滞而运化失常，血液运行不通畅，产生滞下，俗称"痢疾"。古代认为这是比较严重的病证，因为是病邪深入脏腑后发生的。初起时腹部胀满，容易治疗，病久腹部不痛不胀，较难治疗。脉象小而弱的容易治疗，脉象实大而数的较难治疗。老年人或久病体弱的患者，脉象不论实大还是弱小都难治，脉象调和者容易治疗。每日大便十几次易治，每日大便仅一两次或者有时能解有时解不出的难治。面色鲜明，大便颜色鲜明的患者易治，面色晦暗，大便颜色晦暗污浊者难治。噤口痢属于实证尚可治疗，属于虚证的难治。先表现为滞下（通常所说的痢疾），后转变为下利（通常所说的泄泻）的易治，先表现为下利，后转变为滞下的较难治。感受病邪后当年发病的容易治疗，上年感受暑邪，病邪内伏第二年过年才发，或平时喜欢喝酒的人，素体湿热内盛，又患滞下，或老年人阳虚而湿邪郁结在内又患滞下，都比较难治。季胁部和少腹部没有跳动感和疝气积聚的容易治疗，有上述表现的，治疗比较困难。

本条论述痢疾证治的大纲。对于其预后的判断，虽然列举了十几种易治和难治的情况，但概括

---

[1] 准绳：引申为标准、准则。

[2] 大略：大概，概要。

[3] 少腹无动气：指少腹部没有气筑筑而动。

入脏络者难治也。谚云：饿不死的伤寒，膨不死的痢疾。时人解云：凡病伤寒者，当禁其食，令病者饿，则不至与外邪相搏而死也。痢疾日下数十行，下者既多，肠胃空虚，必令病者多食，则不至肠胃尽空而死也。不知此二语，乃古之贤医金针度人处，后人不审病情，不识句读，以致妄解耳。按《内经》热病禁食，在少愈之际，不在受病之初。仲景《伤寒论》中，现有食粥却病之条，但不可食重浊肥腻（nì）耳。痢疾、暑湿夹饮食内伤，邪非一端，肠胃均受其殃，古人每云淡薄滋味，如何可以恣[1]食，与邪气团成一片，病久不解耶！吾见痢疾不戒口腹而死者，不可胜数。盖此二语，饿字膨字，皆自为一句，谓患伤寒之人，尚知饿而思食，是不死之证；其死者，医杀之也。盖伤寒暴发之病，自外而来，若伤卫而未及于营，病人知饿，病机尚浅，医者助胃气，捍外侮，则愈，故云不死，若不饿则重矣。仲景谓："风病能食，寒病不能食"是也。痢疾久伏之邪，由内下注，若脏气有余，不肯容留邪气，彼此互争则膨，邪机内外，医者顺水推舟则愈，故云不死，若脏气已虚，纯逊邪气，则不膨而寇[2]深矣。

起来无非是病邪向外透达的容易治疗，深入脏腑经络的难以治疗。俗话说，饿不死的伤寒，膨不死的痢疾。现在人大多理解为，凡是患伤寒病的人应当禁止进食，使患者饥饿，这样可以避免饮食和外邪相互搏结加重病情。痢疾患者每日大便十几次，泻下次数多，肠胃必然空需，因此要让患者多进食，才能避免因胃肠过度空需而加重病情。然而这种解释并没有真正理解古代医生的珍贵经验，而是世人既没有详察病情，又没有理解文义，从而作出不正确的理解。《内经》中所说的热病禁食，是指疾病将要痊愈的时候，而不是指发病初期。张仲景《伤寒论》中，还有进食热粥来帮助祛除病邪的条文，只提出不能进食油腻重浊的食物而已。痢疾的病机为外感暑湿，又夹有饮食内伤，病邪比较复杂，胃肠均受到损伤。古人强调饮食应清淡味薄，怎么可以过多进食，以致病邪和饮食相互搏结而使疾病久久不能痊愈？以上两句言语中，饿字和膨字都各自表达了一层意思，即患伤寒的人如果还能知道饥饿而想进食，就是可以治好而不会死亡的病证，如果患者死亡，就是医生治疗失误造成的。因为伤寒多起病突然，病邪从外侵入人体，如果病邪仅侵犯于卫表而没有深入营血，患者知道饥饿，说明病变尚浅，医生只需扶助胃气祛邪外出就可将其治愈，所以说患者不会死亡。若患者不知道饥饿说明病情较重，张仲景说，"风病能食，寒病不能食"也是这个道理。痢疾是体内久伏暑湿病邪下注大肠，如果脏腑气机充实，不能让病邪停留，必然相互争斗，出现胀满，这是病邪向外透出的表现，医生如果能顺水推舟，透邪外达，疾病就可以痊愈，所以说不会死亡。如果脏腑之气已虚，不能抵抗病邪，就不会发生膨胀，而病邪必然深入。

---

[1]恣：放纵，无拘束。

[2]寇：入侵者，侵犯者。这里指病邪。

八七、自利不爽，欲作滞下，腹中拘急，小便短者，四苓合芩芍汤主之。

既自利（俗谓泄泻）矣，理当快利，而又不爽者何？盖湿中藏热，气为湿热郁伤，而不得畅遂其本性，故滞。脏腑之中，全赖此一气之转输，气既滞矣，焉有不欲作滞下之理乎！曰欲作，作而未遂也；拘急，不爽之象，积滞之情状也；小便短者，湿注大肠，阑（lán）门（小肠之末，大肠之始）不分水，膀胱不渗湿也。故以四苓散分阑门，通膀胱，开支河，使邪不直注大肠；合芩芍法宣气分，清积滞，预夺其滞下之路也。此乃初起之方，久痢阴伤，不可分利，故方后云：久痢不在用之。

按浙人倪（ní）涵初[1]，作疟痢三方，于痢疾条下，先立禁汗、禁分利、禁大下、禁温补之法，是诚见世之妄医[2]者，误汗、误下、误分利、误温补，以致沉疴（kē）[3]不起，痛心疾首而有是作也。然一概禁之，未免因噎（yē）废食[4]，且其三方，亦何能包括痢门诸证，是安于小成，而

八七、患者泄泻但排便不爽，这是快要成为痢疾的征兆。如果伴有腹部拘急不适，小便短少，应当用四苓合芩芍汤治疗。

既然是泄泻，一般表现为排便爽快，但为什么会表现为大便不爽呢？因为湿热病邪为患，湿热之邪郁阻气机，损伤正气，使肠胃正常通降功能受到影响，因此出现大便不爽。人体的各个脏腑都依赖气转输，如果气机郁滞，怎么会不发生大便不爽的痢疾？然而文中说要成为痢疾，是指要形成痢疾，尚未完全形成痢疾。腹中拘急，是指腹部不舒、大便不爽，是胃肠有积滞内停的表现。小便短少，是由于湿邪下注大肠，阑门（大肠和小肠的交界处）不能分利水湿，膀胱也不能将水湿排出而造成的。所以治疗应当用四苓散促使阑门分利水气，通调膀胱，让水湿从小便而去，使其不再注入大肠而造成大便泄泻。配合黄芩、芍药清宣胃肠气分，祛除积滞，防止痢疾发生。这是痢疾初起的治法，如果痢疾日久，阴液损伤，就不可以用分利小便的方法，所以在下面的方剂用法之后强调久痢不可用此法。

按 浙江人倪涵初曾制定治疗疟疾、痢疾的三首方剂，并在论述痢疾时，制定了治疗痢疾禁用发汗、分利、重剂攻下、温补等方法，这实在是看到世间庸医在治疗痢疾时滥用发汗、攻下、分利、温补等法，导致患者病情加重，甚至死亡，痛心疾首地提出此观点。然而一律禁用上述治法，未免因噎废食，而且仅三首方剂怎么能包括痢疾的所有证治呢？这是仅有某一方面的心得，而没有深入研究痢疾证治规律的表现。我认真学习古代医家的论述，潜心思考，认为对痢疾的治疗，可以发汗就发汗，

---

[1] 倪涵初：清代的医家，著有《倪涵初疟痢三方》。

[2] 妄医：医术不佳又自称医生。

[3] 沉疴：久病不愈的病。

[4] 因噎废食：比喻要做的事情由于出了点小毛病或怕出问题就索性不去干。

不深究大体也。瑭勤求古训，静与心谋，以为可汗则汗，可下则下，可清则清，可补则补，一视其证之所现，而不可先有成见也。至于误之一字，医者时刻留心，犹恐思虑不及，学术不到，岂可谬于见闻而不加察哉！

可以攻下就攻下，可以清热就清热，可以补益就补益，应当根据其证候表现来治疗，不能因抱有成见不敢治疗。对治疗中的失误，医生必须时刻注意。即使这样还有考虑不周、学识不全的时候，怎么可以相信错误的观点而不仔细加以辨察？

四苓合芩芍汤方（苦辛寒法） 苍术二钱 猪苓二钱 茯苓二钱 泽泻二钱 白芍二钱 黄芩二钱 广皮一钱五分 厚朴二钱 木香一钱

四苓合芩芍汤方（苦辛寒法）（方略）

水五杯，煮取二杯，分二次温服，久痢不在用之。

以上药物用五杯水，煮成两杯药液，分两次温服。如果痢疾日久不能用此方法。

八八、暑温风寒杂感，寒热迭（dié）作，表证正盛，里证复急，腹不知而滞下者，活人败毒散主之。

八八、暑湿风寒之邪交杂侵袭人体，怕冷和发热交替出现，表证明显，里证也较重，腹部不舒服，腹泻且里急后重，应当用活人败毒散治疗。

此证乃内伤水谷之酿湿，外受时令之风湿，中气本自不足之人，又气为湿伤，内外俱急。立方之法，以人参为君，坐镇中州，为督战之帅；以二活、二胡合芎藭（xiōng qióng），从半表半里之际领邪外出，喻氏所谓逆流挽舟者此也；以枳壳宣中焦之气，茯苓渗中焦之湿，以桔梗开肺与大肠之痹，甘草和合诸药，乃陷者举之之法，不治痢而治致痢之源，痢之初起，增寒壮热者，非此不可也。若云统治伤寒、温疫、瘴气则不可。凡病各有所因，岂一方之所得而统之也哉！此

本证为脾胃虚弱不能正常运化水谷而生湿，又感受时令风湿外邪。脾胃原本亏虚的人，中气又被湿邪所伤，表证、里证都很明显。对于本证的治疗，以人参为主，大补脾胃之气，好像坐镇于中州督战的元帅。用羌活、独活、柴胡、前胡配合川芎从半表半里处把病邪逐出，即喻嘉言所说的"逆流挽舟"法。用枳壳宣通中焦气机，茯苓渗泄中焦湿邪，桔梗宣开肺气和大肠气机的闭阻，甘草调和诸药。这就是针对气机下陷的病机而采用升举的治法，不是直接治疗痢疾而是治疗造成痢疾的根源。痢疾初起有怕冷、发热的表现，非用这种治法不可。如果认为本方能治疗所有的伤寒、瘟疫、瘴气，那就不对了，因为各种疾病都有病因，怎么能用一张方剂治疗所有疾病呢？本方经常治疗风湿引起的疾病，但如果湿邪不兼风兼热邪，就不适用此方，更何况是温热病呢？社会上的医生用本方治疗温病，已经很长时间，我见到它的多种坏处，没看

方在风湿门中，用处甚多，若湿不兼风而兼热者，即不合拍，奚（xī）况温热门乎！世医用此方治温病，已非一日，吾只见其害，未见其利也。

活人败毒散（辛甘温法） 羌活 独活 茯苓 川芎 枳壳 柴胡 人参 前胡 桔梗以上各一两 甘草五钱

共为细末，每服二钱，水一杯，生姜三片，煎至七分，顿服之。热毒冲胃噤（jìn）口者，本方加陈仓米各等分，名仓廪（lǐn）散，服法如前，加一倍，噤口属虚者勿用之。

八九、滞下已成，腹胀痛，加减芩芍汤主之。

此滞下初成之实证，一以疏利肠间湿热为主。

加减芩芍汤方（苦辛寒法） 白芍三钱 黄芩二钱 黄连一钱五分 厚朴二钱 木香（煨）一钱 广皮二钱

水八杯，煮取三杯，分三次温服。忌油腻生冷。

加减法 肛坠者，加槟榔二钱。腹痛甚欲便，便后痛减，再痛再便者，白滞加附子一钱五分，酒炒大黄三钱；红滞加肉桂一钱五分，酒炒大黄三钱，通爽后即止，不可频下。如积未净，当减其制，红积加归尾一钱五分，红花一钱，桃仁二钱。舌浊脉实有食积

到什么好处。

活人败毒散（辛甘温法）（方略）

以上药物一起研为细末，每次用6克，加水一杯，生姜3片，煮到7成左右，一次服下。若热毒犯胃而致口噤不能食，本方加陈仓米，陈仓米用量和上述药物相同，名为仓廪散。用法同前，但所有药物用量要增加一倍。如果口噤是由胃气衰败引起的，不能用本方。

八九、痢疾已经形成，腹部胀痛，应当用加减芩芍汤治疗。

本条论述痢疾初起的实证，治疗以疏利胃肠间湿热为主。

加减芩芍汤方（苦辛寒法）（方略）

以上药物用八杯水，煮成三杯药液，分三次温服。服药期间忌食油腻生冷的食物。

加减法 如果出现肛门坠胀，加槟榔6克。腹部疼痛严重，排便后腹痛减轻，但不久腹痛再次发作，又想大便，大便以白色黏液为主，加附子4.5克，酒炒大黄6克；大便以红色黏液为主，加肉桂4.5克，酒炒大黄6克，大便通畅后，不可再用攻下药。如果胃肠积滞未净，可减轻上述药物用量，大便中有红色黏液，加归尾4.5克，红花3克，桃仁6克。舌苔浊腻，脉象沉实，有宿实积滞，加楂肉4.5克，神曲6克，枳壳4.5克。湿邪较重的患

者，加楂肉一钱五分，神曲二钱，枳壳一钱五分。湿重者，目黄舌白不渴，加茵陈三钱，白通草一钱，滑石一钱。

九十、滞下湿热内蕴，中焦痞结，神识昏乱，泻心汤主之。

滞下由于湿热内蕴，以致中痞，但以泻心治痞结之所由来，而滞自止矣。

泻心汤（方法并见前）

九一、滞下红白，舌色灰黄，渴不多饮，小溲不利，滑石藿香汤主之。

此暑湿内伏，三焦气机阻室，故不肯见积治积，乃以辛淡渗湿宣气，芳香利窍，治所以致积之因，庶积滞不期愈而自愈矣。

滑石藿香汤（辛淡合芳香法）　飞滑石三钱　白通草一钱　猪苓二钱　茯苓皮三钱　藿香梗二钱　厚朴二钱　白蔻仁一钱　广皮一钱

水五杯，煮取二杯，分二次服。

九二、湿温下利，脱肛，五苓散加寒水石主之。

此急开支河，俾湿去而利自止。

五苓散加寒水石方（辛温淡复寒法）　即于五苓散内加寒水石三钱，如服五苓散法，久痢不在用之。

者，眼白发黄，舌苔白，加茵陈9克，白通草3克，滑石3克。

九十、湿热内蕴所致的痢疾，中焦气机闭塞不通，出现神志昏蒙，应当用泻心汤治疗。

痢疾病由于湿热蕴结于内而造成中焦气机闭塞，治疗必须用泻心汤辛开苦降，疏通痞塞，痢疾自然停止。

泻心汤（处方和治法都见前）

九一、痢疾出现大便有红白脓血，舌苔灰黄，口渴而喝水不多，小便不利，应该用滑石藿香汤治疗。

本条病证是由于暑湿之邪内伏，三焦气机阻塞而形成的。不能因为有胃肠积滞，治疗时就只治积滞，必须用辛淡渗湿，宣通气机，芳香化湿，分利窍道的药物治疗形成积滞的原因，这样积滞才会不治而去，痢疾自然痊愈。

滑石藿香汤（辛淡合芳香法）（方略）

以上药物用五杯水，煮成两杯药液，分两次服。

九二、湿热之邪造成的泄泻，伴有肛门外脱，应该用五苓散加寒水石治疗。

这是通过利小便使湿邪外出而泄泻自然痊愈的方法。

五苓散加寒水石方（辛温淡复寒法）

就是在五苓散内加寒水石9克，煎服方法和五苓散相同。如果是久痢，不能用此方法治疗。

九三、久痢阳明不阖（hé）[1]，人参石脂汤主之。

九窍不和，皆属胃病，久痢胃虚，虚则寒，胃气下溜，故以堵截阳明为法。

人参石脂汤方（辛甘温合涩法，即桃花汤之变法也） 人参三钱 赤石脂（细末）三钱 炮姜二钱 白粳米（炒）一合

水五杯，先煮人参、白米、炮姜令浓，得二杯，后调石脂细末和匀，分二次服。

九四、自利腹满，小便清长，脉濡而小，病在太阴，法当温脏，勿事通腑，加减附子理中汤主之。

此偏于湿，合脏阴无热之证，故以附子理中汤，去甘守之人参、甘草，加通运之茯苓、厚朴。

加减附子理中汤（苦辛温法） 白术三钱 附子二钱 干姜二钱 茯苓三钱 厚朴二钱

水五杯，煮取二杯，分二次温服。

九五、自利不渴者属太阴，甚则哕[俗名呃忒（e tuī）]，冲气逆[2]，

九三、痢疾日久不愈，导致下利脓血不止，应该用人参石脂汤治疗。

人体九窍不和，都和脾胃有关。痢疾日久，脾胃也会亏虚，虚损就会内生寒气，胃气下泄不能关闭，所以用堵截阳明胃肠的方法治疗。

人参石脂汤方（辛甘温合涩法，即桃花汤的变法）（方略）

以上药物用五杯水，先煮人参、白米、炮姜，待药液浓缩成两杯，再调入赤石脂细末和匀，分两次服。

九四、大便泄泻，腹部胀满，小便清长，脉象濡小，病邪在足太阴脾，治疗应温运太阴脾脏，不可用通下肠腑的方法，应当用加减附子理中汤治疗。

本病证是湿邪偏盛，脾脏阴寒而没有热邪，所以用附子理中汤治疗，去掉甘味内守的人参、甘草，加入温通、运化的茯苓、厚朴。

加减附子理中汤（苦辛温法）（方略）

以上药物用五杯水，煎煮成两杯药液，分两次服用。

九五、大便泄泻而不口渴，属足太阴脾的病证。病情严重的可出现呃逆，气冲上逆，这是脾土

---

[1]阳明不阖：指中气不固，导致下窍只开不合。

[2]冲气逆：指气机上逆。

急救土败[1]，附子粳米汤主之。

此条较上条更危，上条阴湿与脏阴相合，而脏之真阳未败，此则脏阳结[2]而邪阴与脏阴毫无忌惮[3]，故上条犹系通补，此则纯用守补矣。扶阳抑阴之大法如此。

附子粳米汤方（苦辛热法） 人参三钱 附子二钱 炙甘草二钱 粳米一合 干姜二钱

水五杯，煮取二杯，渣再煮一杯，分三次温服。

九六、疟邪热气，内陷变痢，久延时日，脾胃气衰，面浮腹膨（péng），里急肛坠，中虚伏邪，加减小柴胡汤主之。

疟邪在经者多，较之痢邪在脏腑者浅，痢则深于疟矣。内陷云者，由浅入深也。治之之法，不出喻氏逆流挽舟之议，盖陷而入者，仍提而使之出也。故以柴胡由下而上，入深出浅，合黄芩两和阴阳之邪，以人参合谷芽宣补胃阳，丹皮、归、芍内护三阴，谷芽推气分之滞，山楂推血分之滞。谷芽升气分故推谷滞，山楂降血分故推肉滞也。

衰败的表现，应当急救脾土，用附子粳米汤治疗。

本条论述的病证比上条更严重，上条是湿气的阴邪和脾脏的阴邪相合，而脏腑的真阳没有衰败。本条是真阳已败，寒湿阴邪肆无忌惮，属于邪盛正衰的危重病证。因此上条的治疗可以用通补的方法，本条的治疗采用守补的方法。这就是扶助阳气、抑制阴邪的治疗方法。

附子粳米汤方（苦辛热法）（方略）

以上药物用五杯水，煎煮成两杯药液，药渣加水再煎煮一杯，分三次温服。

九六、疟疾病邪热内陷形成痢疾，病久迁延不愈，导致脾胃虚弱，出现面部浮肿，腹部膨隆，里急后重，肛门下坠等症状，为中气已虚而病邪内伏，应当用加减小柴胡汤治疗。

疟疾病邪大多在经络，而痢疾病邪则在脏腑，所以痢疾病位比疟疾病位要深。所谓内陷，就是病邪由浅入深。对此病证的治法，不出喻嘉言所提出逆流挽舟的范畴，因为病邪内陷，所以仍须升提使邪外出。所以方中用柴胡由下而上，由深入浅，和黄芩配合调和阴阳之邪；用人参配合谷芽宣补胃阳，丹皮、当归、芍药顾护足厥阴肝、足太阴脾、足少阴肾，谷芽还能推动胃肠气分积滞，山楂活化血分瘀滞。谷芽可以升发胃肠气机，推动谷物积滞；山楂可以疏通血脉，推动肉类积滞。

---

[1] 土败：脾阳衰败。

[2] 脏阳结：脏腑阳气衰败。

[3] 毫无忌惮：此处指脾阳衰弱、寒湿阴邪过盛。

加减小柴胡汤方（苦辛温法） 柴胡三钱　黄芩二钱　人参一钱　丹皮一钱　白芍（炒）二钱　当归（土炒）一钱五分　谷芽一钱五分　山楂（炒）一钱五分

水八杯，煮取三杯，分三次温服。

加减小柴胡汤方（苦辛温法）（方略）

以上药物用八杯水，煎煮成三杯药液，分三次温服。

九七、春温内陷下痢，最易厥脱，加减黄连阿胶汤主之。

九七、春温病，病邪内陷而发生痢疾，容易导致昏厥和虚脱，应当用加减黄连阿胶汤治疗。

春温内陷，其为热多湿少明矣。热必伤阴，故立法以救阴为主。救阴之法，岂能出育阴坚阴两法外哉！此黄连之坚阴，阿胶之育阴，所以合而为名汤也。从黄连者黄芩，从阿胶者生地、白芍也，炙草则统甘苦而并和之。此下三条，应列下焦，以与诸内陷并观，故列于此。

春温病邪气内陷，病证的性质为热多湿少，这是明确的。热邪容易损伤阴液，所以治疗以救护阴液为主。救阴怎么能超出育阴和坚阴这两种方法呢？本方用黄连坚阴，阿胶育阴，并用黄连、阿胶作为本方的方名。黄芩和黄连相配，以增坚阴之效，生地、白芍和阿胶相配以增育阴之效，炙甘草则能调和甘苦的药物。下述三条病证，本应列入下焦病范畴，为了和内陷病作对比，所以在此讨论。

加减黄连阿胶汤（甘寒苦寒合化阴气法） 黄连三钱　阿胶三钱　黄芩二钱　炒生地四钱　生白芍五钱　炙甘草一钱五分

水八杯，煮取三杯，分三次温服。

加减黄连阿胶汤（甘寒苦寒合化阴气法）（方略）

以上药物用八杯水，煎煮成三杯药液，分三次温服。

九八、气虚下陷，门户不藏[1]，加减补中益气汤主之。

九八、气虚不能固摄而下陷，门户失于闭藏所以便下脓血不止，用加减补中益气汤治疗。

此邪少虚多，偏于气分之证，故以升补为主。

本条病证属病邪衰少，正气虚损较重，病位偏于气分，治疗以升举补益为主。

加减补中益气汤（甘温法）　人参

加减补中益气汤（甘温法）（方略）

---

[1] 门户不藏：指泻利严重，肛门失去正常的约束控制功能。

二钱　黄芪二钱　广皮一钱　炙甘草一
钱　归身二钱　炒白芍三钱　防风五分
升麻三分

水八杯，煮取三杯，分三次温服。

九九、内虚下陷，热利下重，腹
痛，脉左小右大，加味白头翁汤主之。

此内虚湿热下陷，将成滞下之方。
仲景厥阴篇谓热利下重者，白头翁汤
主之。按热注下焦，设不差[1]，必圊
（qīng）脓血[2]；脉右大者，邪从
上中而来；左小者，下焦受邪，坚结
不散之象。故以白头翁无风而摇者，
禀甲乙之气，透发下陷之邪，使之上
出；又能有风而静，禀庚辛之气，清
能除热，燥能除湿，湿热之积滞去而
腹痛自止。秦皮得水木相生之气，色
碧而气味苦寒，所以能清肝热。黄连
得少阴水精，能清肠澼（pì）之热。黄
柏得水土之精，渗湿而清热。加黄芩、
白芍者，内陷之证，由上而中而下，
且右手脉大，上中尚有余邪，故以黄
芩清肠胃之热，兼清肌表之热；黄连、
黄柏但走中下，黄芩则走中上，盖黄
芩手足阳明、手太阴药也；白芍去恶
血，生新血，且能调血中之气也。按

以上药物用八杯水，煎煮成三杯药液，分三次温
服。

九九、体内正气虚损，湿热陷入下焦，出现发
热，泄泻，肛门坠胀，腹部疼痛，脉象左手小而右
手大，应当用加味白头翁汤治疗。

这是体内正气虚损，湿热之邪深入下焦，即将
发展为痢疾的治疗方剂。张仲景在《伤寒论》厥阴
病篇中指出：热痢，里急后重，应当用白头翁汤治
疗。若热邪注于下焦不愈，必然引起便下脓血。右
手脉象较大，因为病从上焦、中焦传变而来；左手
脉小，因为下焦病邪结聚不散。方中用白头翁，因
为白头翁在无风的时候也会摆动，具有甲乙风木的
属性，能升发透举下陷的病邪，使病邪从上透出；
白头翁在有风的时候却又不动，具有庚辛燥金的属
性，金性清而能泻热，燥能祛湿，湿热积滞去，腹
痛自然缓解。秦皮具有水木相生的特性，颜色碧
绿，气味苦寒，擅长清肝经之热。黄连具有少阴寒
水的特性，能清除引起痢疾的邪热。黄柏具有水土
之性，可以渗湿清热。加黄芩、白芍是因为本病证
是由病邪内陷所致，邪从上焦侵入中焦，再深入
下焦，并且右手脉象大，说明上、中焦余邪未清，
所以用黄芩清胃肠之热，并能解除肌表邪热；黄
连、黄柏能清中、下焦邪热，黄芩能清上、中焦邪
热，因为黄芩为手足阳明、手太阴的药；白芍可祛
除旧血，化生新血，而且能调理血中之气。张仲景
在《伤寒论》太阳篇中，表证未解误用下法，出现
协热下利病证，心下痞硬的寒证，用桂枝人参汤治
疗。对出现脉促的热证，用葛根黄连黄芩汤治疗，
与本条论述的病证不同。

---

[1] 差：病愈。

[2] 圊脓血：证名，指大便下脓血。

仲景太阳篇，有表证未罢，误下而成
协热下利之证，心下痞硬之寒证，则
用桂枝人参汤；脉促之热证，则用葛
根黄连黄芩汤，与此不同。

加味白头翁汤方（苦寒法）　白头
翁（wēng）三钱　秦皮二钱　黄连二钱
黄柏二钱　白芍二钱　黄芩三钱

水八杯，煮取三杯，分三次服。

加味白头翁汤方（苦寒法）（方略）

以上药物用八杯水，煎煮成三杯药液，分三次
温服。

秋　燥

一百、燥伤胃阴，五汁饮主之，
玉竹麦门冬汤亦主之。

五汁饮（方法并见前）

玉竹麦门冬汤（甘寒法）　玉竹三
钱　麦冬三钱　沙参二钱　生甘草一钱

水五杯，煮取二杯，分二次服。
土虚者，加生扁豆。气虚者，加人参。

一百、燥邪损伤胃阴，应当用五汁饮治疗，也
可用玉竹麦门冬汤治疗。

五汁饮（处方和用法都见前）

玉竹麦门冬汤（甘寒法）（方略）

以上药物用五杯水，煎煮成两杯药液，分两次
服。脾胃虚弱的患者，加生扁豆健脾。气虚的患者
加人参补气。

一百一、胃液干燥，外感已净者，
牛乳饮主之。

此以津血填津血法也。

牛乳饮（甘寒法）　牛乳一杯

重汤炖熟，顿服之，甚者日再服。

一百一、秋燥病胃中津液干燥，外邪已解，应
当用牛乳饮治疗。

这是用津血来填补津血的方法。

牛乳饮（甘寒法）（方略）

隔水炖熟，一次服下，津液耗伤较重的，一天
服两次。

一百二、燥证气血两燔者，玉女
煎主之。

玉女煎方（见上焦篇）

一百二、秋燥病出现气血两燔证，应当用玉女
煎治疗。

玉女煎方（见上焦篇）

卷三　下焦篇

风温　温热　温疫　温毒　冬温

一、风温、温热、温疫、温毒、冬温，邪在阳明久羁，或已下，或未下，身热面赤，口干舌燥，甚则齿黑唇裂，脉沉实者，仍可下之；脉虚大，手足心热甚于手足背者，加减复脉汤主之。

温邪久羁[1]中焦阳明阳土，未有不克少阴癸水者，或已下而阴伤，或未下而阴竭。若实证居多，正气未至溃败，脉来沉实有力，尚可假手于一下，即《伤寒论》中急下以存津液之谓。若中无结粪，邪热少而虚热多，其人脉必虚，手足心主里，其热必甚于手足背之主表也。若再下其热，是竭其津而速之死也。故以复脉汤复其津液，阴复则阳留，庶可不至于死也。去参、桂、姜、枣之补阳，加白芍收三阴之阴，故云加减复脉汤。在仲景

一、风温、温热、温疫、温毒、冬温，这几类外邪在阳明长久滞留，无论是已用下法，或尚未用下法，只要表现为身热面赤，口干渴，舌燥，甚者牙齿黑，唇干裂，脉沉实有力者，仍可以用下法；若脉象虚大，手足心比手足背热度高者，则不能用下法，应当用加减复脉汤治疗。

温热邪气长久滞留于中焦阳明胃土，往往会耗伤少阴肾水，有已使用下法而耗伤阴液的，也有未使用攻下而阴液衰竭的。如果症状仍以邪实为主，正气亏虚不严重，脉象沉实有力的，就可借助攻下法治疗，这即是《伤寒论》中所述急下存阴的治疗方法。如果阳明大肠没有燥屎内结，邪热不甚，而阴虚内热之象明显者，此人脉象必虚弱。这是因为手、足心属里，所以手足心热度高于手足背。如果此时再用攻下法泄热，必会进一步耗竭已经损伤的阴液，从而加速患者死亡。因此治疗应选用复脉汤滋养其阴液，阴液一旦恢复，阳气就可以依附其上，患者死亡风险就大大降低了。如果去掉复脉汤中的人参、桂枝、生姜、大枣这些温补阳气之品，加上白芍以收敛太阴、少阴和厥阴的阴液，就是加减复脉汤的组成。张仲景用复脉汤是来治疗伤于寒

---

[1] 羁：羁留，停留。

当日，治伤于寒者之结代[1]，自有取于参、桂、姜、枣，复脉中之阳；今治伤于温者之阳亢阴竭（jié），不得再补其阳也。用古法而不拘用古方，医者之化裁也。

邪而出现脉象结代的证候，因此方中必用人参、桂枝、生姜和大枣来恢复血脉中的阳气；现在要治疗感受温邪后所致的阳热亢盛、阴液耗竭之证，就不能再温补阳气了。选用古人的治疗方法，但又不能完全照搬古方，医生要能够根据实际病证灵活化裁。

二、温病误表，津液被劫，心中震震[2]，舌强神昏，宜复脉法复其津液，舌上津回则生；汗自出，中无所主[3]者，救逆汤主之。

二、温病误用辛温解表，津液耗损，见心跳加快，舌强，神昏，宜用加减复脉汤滋补和恢复津液，服药后若舌面湿润，津液恢复则生还有望；若服药后自汗不止，心慌烦乱的，应当用救逆汤治疗。

误表动阳，心气伤则心震，心液伤则舌蹇，故宜复脉复其津液也。若伤之太甚，阴阳有脱离之象，复脉亦不胜任，则非救逆不可。

误用发汗解表，耗伤阳气，心气受伤则心悸不安，心阴受伤则舌蹇难言，宜用加减复脉汤来恢复其津液。若阴液耗伤太过，阳气失去依附，阴阳有离决的征象，此时用加减复脉汤已不能救命，必须用救逆汤才行。

三、温病耳聋，病系少阴，与柴胡汤者必死，六七日以后，宜复脉辈复其精。

三、温病出现耳聋，则属少阴病，此时若用小柴胡汤治疗，必致病情恶化，甚至死亡。温病发病六七日以后，宜用加减复脉汤之类的方剂来恢复患者阴精。

温病无三阳经证，却有阳明腑证（中焦篇已申明腑证之由矣），三阴脏证。盖脏者藏也，藏精者也。温病最善伤精，三阴实当其冲。如阳明结则脾阴伤而不行，脾胃脏腑切近相连，夫累及妻，理固然也，有急下以存津

温病过程中无太阳、少阳、阳明三阳经证，但是存在阳明腑证（中焦篇已经阐明腑证形成之因）以及太阴、少阴、厥阴之脏证。脏即是藏，有贮藏阴精之功。温病最易耗伤精液，三阴脏则首当其冲。比如阳明实热内结，则脾阴受伤而不能正常运行。因为脾和胃，一脏一腑，位置近，互相影响，就像丈夫有问题常常连累到妻子，此时可用急下存阴的方法治疗。阳明实热内结会导致阴液亏虚，久

---

[1] 结代：经脉之气结止不行。

[2] 心中震震：指心跳迅速增快。

[3] 中无所主：指感到心慌烦乱。

液一法。土实则水虚,浸假而累及少阴矣,耳聋、不卧等证是也。水虚则木强,浸假而累及厥阴矣,目闭、痉厥等证是也。此由上及下、由阳入阴之道路,学者不可不知。

按 温病耳聋,《灵》《素》称其必死,岂少阳耳聋,竟至于死耶?《经》谓:肾开窍于耳,脱精者耳聋。盖初则阳火上闭,阴精不得上承,清窍不通,继则阳亢阴竭,若再以小柴胡汤直升少阳,其势必至下竭上厥,不死何待!何时医悉以陶氏《六书》,统治四时一切病证,而不究心于《灵》《素》《难经》也哉!瑭于温病六七日以外,壮火少减,阴火内炽耳聋者,悉以复阴得效。曰宜复脉辈者,不过立法如此,临时对证,加减尽善,是所望于当其任者。

四、劳倦内伤,复感温病,六七日以外不解者,宜复脉法。

此两感治法也。甘能益气,凡甘皆补,故宜复脉。服二三帖后,身不热而倦甚,仍加人参。

五、温病已汗而不得汗,已下而热不退,六七日以外,脉尚躁盛者,重与复脉汤。

病则逐渐累及少阴,肾精亏损则可见耳聋、失眠等证。肾水亏虚,肝木阳气会亢盛,少阴病逐渐累及导致厥阴病,出现目闭不开,手足抽搐等症。这是由上及下,由阳腑进入阴脏的传变之径,学医的人不可以不知道。

按 温病耳聋,《灵枢》和《素问》都称是必死之症,难道邪在少阳,见耳聋,就会死吗?《内经》中有"肾开窍于耳""精脱者耳聋"的说法。温病早期,耳聋多因阳热火邪在上焦阻闭,阴精不能上行滋养清窍,耳窍闭塞不通所致;接下来阳热进一步亢盛,阴精耗竭更甚,此时若用小柴胡汤,直接升少阳之火,势必导致阴精耗竭于下,而阳气厥脱于上,一定会导致死亡。不知从何时起,医生都依据陶华的《伤寒六书》来治疗四季所有疾病,却不潜心研究《灵枢》《素问》《难经》这些古书。我见到得温病六七天以后,实火渐衰而虚火内盛所导致的耳聋,用滋阴为主的方法,俱获良效。至于所说宜用复脉一类方剂,是说治疗立法应该如此,临床运用时应根据具体病证,准确加减化裁,这是我对医生的希冀。

四、劳倦内伤,如果此时再感受温邪发为温病,发病六七日后病情尚未缓解的,宜选用加减复脉汤法治疗。

这是内伤加外感的治法。甘味药可以益气,一般甘味药都具有一定的滋补之性,因此可以用甘味药来复脉。若服二三剂后,身不热而神疲体倦加重,则需要在加减复脉汤中加入人参来治疗。

五、温病已用发汗法治疗但是仍没有出汗,已用下法而身热仍不退,发病六七天以上,脉象仍躁而有力者,可再次用加减复脉汤治疗。

已与发汗而不得汗，已与通里而热不除，其为汗下不当可知。脉尚躁盛，邪固不为药衰，正气亦尚能与邪气分争，故须重与复脉，扶正以敌邪，正胜则生矣。

温病已用发汗法治疗但是仍没有出汗，已用下法而身热仍不退，可知定是运用汗法、下法方法不当所引起。此时脉象仍然躁而有力，说明邪没有因汗、下而被削弱，且正气尚能与邪气抗争，所以必须再用加减复脉汤，扶助正气来抵御邪气，正气胜，则生机不灭。

六、温病误用升散，脉结代，甚则脉两至者，重与复脉，虽有他证，后治之。

此留人治病法也。即仲景里急，急当救里之义。

六、治疗温热病误使用升提、发散之法，出现结脉或代脉，甚至结脉和代脉同时出现，需再次用加减复脉汤治疗，即使此时还有其他症状，也应该后治。

这是保留人体正气的治法，张仲景认为里虚为急时，治疗应当先救治里虚。

七、汗下后，口燥咽干，神倦欲眠，舌赤苔老，与复脉汤。

在中焦下后与益胃汤，复胃中津液，以邪气未曾深入下焦。若口燥咽干，乃少阴之液无以上供，神昏欲眠，有少阴但欲寐（mèi）之象，故与复脉。

七、温病用汗法、下法治疗之后，口干咽燥，神疲，昏昏欲睡，舌质赤红，苔焦老干燥，用加减复脉汤治疗。

邪在中焦用下法治疗后，应服用益胃汤来恢复胃中津液，这是因为此时邪气还没有深入下焦。若患者口干咽燥，此乃少阴病，阴液亏损，不能上济所致。神疲，昏昏欲睡，是少阴病"但欲寐"，故应选用加减复脉汤治疗。

八、热邪深入，或在少阴，或在厥阴，均宜复脉。

此言复脉为热邪劫阴之总司也。盖少阴藏精，厥阴必待少阴精足而后能生，二经均可主以复脉者，乙癸同源也。

八、热邪深入下焦，无论病在少阴，还是病在厥阴，都宜用加减复脉汤治疗。

加减复脉汤是治疗热邪耗劫肝肾真阴的总方。因为足少阴主藏精，足厥阴依赖肾精充足才能获其滋养而维持正常功能。由于肝肾乙癸同源，因此足少阴肾经和足厥阴肝经的病变，都可以用加减复脉汤为主方进行治疗。

加减复脉汤方（甘润存津法）
炙（zhì）甘草六钱　干地黄六钱（按：地黄三种用法：生地者，鲜地黄未晒干者，

加减复脉汤方（甘润存津法）（方略）

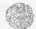

可入药煮用，可取汁用，其性甘凉，上中焦用以退热存津；干地黄者，乃生地晒干，已为丙火炼过，去其寒凉之性，本草称其甘平；熟地制以酒与砂（shā）仁，九蒸九晒而成，是又以丙火、丁火合炼之也，故其性甘温。奈何今人悉以干地黄为生地，北人并不知世有生地，金谓干地黄为生地，而曰寒凉，指鹿为马，不可不辨）生白芍六钱麦冬（不去心）五钱 阿胶三钱 麻仁三钱（按：柯韵伯谓：旧传麻仁者误，当系枣仁。彼从心悸动三字中看出传写之误，不为无见。今治温热，有取于麻仁甘益气，润去燥，故仍从麻仁。）

水八杯，煮取三杯，分三次服。剧者加甘草至一两，地黄、白芍八钱，麦冬七钱，日三，夜一服。

救逆汤方（镇摄法）即于加减复脉汤内去麻仁，加生龙骨四钱，生牡蛎八钱，煎如复脉法。脉虚大欲散者，加人参二钱。

九、下后大便溏甚，周十二时三四行，脉仍数者，未可与复脉汤，一甲煎主之；服一二日，大便不溏者，可与一甲复脉汤。

下后法当数日不大便，今反溏而频数，非其人真阳素虚，即下之不得其道，有亡阴之虑。若以复脉滑润，是以存阴之品，反为泻阴之用。故以牡蛎一味，单用则力大，既能存阴，

加水八杯，煎煮至三杯，分三次服下。病情较重的，重用甘草30克，另加地黄、白芍各24克，麦冬21克，白天服药三次，夜间服药一次。

救逆汤方（镇摄法）（方略）

煎煮方法同加减复脉汤。脉象虚大欲散的，加人参6克。

九、使用下法后，泄泻较重，一天三四次，若脉象仍数的，不能用加减复脉汤，应该用一甲煎治疗。服药一二天后大便不再稀溏的，可给予一甲复脉汤。

一般情况下，温病使用下法治疗后，应当几日内没有大便，现在反而出现大便稀溏，次数频繁，并非患者平素真阳虚弱，是下法使用不当，有阴亡的风险。此时如果使用加减复脉汤滋润滑肠，则本来是滋阴药物，反而会导致泻阴。因此加牡蛎一味，单用功力大，既能保存阴液，又可固涩大便，

又涩大便，且清在里之余热，一物而
三用之。

一甲煎方（咸寒兼涩法） 生牡
蛎（lì）二两（碾细）

水八杯，煮取三杯，分温三服。

一甲复脉汤方 即于加减复脉汤
内，去麻仁，加牡蛎一两。

十、下焦温病，但大便溏者，即
与一甲复脉汤。

温病深入下焦劫阴，必以救阴为
急务。然救阴之药多滑润，但见大便
溏，不必待日三四行，即以一甲复脉
法，复阴之中，预防泄阴之弊。

十一、少阴温病，真阴欲竭，壮
火复炽，心中烦，不得卧者，黄连阿
胶汤主之。

按前复脉法为邪少虚多之治，其
有阴既亏而实邪正盛，甘草即不合拍。
心中烦，阳邪挟（jiā）心阳独亢于上，
心体之阴，无容留之地，故烦杂无奈；
不得卧，阳亢不入于阴，阴虚不受阳
纳，虽欲卧得乎！此证阴阳各自为道，
不相交互，去死不远，故以黄芩从黄
连，外泻壮火而内坚真阴；以芍药从
阿胶，内护真阴而外捍亢阳。名黄连
阿胶汤者，取一刚以御（yù）外侮[1]，

而且还可清泄在里的余热，一味药可有三个方面的
作用。

一甲煎方（咸寒兼涩法）（方略）

以上药物加水八杯，煎煮成三杯，分三次
温服。

一甲复脉汤方（方略）

十、下焦温病，只要出现大便稀溏的患者，应
立即用一甲复脉汤治疗。

温热病邪深入下焦烧灼肾阴，治疗必须以急救
真阴为当务之急。但是救阴的药物大多滑润，所以
只要出现大便稀溏，不必等到大便一日三四次的程
度，就应立刻使用一甲复脉汤治疗，可以在恢复阴
液的同时，预防出现再度耗伤阴液的弊端。

十一、温热病邪侵袭少阴肾，肾阴耗损即将枯
竭，而邪火仍然炽盛，出现心烦不能安睡，应当用
黄连阿胶汤治疗。

按 前面说的加减复脉汤法都是用来治疗正气
虚、邪气少的病证。但也有真阴已亏而邪热仍盛的
病证，此时用甘草就不太对证。本证心烦，是由于
阳热之邪夹心火亢盛于上，心之阴液没有留存之
处，所以心中烦乱不能自已；不能入睡是因为阳气
亢盛不能进入阴分，阴液亏损又不能接受阳气，虽
然想睡但又怎么能睡着呢？本证阴阳各自运行，阴
阳不能互济、相交，病势危重，距死亡不远了。所
以本方用黄芩配黄连，外可清泻邪火，内可坚护真
阴；用芍药配阿胶，内可保护真阴，外可平抑亢盛
的阳气。方名之所以称黄连阿胶汤，是取黄连刚强
的特性，可以抗御邪热，取阿胶柔润的特性，可保

---

[1]外侮：来自外界的侵犯。

一柔以护内主^[1]之义也。其交关变化神明不测之妙，全在一鸡子黄，前人训鸡子黄，金（qiān）谓鸡为巽（xùn）木，得心之母气，色赤入心，虚则补母而已，理虽至当，殆（dài）未尽其妙。盖鸡子黄有地球之象，为血肉有情，生生不已，乃奠安中焦之圣品，有甘草之功能，而灵于甘草；其正中有孔，故能上通心气，下达肾气，居中以达两头，有莲子之妙用；其性和平，能使亢者不争，弱者得振；其气焦臭，故上补心；其味甘咸，故下补肾；再释家有地水风火之喻，此证大风一起，荡然无余，鸡子黄镇定中焦，通彻上下，合阿胶能预熄（xī）内风之震动也。然不知人身阴阳相抱之义，必未能识仲景用鸡子黄之妙，谨将人身阴阳生死寤寐（wù mèi）图形，开列于后，以便学者入道有阶也。

黄连阿胶汤方（苦甘咸寒法）　黄连四钱　黄芩一钱　阿胶三钱　白芍一钱　鸡子黄二枚

水八杯，先煮三物，取三杯，去滓，内胶烊尽，再内鸡子黄，搅令相得，日三服。

十二、夜热早凉，热退无汗，热自阴来者，青蒿鳖甲汤主之。

护心之阴血的意思。至于本方能够交通心肾、宁心安神，最精妙的地方就是使用鸡子黄这味药。前人谈到鸡子黄，都说鸡为八卦中"巽"卦，属风木，可以获得生心火的母气，红色入心经，这就是子虚补母的道理。虽然确实是这个道理，但还不能完全说清其中的奥妙。鸡子黄的形状像地球，是血肉有情之品，有生生不息的特性，是安定中焦的理想药物。它具有甘草的功效却又优于甘草，因为它正中有孔，所以能上通心气，下达肾气，居中焦又通上达下，它又有类似莲子的妙用。鸡子黄性质平和，能使亢盛的阳气平和，虚弱的真阴恢复；它的气味焦臭，所以上能补心；它的性味甘咸，所以下能补肾。此外，佛教还有地水风火的比喻，如果患者在此基础上又出现肝风内动的表现，必然会导致肾水耗竭殆尽，而鸡子黄能安定中焦，交通心肾，配合阿胶可防止虚风内动。如果不了解人体阴阳相互依存的道理，必然不能理解张仲景在黄连阿胶汤中用鸡子黄的奥妙。现将人体阴阳与生死、觉醒和睡眠之间的关系列出示意图，以便学者理解和掌握。

黄连阿胶汤方（苦甘咸寒法）（方略）

以上药物用八杯水，先煮黄连、黄芩、白芍三味药，煮成三杯，去渣后，将阿胶放入溶化完全，再加入鸡子黄，搅拌调匀，一日分三次服用。

十二、患者出现夜间发热，清晨热退身凉，热退却不出汗，这是邪热深伏阴分的表现，应当用青蒿鳖甲汤治疗。

---

[1]内主：即心之阴血。

夜行阴分而热，日行阳分而凉，邪气深伏阴分可知；热退无汗，邪不出表而仍归阴分，更可知矣，故曰热自阴分而来，非上中焦之阳热也。邪气深伏阴分，混处气血之中，不能纯用养阴，又非壮火，更不得任用苦燥。故以鳖甲蠕动之物，入肝经至阴之分，既能养阴，又能入络搜邪；以青蒿芳香透络，从少阳领邪外出；细生地清阴络之热；丹皮泻血中之伏火；知母者，知病之母也，佐鳖甲、青蒿而成搜剔（tī）之功焉。再此方有先入后出之妙，青蒿不能直入阴分，有鳖甲领之入也；鳖甲不能独出阳分，有青蒿领之出也。

卫气夜间行于阴分而发热，白天行于阳分而热退身凉，由此可知，发热是邪气深伏阴分所致。热退却不出汗，更加证实了邪气不在肌表，仍深伏阴分，所以说邪热来自阴分，而不是上焦或中焦的阳热之邪。邪气深伏阴分，混在气血之中，治疗不能纯用养阴的方法，又因邪气不是壮盛的实火，所以也不能滥用苦燥药物。因此，选血肉有情的动物药鳖甲，可深入肝经阴分，既能滋养阴液，又能深入血络清除病邪；用青蒿芳香透络，并引邪自少阳而出；细生地可清泄阴络中的热邪；丹皮能清泻血分伏火；知母，顾名思义为知病之母，与鳖甲、青蒿配合使用，可加强驱除病邪的功效。另外，此方还有先入后出的奥妙，青蒿虽然不能直接进入阴分，但鳖甲能够引导它深入阴分；鳖甲虽然不能独自外出阳分，但青蒿能够带领它外出阳分。

青蒿鳖甲汤方（辛凉合甘寒法）

青蒿二钱　鳖甲五钱　细生地四钱　知母二钱　丹皮三钱

水五杯，煮取二杯，日再服。

青蒿鳖甲汤方（辛凉合甘寒法）（方略）

以上药物用五杯水，煎煮成两杯水，一天两次，口服。

十三、热邪深入下焦，脉沉数，舌干齿黑，手指但觉蠕动，急防痉厥，二甲复脉汤主之。

此示人痉厥之渐也。温病七八日以后，热深不解，口中津液干涸，但觉手指瘈动[1]，即当防其痉厥，不必俟其已厥而后治也。故以复脉育阴，

十三、温热病邪深入下焦，脉象沉数，舌面干燥，牙齿焦黑，手指微微抽动，急需防止痉厥的发生，应当用二甲复脉汤治疗。

这里提示医生注意痉厥发生的先兆。温病发病以后七八天，热邪深入而不能外解，口中干燥没有津液，只发现患者手指抽动，应当立即防止患者发生痉厥，不能等到痉厥已经发生才开始治疗。所以用加减复脉汤以滋养阴液，加入甲壳类药物息风潜

---

[1]瘈动：指抽动。

加入介属[1]潜阳，使阴阳交纽[2]，庶厥不可作也。

二甲复脉汤方（咸寒甘润法）　即于加减复脉汤内，加生牡蛎五钱，生鳖甲八钱。

十四、下焦温病，热深厥[3]甚，脉细促，心中憺（dàn）憺大动[4]，甚则心中痛者，三甲复脉汤主之。

前二甲复脉，防痉厥之渐，即痉厥已作，亦可以二甲复脉止厥。兹又加龟板名三甲者，以心中大动，甚则痛而然也。心中动者，火以水为体，肝风鸱（chī）张[5]，立刻有吸尽西江之势，肾水本虚，不能济肝而后发痉，既痉而水难猝（cù）补，心之本体欲失，故憺憺然而大动也。甚则痛者，"阴维为病主心痛"，此证热久伤阴，八脉丽于肝肾，肝肾虚而累及阴维故心痛，非如寒气客于心胸之心痛，可用温通。故以镇肾气、补任脉，通阴维之龟板止心痛，合入肝搜邪之二甲，相济成功也。

三甲复脉汤方（同二甲汤法）　即于二甲复脉汤内，加生龟板一两。

阳，使阴阳交通，就可避免痉厥的发生。

二甲复脉汤方（咸寒甘润法）（方略）

十四、温热病邪传至下焦，患者热邪越盛，四肢抽搐厥冷的程度也越重，脉象细而数急，心脏剧烈跳动不安，严重的患者有心胸疼痛的表现，应当用三甲复脉汤治疗。

上文提到的二甲复脉汤，对痉厥发生早期有预防作用，若痉厥已经发生，也可以用二甲复脉汤息风止痉。现在上方中又加入龟板，更名为三甲复脉汤，主要针对患者心跳剧烈，严重者出现心胸疼痛的症状所设。心跳剧烈，是因为心火有赖于肾水的滋养，现出现肝风大动，有即刻耗尽肾水的趋势，况且肾水本来就不足，不能滋养肝木而发生痉厥，既然痉厥已经发生，肾水也很难在短时间恢复，心阴失去濡养，所以心脏剧烈跳动不安。严重的患者出现心胸疼痛，"阴维脉病变的主要表现是心痛"，此证热邪久留不解，伤及肝肾真阴，而奇经八脉均隶属于肝肾，肝肾阴虚累及阴维脉，所以出现心中疼痛的症状。这种心痛不同于寒邪侵犯心胸所致的心痛，可以用温通的方法治疗。所以选用具有潜镇肾气，补益任脉，通调阴维脉而能缓解心胸疼痛的龟板，配合能入肝经搜邪的二甲复脉汤，相互协同，可获得良好的疗效。

三甲复脉汤方（同二甲复脉汤法）（方略）

---

[1] 介属：指甲壳类药物。

[2] 阴阳交纽：指阴阳相互依存，相互交结，阳生阴长的正常生理状态。

[3] 厥：指痉厥。

[4] 憺憺大动：指有空虚而震动的感觉。

[5] 肝风鸱张：形容肝风鼓动剧烈。

十五、既厥且哕（俗名呃忒），脉细而劲，小定风珠主之。

温邪久踞下焦，烁肝液为厥，扰冲脉为哕，脉阴阳俱减则细，肝木横强则劲。故以鸡子黄实土而定内风；龟板补任（谓任脉）而镇冲脉；阿胶沉降，补液而息肝风；淡菜生于咸水之中而能淡，外偶内奇，有坎卦之象，能补阴中之真阳，其形翕（xī）[1]阖，故又能潜真阳之上动；童便以浊液仍归浊道，用以为使也。名定风珠者，以鸡子黄宛如珠形，得巽（xùn）木之精，而能息肝风，肝为巽木，巽为风也。龟亦有珠，具真武之德而镇震木。震为雷，在人为胆，雷动未有无风者，雷静而风亦静矣。亢阳直上巅顶，龙上于天也。制龙者，龟也。古者豢（huàn）龙御龙之法，失传已久，其大要不出乎此。

小定风珠方（甘寒咸法）鸡子黄（生用）一枚　真阿胶二钱　生龟板六钱　童便一杯　淡菜三钱

水五杯，先煮龟板、淡菜得二杯，去滓，入阿胶，上火烊化，内鸡子黄，搅令相得，再冲童便，顿服之。

十六、热邪久羁，吸烁真阴，或

十五、患者既有痉厥，又出现呃逆（俗名呃忒），脉细而有力，应当用小定风珠治疗。

温邪长久盘踞下焦，耗伤肝阴而出现四肢痉厥逆冷，影响到冲脉就会表现为呃逆，因为阴阳俱虚，脉象表现为细小，又因肝风内动表现为脉象弦劲有力。所以方中用鸡子黄培补脾胃而平定内风；龟板补益任脉而潜镇冲脉；阿胶药性沉降，滋补阴液、平息肝风；淡菜虽然生长在咸水之中，但味道清淡，它外形成双，内部却是单个，形似坎卦，能滋补少阴真阳，其外形收敛闭合，所以又能潜镇上逆的真阳；用童便使浊液易入浊道，所以作为使药。本方命名为定风珠，是因鸡子黄形状像珠子，能得到和巽卦相对应木的精华，所以能平息肝风，因为肝和巽卦都属木，巽卦主风的缘故。龟能生蛋，蛋的形状像珠子，所以龟也有珠，具有北方神灵的能力，能镇住和震卦相应的木。震卦属雷，在人体与胆相应，打雷时没有不起风的，而雷声停，风也随之平静下来。亢盛的阳气直冲头顶，如龙腾于天，而能制伏龙的只有龟。古人养龙御龙的方法，已失传很久，但大致不出这个范围。

小定风珠方（甘寒咸法）（方略）

以上药物用五杯水，先煮龟板、淡菜，煮成两杯，去掉药渣，加入阿胶，在火上溶化后，加入鸡子黄，搅拌均匀，再冲入童便，一次服下。

十六、热邪长久滞留在下焦，消灼真阴，或因

---

[1] 翕：收缩，收敛。

因误表，或因妄攻，神倦瘛疭，脉气虚弱，舌绛苔少，时时欲脱者，大定风珠主之。

此邪气已去八九，真阴仅存一二之治也。观脉虚苔少可知，故以大队浓浊填阴塞隙，介属潜阳镇定。以鸡子黄一味，从足太阴，下安足三阴，上济手三阴，使上下交合，阴得安其位，斯阳可立根基，俾阴阳有眷（juàn）属一家之义，庶可不致绝脱欤！

大定风珠方（酸甘咸法） 生白芍六钱 阿胶三钱 生龟板四钱 干地黄六钱 麻仁二钱 五味子二钱 生牡蛎四钱 麦冬（连心）六钱 炙甘草四钱 鸡子黄（生）二枚 鳖甲（生）四钱

水八杯，煮取三杯，去滓，再入鸡子黄，搅令相得，分三次服。喘加人参，自汗者加龙骨、人参、小麦，悸者加茯神、人参、小麦。

十七、壮火尚盛者，不得用定风珠、复脉。邪少虚多者，不得用黄连阿胶汤。阴虚欲痉者，不得用青蒿鳖甲汤。

此诸方之禁也。前数方虽皆为存阴退热而设，其中有以补阴之品，为退热之用者；有一面补阴，一面搜邪者；有一面填阴，一面护阳者；各宜

误用辛温解表的方法，或因乱用苦寒攻下的方法，出现精神倦怠，手足抽搐，脉象虚弱，舌绛少苔，时时有虚脱表现的患者，应当用大定风珠治疗。

这是邪热已祛除八九，真阴仅存一二的治疗方法。观察患者脉象虚、舌绛少苔就可以知道，所以治疗用大量性味厚浊的药物填补真阴，用甲壳类的药物潜阳镇定，用鸡子黄这味药调理中焦，下可安定足三阴，上可接济手三阴，使上下交通会合，阴液充足而内藏，阳气才能有立足的基础，使阴阳如同夫妻一样相互依存，就可避免阴竭阳脱的危象。

大定风珠方（酸甘咸法）（方略）

以上药物用八杯水，煮成三杯，去掉药渣，加入鸡子黄搅拌均匀，分三次服用。患者如果还兼有气喘，加人参；兼有自汗，加龙骨、人参、小麦；兼心悸，加茯神、人参、小麦。

十七、如果邪火仍然炽盛，不能用大、小定风珠和加减复脉汤治疗。如果邪火轻微而阴虚较重，不能用黄连阿胶汤治疗。阴虚将要动风的患者，不能用青蒿鳖甲汤治疗。

这段是讨论以上方剂的禁忌证。前面所列的方剂虽然都是为滋阴退热所设立的，但其中有的方剂是用补阴的方法来退热；有的方剂一面滋阴，一面祛邪；还有的方剂是一面填补真阴，一面保护阳气。对于各方剂的特点都要细心体会，不能混淆。

心领神会，不可混也。

十八、痉厥神昏，舌短，烦躁，手少阴证未罢者，先与牛黄、紫雪辈，开窍搜邪；再与复脉汤存阴，三甲潜阳。临证细参，勿致倒乱。

痉厥神昏，舌謇烦躁，统而言之曰厥阴证。然有手经、足经之分：在上焦以清邪为主，清邪之后，必继以存阴；在下焦以存阴为主，存阴之先，若邪尚有余，必先以搜邪。手少阴证未罢，如寸脉大，口气重，颧赤，白睛赤，热壮之类。

十九、邪气久羁，肌肤甲错，或因下后邪欲溃，或因存阴得液蒸汗，正气已虚，不能即出，阴阳互争而战者，欲作战汗也，复脉汤热饮之。虚盛者加人参。肌肉尚盛者，但令静，勿妄动也。

按伤寒汗解必在下前，温病多在下后。缚（fù）解而后得汗，诚有如吴又可所云者。凡欲汗者，必当先烦，乃有汗而解。若正虚邪重，或邪已深入下焦，得下后里通；或因津液枯燥，服存阴药，液增欲汗，邪正努力纷争，则作战汗，战之得汗则生，汗不得出则死。此系生死关头，在顷刻之间。战者，阳极而似阴也，肌肤业已

十八、如果患者表现为抽搐神昏，舌体短缩，烦躁不安，手少阴心包的证候没有完全解除的，先用安宫牛黄丸、紫雪丹之类的方药，清心开窍、泄热达邪，然后再用加减复脉汤滋养阴液，用牡蛎、鳖甲、龟板这三个甲壳类药物潜镇阳气，临床辨证一定要仔细审查，不能颠倒混乱。

痉厥神昏，舌体短缩，言语不利，烦躁不安，都可归为厥阴经的证候。但厥阴有手厥阴经和足厥阴经之分：邪在上焦的手厥阴的病证，治疗以清泄邪热为主，邪热清除以后，应当继续滋养阴液；邪在下焦的足厥阴病证，治疗以滋补阴液为主，但在滋阴之前，如果余邪未净，必须先清除余邪。手少阴心经证候没有完全解除，表现为寸口脉大，口气浊臭，颧红目赤，热势壮盛等。

十九、温邪长久滞留不解除，皮肤粗糙干燥像鱼鳞，或者因为用攻下法后邪热将要溃散，或者因为滋补阴液后蒸腾阴液为汗而达邪外出，但现在正气已经亏虚，不能立即驱邪外出，表现为正邪交争而恶寒战栗，是即将发生战汗，应该马上煎煮加减复脉汤，趁热饮用。正气过虚者加入人参；若肌肉尚壮实的，只需让其静卧，勿随意活动即可。

按 伤寒病邪从汗而解是在用攻下法之前，而温病从汗而解多在用攻下法之后，确实像吴又可说的那样。凡是将要战汗的患者，必然会先出现烦躁不安，而后才能汗出使邪气解除。如果正气虚弱且邪气较重，或者邪气已深入下焦，用攻下法后腑气已通；或者因津液枯竭，服滋阴补液药后，阴液恢复将要汗出，正邪奋力交争，都可导致战汗，战栗后汗出提示预后良好，战栗后汗不出提示预后不良。这是存亡的紧急关头，生死即在顷刻之间。战栗是阳气极盛而产生类似阴证的表现。肌肤已经粗糙干燥，说明津液耗竭，已不必说，所以用加减复脉汤再加人参以助正气一臂之力，促使汗出。如果

甲错，其津液之枯燥，固不待言。故以复脉加人参助其一臂（bì）之力，送汗出表。若其人肌肤尚厚，未至大虚者，无取复脉之助正，但当听其自然，勿事骚扰可耳，次日再议补阴未迟。

患者肌肤丰厚，津液亏耗不明显者，不必用加减复脉汤扶助正气，只要顺其自然，不再干扰就可以了，第二天再滋补阴液也不迟。

二十、时欲漱（shù）口不欲咽，大便黑而易者，有瘀血也，犀角地黄汤主之。

二十、不时要用水漱口但又不愿下咽，大便色黑容易排出者，是内有瘀血的表现，应当用犀角地黄汤治疗。

邪在血分，不欲饮水，热邪燥液口干，又欲求救于水，故但欲漱口，不欲咽也。瘀血溢于肠间，血色久瘀则黑，血性柔润，故大便黑而易也。犀角味咸，入下焦血分以清热，地黄去积聚而补阴，白芍去恶血，生新血，丹皮泻血中伏火，此蓄血自得下行，故用此轻剂以调之也。

邪热深入血分，不想饮水，热邪伤津耗液必然口中干燥，又想饮水自救，所以出现不时漱口，又不愿下咽的症状。由于瘀血渗溢于肠道，血色因长时间瘀滞变黑，血液品性阴柔滑润，所以大便色黑而容易排出。犀角味咸，能深入下焦血分以清泄邪热，地黄能祛除积聚而补阴液，白芍可祛除瘀血而滋生新血，丹皮能清泻血中邪火。这样蓄血自然能下行而解，所以选用清热凉血之剂来治疗。

犀角地黄汤方（甘咸微苦法）　干地黄一两　生白芍三钱　丹皮三钱　犀角三钱

犀角地黄汤方（甘咸微苦法）（方略）

水五杯，煮取二杯，分二次服，渣再煮一杯服。

以上药物用水五杯，煮成两杯，分两次服，药渣再煮一杯服用。

二十一、少腹坚满，小便自利，夜热昼凉，大便闭，脉沉实者，蓄血也，桃仁承气汤主之，甚则抵当汤。

二十一、患者小腹坚硬胀满，小便自利，夜间发热，白天热退身凉，大便闭结不通，脉象沉实有力，出现下焦蓄血的现象，应当用桃仁承气汤治疗，严重的患者则用抵当汤治疗。

少腹坚满，法当小便不利，今反自利，则非膀胱气闭可知。夜热者，阴热也；昼凉者，邪气隐伏阴分也；

少腹坚硬胀满，本应该小便不利，现在反而出现自利，说明本证不是膀胱之气郁闭。入夜发热，可知是阴分有热；白天热退身凉，是邪热隐伏阴分的缘故。大便闭结不通，是瘀血内结的表现。所以大便闭者，血分结也。故以桃仁承气通血分之闭结也。若闭结太甚，桃仁承气不得行，则非抵当不可，然不可轻用，不得不备一法耳。

桃仁承气汤方（苦辛咸寒法）　大黄五钱　芒硝二钱　桃仁三钱　当归三钱　芍药三钱　丹皮三钱

水八杯，煮取三杯，先服一杯，得下止后服，不知，再服。

抵当汤方（飞走攻络苦咸法）　大黄五钱　虻（méng）虫（炙干为末）二十枚　桃仁五钱　水蛭（炙干为末）五分

水八杯，煮取三杯，先服一杯，得下止后服，不知，再服。

二十二、温病脉，法当数，今反不数而濡小者，热撤（chè）里虚也。里虚下利稀水，或便脓血者，桃花汤主之。

温病之脉本数，因用清热药撤其热，热撤里虚，脉见濡小，下焦空虚则寒，即不下利，亦当温补，况又下利稀水脓（nóng）血乎！故用少阴自利，关闸（zhá）不藏，堵截阳明法。

桃花汤方（甘温兼涩法）　赤石脂一两（半整用煎，半为细末调）　炮姜五钱　白粳米二合

水八杯，煮取三杯，去渣，入石脂末一钱五分，分三次服。若一服愈，余勿服。虚甚者加人参。

用桃仁承气汤通泄血分瘀滞闭结。如果瘀滞闭结太重，桃仁承气汤不能通闭散结，则非用抵当汤不可。但抵当汤不能轻易使用，这是为万不得已所准备的方法。

桃仁承气汤方（苦辛咸寒法）（方略）

以上药物用八杯水，煮成三杯，先服一杯，如果大便通畅，就不再服剩下的药，如果大便不通，就继续服。

抵当汤方（飞走攻络苦咸法）（方略）

以上药物用八杯水，煮成三杯，先服一杯，如果大便通畅，就不再服用剩下的药，如果大便不通，就继续服。

二十二、温病的脉象，本应是数脉，现脉象不数反而濡小的，是热邪消退而里虚的表现。里虚下利稀水，或大便脓血，应当用桃花汤治疗。

温病的脉象应该是数脉，因为用清热药清泄邪热，邪热虽清退，同时出现里气虚弱的证候，所以脉象濡小，下焦阳气虚弱则寒从内生，即使不出现大便下利，也应该用温补的方法治疗，何况还有下利稀水脓血的证候呢？所以采用治疗少阴病下利，胃肠泻下太过而不闭藏的堵塞阳明肠腑法。

桃花汤方（甘温兼涩法）（方略）

以上药物用八杯水，煮成三杯，去掉药渣后加入赤石脂粉末4~5克，分三次服。如果服一次病愈，剩余的药就不必再服。里虚较重的患者在上方加人参。

二十三、温病七八日以后，脉虚数，舌绛苔少，下利日数十行，完谷不化，身虽热者，桃花粥主之。

上条以脉不数而濡小，下利稀水，定其为虚寒而用温涩。此条脉虽数而日下数十行，至于完谷不化，其里邪已为泄泻下行殆尽。完谷不化，脾阳下陷，火灭之象；脉虽数而虚，苔化而少，身虽余热未退，亦虚热也，纯系关闸不藏见证，补之稍缓则脱。故改桃花汤为粥，取其逗留中焦之意，此条认定完谷不化四字要紧。

桃花粥方（甘温兼涩法）　人参三钱　炙甘草三钱　赤石脂六钱（细末）白粳米二合

水十杯，先煮参、草，得六杯，去渣，再入粳米煮，得三杯，纳石脂末三钱，顿服之。利不止，再服第二杯，如上法；利止停后服。或先因过用寒凉脉不数、身不热者，加干姜三钱。

二十四、温病少阴下利，咽痛，胸满，心烦者，猪肤汤主之。

此《伤寒论》原文，按温病热入少阴，逼液下走，自利咽痛，亦复不少，故采录于此。柯氏云：少阴下利，下焦虚矣。少阴脉循喉咙，其支者出络心，注胸中，咽痛胸满心烦者，肾

二十三、温病发病七八天以后，脉象虚数，舌质红绛、少苔，泄泻一天数十次，粪中夹有未消化的食物残渣，虽然仍有发热，也应当用桃花粥治疗。

上一条是以患者脉象不数而濡小，下利稀水判断其为虚寒证，用温涩的方法治疗。本条脉象虽数，同时一天下利数十次，并夹有未消化的食物残渣，说明邪气已经基本随粪便排泄干净。完谷不化，是脾阳下陷，阳气衰微的征象；脉象虽然数但虚弱无力，舌苔消退而少，虽然身有余热未退，也属虚热，是大肠关门不固的证候，若此时补涩治疗稍有迟缓，就有气液外脱的危险。所以治疗将桃花汤改变为桃花粥，取其药粥能在中焦留滞时间长久的意思。本条辨证关键在于"完谷不化"这四个字。

桃花粥方（甘温兼涩法）（方略）

以上药物加十杯水，先煎人参、甘草，煎取药液六杯，去掉药渣，再加入粳米煎煮成三杯，加入赤石脂末9克，一次服下。如果大便下利不止，再服第二杯，方法同上；如果下利停止，则停服剩下的药。如果此前用过寒凉药，致使脉象不数，不发热的，加干姜9克。

二十四、温病邪入少阴，患者表现为大便泄泻，咽喉疼痛，胸中满闷，心烦不安，应当用猪肤汤治疗。

这是《伤寒论》的原文。按：温病邪热深入少阴，逼迫阴液下泻，出现大便泄泻，咽喉疼痛的症状，也不少见，所以摘录于此。柯韵伯说：少阴病出现大便泄泻是下焦虚寒所致。少阴肾经上循咽喉，其支脉连络于心，贯注胸中。咽痛、胸满、心烦等证候，是肾火不能潜藏，循少阴经脉而行于阳

火不藏，循经而上走于阳分也；阳并于上，阴并于下，火不下交于肾，水不上承于心，此未济之象。猪为水畜而津液在肤，用其肤以除上浮之虚火，佐白蜜、白粉之甘，泻心润肺而和脾，滋化源，培母气。水升火降，上热自除，而下利自止矣。

分，使阳热行于上，阴液迫于下，心火不能下交于肾，肾水不能上承于心，水火不能相济的表现。猪是属水的牲畜，津液存于肌肤，用猪皮来消除上浮的虚火，合以甘味的白蜜、白米粉，泻心火、润肺燥、和脾胃，益脾胃而助生化之源，润肺以滋肾阴，使肾水上升，心火下降，使得在上的虚热可以消除，在下的泄泻自然就能停止。

猪肤汤方（甘润法） 猪肤一斤（用白皮从内刮去肥，令如纸薄）

猪肤汤方（甘润法）（方略）

上一味，以水一斗，煮取五升，去渣，加白蜜一升，白米粉五合，熬香，和令相得。

以上一味药加入5升水，煮取2.5升，去掉药渣，加白蜜0.5升，白米粉500克，煎熬至有香味溢出，调和搅匀。

二十五、温病少阴咽痛者，可与甘草汤；不差者，与桔梗汤。

二十五、温病邪入少阴，出现咽喉疼痛，可以用甘草汤治疗；如果服药后症状不改善，可换用桔梗汤治疗。

柯氏云：但咽痛而无下利、胸满、心烦等证，但甘以缓之足矣。不差者，配以桔梗，辛以散之也。其热微，故用此轻剂耳。

柯韵伯认为：单纯咽喉疼痛而无泄泻、胸闷、心烦等证候，只用甘缓的甘草汤就可以治。若用药后症状仍不见好转的，配合桔梗，以辛味宣透邪热。因为热势轻微，所以治疗采用药力较轻的方剂。

甘草汤方（甘缓法） 甘草二两

甘草汤方（甘缓法）（方略）

上一味，以水三升，煮取一升半，去渣，分温再服。

用以上一味药物，加水1.5升，煎煮成0.75升，去掉药渣，分两次温服。

桔梗汤（苦辛甘开提法） 甘草二两 桔梗二两

桔梗汤方（苦辛甘升提法）（方略）

法同前。

煎服方法同上。

二十六、温病入少阴，呕而咽中伤，生疮不能语，声不出者，苦酒汤主之。

二十六、温病邪入少阴，患者表现为呕吐，咽喉溃烂生疮，不能言语，发不出声音，应当用苦酒汤治疗。

王氏晋三云：苦酒汤治少阴水亏不能上济君火，而咽生疮声不出者。疮者，疳也。半夏之辛滑，佐以鸡子清之甘润，有利窍通声之功，无燥津涸液之虑。然半夏之功能，全赖苦酒，摄入阴分，劫涩敛疮，即阴火沸腾，亦可因苦酒而降矣，故以为名。

苦酒汤方（酸甘微辛法） 半夏（制）二钱 鸡子一枚（去黄，内上苦酒鸡子壳中）

上二味，内半夏着苦酒中，以鸡子壳置刀环中，安火上，令三沸，去渣，少少含咽之，不差，更作三剂。

二十七、妇女温病，经水适来，脉数耳聋，干呕烦渴，辛凉退热，兼清血分，甚至十数日不解，邪陷发痉者，竹叶玉女煎主之。

此与两感证同法。辛凉解肌，兼清血分者，所以补上中焦之未备；甚至十数日不解，邪陷发痉，外热未除，里热又急，故以玉女煎加竹叶，两清表里之热。

竹叶玉女煎方（辛凉合甘寒微苦法） 生石膏六钱 干地黄四钱 麦冬四钱 知母二钱 牛膝二钱 竹叶三钱

水八杯，先煮石膏、地黄得五杯，再入余四味，煮成二杯，先服一杯，候六时复之，病解停后服，不解再服

王晋三指出：苦酒汤是用于治疗少阴肾水亏耗不能上济心火，而致咽喉溃烂生疮，不能发出声音的证候。所谓疮，就是溃腐糜烂的疳疮。方中半夏味辛性滑，佐以甘润的鸡子清，有利清窍，通声音的功效，而无耗伤津液的忧虑。但是半夏功能发挥得好坏，完全依赖苦酒，苦酒引半夏入阴分，祛除痰涎，收敛疮面，即使少阴虚火炽盛上炎，也可以因苦酒而下降，所以命名为苦酒汤。

苦酒汤方（酸甘微辛法）（方略）

以上药物准备好，将半夏放入醋中，然后将鸡蛋壳放在刀柄后的圆环中，置于炉火上，煮沸三次，去掉药渣，取少量药汁含在口中缓缓咽下。如果用药后症状不缓解，可再制作三剂服用。

二十七、妇女患温病，适逢月经来潮，表现为脉数，耳聋，干呕，口渴，心烦，治疗以辛凉透热为主，兼清泄血分热邪。严重的患者十几天不缓解，致使邪热内陷，痉挛抽搐的，应当用竹叶玉女煎治疗。此法和治疗表里两感证的治法相同。

辛凉解肌，兼清血分热邪的方法，恰好可以补充上焦、中焦篇治疗的欠缺。严重的患者十几天症状不缓解，邪热内陷，痉挛抽搐的，这是在外气分热邪没有清除，在里的血分热毒亢盛的表现，所以用玉女煎加竹叶，两清表里气血邪热。

竹叶玉女煎方（辛凉合甘寒微苦法）（方略）

以上药物用八杯水，先煎石膏、地黄取得药汁五杯，再将剩余四味药加入其中，煎煮成两杯，先服一杯，十二小时后再服一杯。服药后病情缓解，就停服此汤药，若病情仍不缓解，就继续再服（上

（上焦用玉女煎去牛膝者，以牛膝为下焦药，不得引邪深入也。兹在下焦，故仍用之。）

焦篇中使用玉女煎时去掉牛膝，是因为牛膝为下焦药，以防引邪深入。本证病在下焦，所以仍然使用牛膝）。

二十八、热入血室，医与两清气血，邪去其半，脉数，余邪不解者，护阳和阴汤主之。

二十八、温病邪热侵入血室，医生给予气血两清的治疗后，邪热祛除大半，但脉数，余邪没有完全解除，应当用护阳和阴汤治疗。

此系承上条而言之也。大凡体质素虚之人，驱邪及半，必兼护养元气，仍佐清邪，故以参、甘护元阳，而以白芍、麦冬、生地，和阴清邪也。

这一条是紧接上条而说的。一般素体虚弱的患者，病邪驱除一半时，就必须开始顾护元气，此时仍要配合清除邪热的药物，所以方中用人参、甘草顾护元阳，白芍、麦冬、生地养阴清热。

护阳和阴汤方（甘凉甘温复法，偏于甘凉，即复脉汤法也） 白芍五钱 炙甘草二钱 人参二钱 麦冬（连心炒）二钱 干地黄（炒）三钱

护阳和阴汤方（甘凉甘温复法，偏于甘凉，也就是加减复脉汤的治法）（方略）

水五杯，煮取二杯，分二次温服。

以上药物用五杯水，煎煮成两杯，分两次温服。

二十九、热入血室，邪去八九，右脉虚数，暮微寒热者，加减复脉汤仍用参主之。

二十九、患者热入血室，邪热已祛除十之八九，右手脉象虚数，傍晚有轻微恶寒发热的表现，用加减复脉汤仍用参方治疗。

此热入血室之邪少虚多，亦以复脉为主法。脉右虚数，是邪不独在血分，故仍用参以补气。暮微寒热，不可认作邪实，乃气血俱虚，营卫不和之故。

这是热入血室，邪少虚多的证候，治疗也是以加减复脉汤为主。右手脉象虚数，是病邪不单独在血分，所以仍使用人参以培补元气。傍晚有轻微恶寒发热，不要误以为是实邪为患，其实是气血虚弱，营卫不和所致。

加减复脉汤仍用参方 即于前复脉汤内，加人参三钱。

加减复脉汤仍用参方（方略）

三十、热病经水适至，十余日不

三十、妇人患温热病适逢月经来潮，邪热十几

解，舌痿（wěi）[1]饮冷，心烦热，神气忽清忽乱，脉右长左沉。瘀热在里也，加减桃仁承气汤主之。

前条十数日不解用玉女煎者，以气分之邪尚多，故用气血两解。此条以脉左沉，不与右之长同，而神气忽乱，定其为蓄血，故以逐血分瘀热为急务也。

加减桃仁承气汤方（苦辛走络法）
大黄（制）三钱　桃仁（炒）三钱　细生地六钱　丹皮四钱　泽兰二钱　人中白二钱

水八杯，煮取三杯，先服一杯，候六时，得下黑血，下后神清渴减，止后服。不知，渐进。

按邵（shào）新甫[2]云：考热入血室，《金匮》有五法：第一条主小柴胡，因寒热而用，虽经水适断，急提少阳之邪，勿令下陷为最。第二条伤寒发热，经水适来，已现昼明夜剧，谵语见鬼，恐人认阳明实证，故有无犯胃气及上二焦之戒。第三条中风寒热，经水适来，七八日脉迟身凉，胸胁满如结胸状，谵语者，显无表证，全露热入血室之候，自当急刺期门，使人知针力比药力尤捷。第四条阳明病下血谵语，但头汗出，亦为热入血

天不退，伴见舌体痿软，喜欢喝冷水，心中烦热，神志有时清醒，有时错乱，右手脉长，左手脉沉，这是瘀热在里的表现，应当用加减桃仁承气汤治疗。

前条所讲病邪十几天不解，用玉女煎治疗，是因为气分邪热尚盛，所以用气血两清的方法治疗。本条根据患者左手脉沉，与右手脉长的不同，且神志时清时乱，考虑其内有蓄血，所以治疗以驱逐血分瘀热为当务之急。

加减桃仁承气汤方（苦辛走络法）（方略）

以上药物用八杯水，煎煮成三杯，先服一杯，十二小时后，如果大便解出黑血，而且排便后神志清醒，口渴减轻，就停服剩下的药。如果服药后症状没有缓解，继续服用剩余汤药。

按 邵新甫说：考察热入血室一证，《金匮要略》中载有五种治法：第一条是用小柴胡汤治疗，辨证以寒热往来为依据，虽然月经恰好干净，但治疗仍应急速清透少阳病邪，不要使病邪下陷血室。第二条感受寒邪发热，适逢月经来潮，症见白天神志清楚，夜间神昏谵语，惊恐不安如见鬼状。恐怕普通医生误认为是阳明腑实证，治疗时一定不能伤及胃气和上、中二焦的津液。第三条是感受风邪，恶寒发热，恰在月经来潮期间，经过了七八天，患者出现脉象迟缓，热退身凉，胸胁胀满如同结胸证的表现，并有言语错乱。此时显然已经没有表证，完全表现为热入血室的证候。应立即针刺期门穴，从这一点可以知道针刺有时比药物的疗效还要迅速。第四条是讲阳明病证出现大便下血，胡言乱语，仅头部汗出，也是热入血室的证候，治疗同

---

[1]舌痿：病状名，舌体软弱伸卷无力。
[2]邵新甫：清代医家。

室，亦刺期门，汗出而愈。第五条明其一证而有别因为害，如痰潮上脘，昏冒不知，当先化其痰，后除其热。仲景教人当知变通，故不厌推广其义，乃今人一遇是证，不辨热入之轻重，血室之盈亏，遽（jù）[1]与小柴胡汤，贻（yí）害必多。要之热甚而血瘀者，与桃仁承气及山甲、归尾之属；血舍空而热者用犀角地黄汤，加丹参、木通之属；表邪未尽而表证仍兼者，不妨借温通为使；血结胸，有桂枝红花汤，参入海蛤（gé）、桃仁之治；昏狂甚，进牛黄膏。调入清气化结之煎。再观叶案中有两解气血燔（fán）蒸之玉女煎法；热甚阴伤，有育阴养气之复脉法；又有护阴涤热之缓攻法。先圣后贤，其治条分缕析，学者审证定方，慎毋（wú）[2]拘乎柴胡一法也。

三十一、温病愈后，嗽稀痰而不咳，彻夜不寐者，半夏汤主之。此中焦阳气素虚之人，偶感温病，医以辛凉甘寒，或苦寒清温热，不知十衰七八之戒，用药过剂，以致中焦反停寒饮，令胃不和，故不寐也。《素问》云：胃不和则卧不安，饮以半夏汤，覆（fù）杯则寐。盖阳气下交于阴则

样用针刺期门穴的方法，针刺后汗出，疾病便可以痊愈。第五条是讲热入血室伴谵语等证候，由其他原因所致，例如痰浊上壅胸脘，蒙闭清窍，也可出现神志昏迷、不省人事。治疗应当先化痰浊，而后再清除邪热。张仲景这里主要教导医生应当知常达变，所以不厌其烦地引申其中的含义。现在的医生一到热入血室，不辨热邪的轻重，血室的充盈亏虚，就仓促给予小柴胡汤，造成的危害很多。辨治热入血室的要点是：热邪炽盛又有瘀血的，用桃仁承气汤以及穿山甲、当归尾之类的药物治疗；血室空虚而有邪热的，用犀角地黄汤加丹参、木通之类的药物治疗；表邪未尽而表证仍有的，不妨在主方中配以辛温通散的药物治疗；瘀血结于胸中的，可用桂枝红花汤加海蛤、桃仁治疗；神志昏迷、狂躁不安，可用牛黄膏调入清热散结的药物。再看叶天士医案中有两清气血燔蒸的玉女煎治法；热盛阴伤的有育阴益气的复脉汤治法；还有保护阴液、荡涤邪热和缓攻下的治法。古时和后世高明的医家，对本证的治疗分析得条理清楚，后世的学者可根据不同的证候确定相应的方药，千万不要拘泥于小柴胡汤一种方法。

三十一、温病治愈后，咯吐稀痰，但不咳嗽，整夜不能入睡的，应当用半夏汤治疗。这是平素中焦阳气虚弱的患者，偶然感受温邪患温病后，医生在用辛凉、甘寒或苦寒清泄热的治法时，不懂邪热去除十分之七八后就不能再用的治疗禁忌，寒凉药物使用过多，致使中焦出现寒饮停聚，使得胃气不和，所以不能入睡。《素问》指出：胃气不和，睡眠不安，服用半夏汤，服后很快就能入睡。一般来说，阳气下行与阴气交会就能入睡，胃居于中焦，是阳气下行与阴气交会的通道，中焦寒饮停聚，使

---

[1]遽：就。

[2]毋：别，不要。

寐，胃居中焦，为阳气下交之道路，中寒饮聚，致令阳气欲下交而无路可循，故不寐也。半夏逐痰饮而和胃，秫（shú）米[1]秉燥金之气而成，故能补阳明燥气之不及而渗其饮，饮退则胃和，寐可立至，故曰覆杯则寐也。

半夏汤方（辛甘淡法）　半夏（制）八钱　秫米二两（即俗所谓高粱是也，古人谓之稷，今或名为芦稷，如南方难得，则以薏仁代之。）

水八杯，煮取三杯，分三次温服。

三十二、饮退得寐，舌滑，食不进者，半夏桂枝汤主之。

此以胃腑虽和，营卫不和，阳未卒复，故以前半夏汤合桂枝汤，调其营卫，和其中阳，自能食也。

半夏桂枝汤方（辛温甘淡法）　半夏六钱　秫米一两　白芍六钱　桂枝四钱（虽云桂枝汤，却用小建中汤法。桂枝少于白芍者，表里异治也）　炙甘草一钱　生姜三钱　大枣（去核）二枚

水八杯，煮取三杯，分温三服。

三十三、温病解后，脉迟，身凉如水，冷汗自出者，桂枝汤主之。

此亦阳气素虚之体质，热邪甫[2]

阳气想要下行与阴气交会而无路可行，所以不能入睡。半夏能驱逐痰饮、调和胃气，高粱米禀受秋天燥金之气而熟，能补阳明燥热之气的不足而消退痰饮，痰饮退则胃气调和，睡眠也就得到改善，所以可获服药后立即入睡的效果。

半夏汤（辛甘淡法）（方略）

以上药物用八杯水，煎煮成三杯，分三次温服。

三十二、患者痰饮消退后能够入睡，但舌苔水滑，不能进食，应当用半夏桂枝汤治疗。

这是因为胃腑虽然和顺，但营卫不和，阳气还未及时恢复，所以用上条的半夏汤配合桂枝汤，调和其营卫，振奋其阳气，自然能够进食。

半夏桂枝汤方（辛温甘淡法）（方略）

以上药物用八杯水，煎煮成三杯，分三次温服。

三十三、温病邪热解除后，患者表现为肌肤冰凉如水一般，冷汗自出，用桂枝汤治疗。

这也是素体阳气虚弱的患者，热邪刚退，阳虚的证候立刻显露出来，所以治疗用桂枝汤恢复其

----

[1]秫米：高粱米。

[2]甫：刚刚。

退，即露阳虚，故以桂枝汤复其阳也。

桂枝汤方〔见上焦篇。但此处用桂枝，分量与芍药等，不必多于芍药也；可不必啜（chuò）粥再令汁出，即仲景以桂枝汤小和之法是也〕

三十四、温病愈后，面色萎黄，舌淡，不欲饮水，脉迟而弦，不食者，小建中汤主之。

此亦阳虚之质也，故以小建中，小小建其中焦之阳气，中阳复则能食，能食则诸阳皆可复也。

小建中汤方（甘温法） 白芍（酒炒）六钱 桂枝四钱 甘草（炙）三钱 生姜三钱 大枣（去核）二枚 胶饴五钱

水八杯，煮取三杯，去渣，入胶饴，上火烊（yáng）化，分温三服。

三十五、温病愈后，或一月，至一年，面微赤，脉数，暮热，常思饮不欲食者，五汁饮主之，牛乳饮亦主之。病后肌肤枯燥，小便溺（niào）[1]管痛，或微燥咳，或不思食，皆胃阴虚也，与益胃、五汁辈。

前复脉等汤，复下焦之阴。此由中焦胃用之阴不降，胃体之阳独亢，故以甘润法救胃用，配胃体，则自然欲食，断不可与俗套开胃健食之辛燥

---

[1]溺：古"尿"字。

阳气。

桂枝汤方（见上焦篇。但此处桂枝的用量与芍药均等，不需要多于芍药；也不必再喝热粥助患者汗出，这就是张仲景用桂枝汤轻调阴阳的治法）

三十四、温病治愈后，患者面色萎黄，舌质淡，不想喝水，脉象弦迟，不想吃饭，应当用小建中汤治疗。

这也属于阳虚体质的人，所以用小建中汤，稍稍地建补其中焦阳气，中焦阳气恢复就能进食，能进食，全身阳气才能得到恢复。

小建中汤方（甘温法）（方略）

三十五、温病治愈后，或一个月，或一年，患者面色微微发红，脉数，傍晚发热，时常想喝水，不想吃东西，应当用五汁饮治疗，也可用牛乳饮治疗。若病愈后，患者皮肤干燥，小便时尿道疼痛，或有轻微干咳，或不想进食，这些均是胃阴亏虚的表现，可用益胃汤、五汁饮之类的方剂治疗。

前文所述加减复脉汤类方剂，以恢复下焦阴液为主。这里所讲的是由于中焦的胃阴不足，胃阳独亢，所以用甘凉濡润的方法补胃阴，抑胃阳，患者自然就想进食。千万不可套用一般开胃消食的辛燥类方药，使轻微干咳变成久咳痨。

以上药物用八杯水，煎煮成三杯，去掉药渣后加入胶饴，再置炉火上溶化，分三次温服。

药，致令燥咳成痨也。

五汁饮、牛乳饮方（并见前秋燥门）

益胃汤（见中焦篇）

按吴又可云："病后与其调理不善，莫若静以待动"，是不知要领之言也。夫病后调理，较易于治病，岂有能治病，反不能调理之理乎！但病后调理，不轻于治病，若其治病之初，未曾犯逆，处处得法，轻者三五日而解，重者七八日而解，解后无余邪，病者未受大伤，原可不必以药调理，但以饮食调理足矣，《经》所谓食养尽之是也。若病之始受既重，医者又有误表、误攻、误燥、误凉之弊，遗殃（yāng）于病者之气血，将见外感变而为内伤矣。全赖医者善补其过（谓未犯他医之逆；或其人阳素虚，阴素亏；或前因邪气太盛，故剂不得不重；或本虚邪不能张，须随清随补之类），而补人之过（谓已犯前医之治逆），退杀气（谓余邪或药伤），迎生气（或养胃阴，或护胃阳，或填肾阴，或兼固肾阳，以迎其先后天之生气），活人于万全，岂得听之而已哉！万一变生不测，推诿（wěi）于病者之家，能不愧于心乎！至调理大要，温病后一以养阴为主。饮食之坚硬浓厚者，不可骤进。间有阳气素虚之体质，热病一退，即露旧亏，又不可固执养

五汁饮、牛乳饮方（均见前面秋燥门）

益胃汤（见中焦篇）

按　吴又可说："温病后期与其用药物调理，不如采用静养的方法，等待机体自然恢复。"这是不理解要领的说法。病后调理比治病要容易，怎么有能治病，却不能调理的道理呢！但是病后调理的重要性决不轻于治病本身。如果在疾病早期就开始治疗，没有犯大的错误，治法正确，轻症三到五天就可治愈，重症七到八天也可缓解，治愈后无余邪留恋，患者正气没有受到损伤，不必再用药物调理，只需饮食调理即可。这就是《内经》中所说的食补善后的意思。如果病发一开始感邪就重，医生又误用解表、误用攻下、误用温燥、误用寒凉的药物，损伤了患者的气血，必将致外感病演变为内伤病。这时须依赖医生很好的调理来弥补过失（这里说的是前面的医生治疗时没有错误，或因为患者素体阳虚，或阴液素亏；或因疾病初起邪气太盛，用药不得不重；或者素体元气亏虚，邪热不能外达，需要边补边清等不同情况），调治人为误治所产生的病证（是说前医治疗有失误而造成的伤害），消退有害因素（指余邪或药物对机体造成的伤害），恢复正气（或滋养胃阴，或保护胃阳，或填补肾阴，或兼温养肾阳，以恢复先天和后天的元气），万无一失地救治患者，怎么能够置之不理、听之任之呢？万一病后产生严重后果，又将责任推卸到患者家属身上，能不感到心有愧疚吗？至于病后调理的基本要领，温病后期以养阴为主。饮食中坚硬、浓稠、厚味的食物，不能过早、过多地摄入。也有个别素体阳虚的患者，邪热刚退，阳气虚弱的表现很快显露，这时治疗不可古板坚持以养阴为主，而再用寒凉养阴的药物损伤阳气。所以本书在中焦篇列出益胃汤、增液汤、清燥汤等方剂，下焦篇列加减复脉汤、三甲复脉汤、五汁饮等恢复阴液的治法，这是温热病后期调理的常规治法。另外下焦篇又列出小建中汤、半夏汤、桂枝汤等几种治法，专

阴之说，而灭其阳火。故本论中焦篇列益胃、增液、清燥等汤，下焦篇列复脉、三甲、五汁等复阴之法，乃热病调理之常理也。下焦篇又列建中、半夏、桂枝数法，以为阳气素虚，或误伤凉药之用，乃其变也。《经》所谓："有者求之，无者求之，微者责之，盛者责之"，全赖司其任者，心诚求之也。

门针对素体阳虚，或误用寒凉药损伤阳气的患者所设，这属于病后调理的变法。《内经》中说："有者求之，无者求之，微者责之，盛者责之"的病机探求方法，全凭医生细心诚恳的探索才能达到。

暑温　伏暑

三十六、暑邪深入少阴消渴者，连梅汤主之；入厥阴，麻痹者，连梅汤主之；心热烦躁神迷甚者，先与紫雪丹，再与连梅汤。

肾主五液而恶燥，暑先入心，助心火独亢于上，肾液不供，故消渴也。再心与肾均为少阴，主火，暑为火邪，以火从火，二火相搏，火难为济，不消渴得乎！以黄连泻壮火，使不烁津，以乌梅之酸以生津，合黄连酸苦为阴；以色黑沉降之阿胶救肾水，麦冬、生地合乌梅酸甘化阴，庶消渴可止也。肝主筋而受液于肾，热邪伤阴，筋经无所秉受，故麻痹也。再包络与肝均为厥阴，主风木，暑先入心，包络代受，风火相搏，不麻痹得乎！以黄连泻克水之火，以乌梅得木气之先，补

三十六、暑热病邪深入少阴，患者出现口渴欲饮，饮水却不能解渴的症状，应当用连梅汤治疗；病邪深入厥阴表现为肢体麻木，屈伸不利，应当用连梅汤治疗；患者有心中烦热，躁扰不安，且神志昏迷程度较重的，先用紫雪丹，再用连梅汤治疗。

肾主五液而最怕干燥，暑邪侵袭首先侵犯手少阴心经，协助心火独亢于上，肾之阴液不能向上供应，所以口干渴欲饮，饮水不能解渴。另外，心与肾均属少阴，手少阴心主火，暑热又为邪火，邪火跟随心火，二火相合，肾水难以上济心火，怎能不产生消渴症状呢！治疗用黄连清泻邪火，使其不再消烁津液，用乌梅酸味生津，与黄连相配，酸苦敛阴泄邪；用色黑而药性沉降的阿胶滋补肾水，麦冬、生地配合乌梅酸甘化生阴液，这样消渴的症状才可消除。肝主筋并受肾水的滋养，热邪损伤肾阴，筋脉得不到来自肾阴的滋养，所以出现肢体麻痹。另外心包络与肝都属厥阴，肝主风属木，暑为火邪先侵犯心经，心包络代心受邪，风火相搏，怎能不出现肢体麻痹呢！治疗用黄连清泻伤津耗液的火邪，用早先获得春木之气的乌梅补养肝气，用阿胶滋补阴液平息肝风，麦冬、生地滋补肾水，柔润肝木，肢体麻痹才可缓解。若心中烦热，躁扰

肝之正，阿胶增液而息肝风，冬、地补水以柔木，庶麻痹可止也。心热烦躁神迷甚，先与紫雪丹者，开暑邪之出路，俾梅、连有入路也。

连梅汤方（酸甘化阴酸苦泄热法）

云连二钱　乌梅（去核）三钱　麦冬（连心）三钱　生地三钱　阿胶二钱

水五杯，煮取二杯，分二次服。脉虚大而芤者，加人参。

三十七、暑邪深入厥阴，舌灰，消渴，心下板实，呕恶吐蛔（huí），寒热，下利血水，甚者声音不出，上下格拒者，椒梅汤主之。

此土败木乘，正虚邪炽，最危之候。故以酸苦泄热，辅正驱邪立法，据理制方，冀其转关耳。

椒梅汤方（酸苦复辛甘法，即仲景乌梅圆法也，方义已见中焦篇）　黄连二钱　黄芩二钱　干姜二钱　白芍（生）三钱　川椒（炒黑）三钱　乌梅（去核）三钱　人参二钱　枳实一钱五分　半夏二钱

水八杯，煮取三杯，分三次服。

三十八、暑邪误治，胃口伤残，延及中下，气塞填胸，燥乱口渴，邪结内踞，清浊交混者，来复丹主之。

此正气误伤于药，邪气得以窃据于中，固结而不可解，攻补难施之危证，勉力旋转清浊一法耳。

不安，神志昏迷程度较重的，治疗时先用紫雪丹，开通暑热之邪外达的出路，使乌梅、黄连能直入病所。

连梅汤方（酸甘化阴酸苦泄热法）（方略）

以上药物用五杯水，煎煮成两杯，分两次服。脉象虚大而芤的患者，加人参。

三十七、暑热病邪深入厥阴，患者表现为舌苔色灰，口渴欲饮，饮水却不能解渴，胃脘部硬满像板子一样，恶心呕吐，吐出蛔虫，恶寒发热，泻下血水样便，严重的患者发不出声音，上下阻隔不通的，应当用椒梅汤治疗。

这是脾胃衰败，肝木乘虚侵袭，正气虚弱，邪热炽盛的危重证候，所以用酸苦泄热，扶正祛邪的治法，据此订立方剂，希望能通畅上下关格。

椒梅汤方（酸苦复辛甘法，即张仲景乌梅丸法，方义见中焦篇）（方略）

以上药物用八杯水，煎煮成三杯，分三次服。

三十八、感受暑热病邪后失治、误治，出现胃气损伤，邪气蔓延到中、下焦，表现为胸部壅塞痞闷，躁扰不安，口渴，邪气盘踞固结在里，清气不升，浊气不降，清浊相混的，应当用来复丹治疗。

这是误治损伤正气，使邪气能够乘虚盘踞中焦，固结不解，形成单用攻法或单用补法都施用困难的危症，不得已才制订这一升清降浊的治法。

来复丹汤方（酸温法）　太阴元精石一两　舶上硫黄一两　硝石一两（同硫黄为末，微火炒结砂子大）　橘红二钱　青皮（去白）二钱　五灵脂（澄去砂，炒令烟尽）二钱

方论　晋三王氏云：《易》言一阳来复于下，在人则为少阳生气所出之脏。病上盛下虚，则阳气去，生气竭，此丹能复阳于下，故曰来复。元精石乃盐卤至阴之精，硫黄乃纯阳石火之精，寒热相配，阴阳互济，有扶危拯逆之功；硝石化硫为水，亦可佐元、硫以降逆；灵脂引经入肝最速，能引石性内走厥阴，外达少阳，以交阴阳之枢纽；使以橘红、青皮者，纳气必先利气，用以为肝胆之向导也。

三十九、暑邪久热，寝不安，食不甘，神识不清，阴液元气两伤者，三才汤主之。

凡热病久入下焦，消烁真阴，必以复阴为主。其或元气亦伤，又必兼护其阳。三才汤两复阴阳，而偏于复阴为多者也。温热、温疫未传，邪退八九之际，亦有用处。暑温未传，亦有用复脉、三甲、黄连阿胶等汤之处。彼此互参，勿得偏执。盖暑温不列于诸温之内，而另立一门者，以后夏至为病暑，湿气大动，不兼湿不得名暑

来复丹汤方（酸温法）（方略）

方论　王晋三说：《易经》有："一阳来复于下"之说，在人体少阳为"一阳"，来自产生生生之气的脏腑。现病证为上盛下虚，阳气虚衰，生气欲竭。用这种丹药能恢复在下的阳气，故叫作来复丹。元精石性寒，是盐卤的结晶；硫黄是从纯阳火性石块提炼的，一寒一热相互配伍，阴阳互补，可挽救危险病势。硝石能化硫黄为水，也可配合元精石、硫黄以降浊逆；五灵脂引诸药入肝经，使石类药物入厥阴，外达少阳，作为交通阴阳的枢纽；橘红、青皮为使药，要纳气必须先理气，并用它作为引诸药入肝胆的向导。

三十九、感受暑邪而发热久不消退，出现睡眠不安，饮食无味，神志昏迷，倦怠，是阴液、元气都损伤的缘故，应当用三才汤治疗。

大凡温病迁延日久，邪入下焦，耗竭真阴，治疗必须以滋阴复液为主。如果同时也损伤了元气，就要再加入顾护元气的药物。三才汤是既可滋阴又可益气，但偏重于滋阴的方剂。温热病、温疫病后期，邪热已退去十分之八九，也可使用本方。暑温后期，也有用到加减复脉汤、三甲复脉汤、黄连阿胶汤等方剂。因此辨证选方时，可以互相参考，不要偏执。另外，暑温病不列入温热类温病范围内，却要另立门户，是因为夏至后是发生暑病的季节，夏至后湿气较盛，如果不兼有湿邪就不能称为暑温，仍须归属于温热范畴。既然暑温必兼湿，发病初起阶段，治疗时就会与温热类温病方法有所不

温，仍归温热门矣。既兼湿，则受病之初，自不得与诸温同法，若病至未传，湿邪已化，惟余热伤之际，其大略多与诸温同法，其不同者，前后数条，已另立法矣。

三才汤方（甘凉法） 人参三钱
天冬二钱 干地黄五钱

水五杯，浓煎两杯，分二次温服。欲复阴者，加麦冬、五味子。欲复阳者，加茯苓、炙甘草。

四十、蓄血，热入血室，与温热同法。

四十一、伏暑、湿温胁痛，或咳、或不咳，无寒，但潮热，或竟寒热如疟状，不可误认柴胡证，香附旋覆花汤主之；久不解者，间用控涎丹。

按伏暑、湿温，积留支饮，悬于胁下，而成胁痛之证甚多，即《金匮》水在肝而用十枣之证。彼因里水久积，非峻攻不可；此因时令之邪，与里水新搏，其根不固，不必用十枣之太峻。只以香附、旋覆善通肝络，而逐胁下之饮；苏子、杏仁，降肺气而化饮；所谓建金以平木；广皮、半夏消痰饮之正；茯苓、薏仁开太阳而合阳明，所谓治水者必实土，中流涨者开支河之法也。用之得当，不过三五日自愈。

同，但疾病发展到后期，湿邪已化尽，只剩余热伤阴，治疗方法就和大多温热类温病后期相同。暑温不同于温热类温病的证候，本书中前后有数条，已另外列出治疗方法。

三才汤方（甘凉法）（方略）

以上药物用五杯水，浓煎成两杯，分两次温服。如果偏重于养阴的，加麦冬、五味子。如果偏重于复阳的，则加茯苓、炙甘草。

四十、暑温的蓄血证、热入血室证，治法和其他温热病的蓄血证、热入血室证相同。

四十一、伏暑、湿温，患者表现为胁肋部疼痛，有的人咳嗽，有的人不咳嗽，不恶寒，但午后潮热，甚至寒热往来，如同疟疾发作，不要把这种证候误认为是小柴胡汤证，治疗应该用香附旋覆花汤。迁延日久不解的患者，可用控涎丹治疗。

按 伏暑、湿温，由痰饮、水气积蓄留滞形成支饮，停留于胁下，表现为胁痛等症很多见，这就是《金匮要略》所说的水在肝经的十枣汤证。但那是因水积在体内日久，不用峻猛攻下的方法难以奏效；而本证因时令之邪和体内水饮搏结，其病根还不牢固，所以不必使用过于峻猛的十枣汤治疗，只用香附、旋覆花，疏通肝络而驱逐停留胁下的水饮；用苏子、杏仁宣降肺气而化水饮，这就是所谓清肃肺金而平抑肝木的方法；用广陈皮、半夏消除痰饮；茯苓、薏仁开通太阳膀胱而调和阳明胃肠，这就是所谓的治水必实土，大河涨水必须开通支流。此法使用得当，一般不过三五天即可痊愈。如果前面的医生不认识本证的病因，治疗不合理法，致使水无出路，久留胁下，恐怕会发展成悬饮而出

其或前医不识病因，不合治法，致使
水无出路，久居胁下，恐成悬饮内痛
之证，为患非轻，虽不必用十枣之峻，
然不能出其范围，故改用陈无择之控
涎丹，缓攻其饮。

香附旋覆花汤方（苦辛淡合芳香开
络法） 生香附三钱 旋覆花（绵包）三
钱 苏子霜三钱 广皮二钱 半夏五钱
茯苓块三钱 薏仁五钱

水八杯，煮取三杯，分三次温服。
腹满者，加厚朴，痛甚者，加降香末。

控涎丹方（苦寒从治法）

痰饮，阴病也。以苦寒治阴病，
所谓求其属以衰之是也。按肾经以脏
而言，属水，以味咸，其气寒；以经
而言，属少阴，主火，其味苦，其气
化燥热。肾主水，故苦寒为水之属，
不独咸寒为水之属也，盖真阳藏之于
肾，故肾与心并称少阴，而并主火也，
知此理则知用苦寒，咸寒之法矣。泻
火之有余用苦寒，寒能制火，苦从火
化，正治之中，亦有从治；泻水之太
过，亦用苦寒，寒从水气，苦从火味，
从治之中，亦有正治，所谓水火各造
其偏之极，皆相似也。苦咸寒治火之
有余、水之不足为正治，亦有治水之
有余、火之不足者，如介属芒硝并能
行水，水行则火复，乃从治也。

甘遂（去心制） 大戟（jǐ）（去皮
制） 白芥子

现胁下疼痛的证候，到那时病情就严重了。虽然不
一定用十枣汤峻猛攻下，但治疗方法也不出十枣汤
的范围，所以改用陈无择的控涎丹，以缓攻在里的
水饮。

香附旋覆花汤方（苦辛淡合芳香开络法）
（方略）

以上药物用八杯水，煎煮成三杯，分三次温
服。腹部胀满的患者，加厚朴，疼痛较重的患者，
加降香末。

控涎丹方（苦寒从治法）

痰饮病属于阴寒类疾病，用苦寒药来治阴寒病
证，这也就是所谓的根据疾病属性从治祛邪的方
法。按：以其所属的脏腑而言，肾脏属水，味咸，
气寒；以其所属的经络而言，肾经属于少阴经，少
阴经主火，味苦，气燥热。肾主水，所以苦寒之品
具有水的属性，不只有咸寒之品才具有水的属性。
由于真阳藏于肾，所以肾与心并称少阴，均主火。
知道这个道理就能理解苦寒、咸寒的用法了。清
泻亢盛火邪用苦寒药，因为寒能制火，苦能从火化
燥，这是在正治法中，也具有从治法之意；治疗水
饮停聚较重的疾病，也用苦寒药，寒能顺从水的主
气，苦能顺从火的主味，这是在从治法中，也有正
治法，也就是在水和火极度偏盛的情况下，都能出
现彼此的证候。用苦寒、咸寒治疗火热亢盛、水液
不足为正治法，也有用苦寒、咸寒治水液有余，火
热不足的，比如甲壳类药物和芒硝都能通行水液，
水液通行，火热才可恢复，这就属从治法。（方略）

上等分为细末，神曲糊为丸，梧子大，每服九丸，姜汤下，壮者加之，羸者减之，以知为度。

以上药物各等分研成细末，神曲糊调和制成药丸，每颗如梧桐子大小，每次服九丸，用姜汤送服。身体强壮的患者可适当加大剂量，体质虚弱的患者可以减剂量，达到治疗效果为准。

寒湿（便血、咳嗽、疝瘕附）

四十二、湿之为物也，在天之阳时为雨露，阴时为霜雪，在山为泉，在川为水，包含于土中者为湿。其在人身也，上焦与肺合，中焦与脾合，其流于下焦也，与少阴癸水[1]合。

此统举湿在天地人身之大纲。异出同源，以明土为杂气，水为天一所生，无处不合者也。上焦于肺合者，肺主太阴湿土之气，肺病湿则气不得化，有霿雾（méngwù）[2]之象，向之火制金者，今反水克火矣，故肺病而心亦病也。观《素问》寒水司天之年，则曰阳气不令，湿土司天之年，则曰阳光不治自知，故上焦一以开肺气救心阳为治。中焦与脾合者，脾主湿土之质，为受湿之区，故中焦湿证最多；脾与胃为夫妻，脾病而胃不能独治，再胃之脏象为土，土恶湿也，故开沟渠，运中阳，崇刚土，作堤防之治，悉载中焦。上中不治，其势必流于下焦。《易》曰：水流湿，《素问》曰：

四十二、湿作为一种物质，在天气晴暖时可化为雨露，在天气阴冷时可化为霜雪，在山中为水泉，在川中为河流，藏在泥土中就为湿。湿邪侵犯人体时，在上焦与肺相合，在中焦与脾相合，流窜于下焦，则与少阴肾相合。

这是概括湿存在于自然界与人体的一般规律。湿的来源虽然相同，但在自然界和人体的表现各异，说明湿土之气是杂气。水湿为自然界所生，又与各处相合而存在。湿在上焦与肺合，是因为肺主太阴湿土的湿气，若肺受湿气而病则肺气失宣不能化湿，湿气就会像霜雾一样弥漫凝聚。本来心火能够制约肺金，现在心火反被水湿所克，所以肺病时，心也容易发生病变。综观《素问》可知，寒水之气当令的年份，阳气不能正常发挥作用，就像自然界，水湿当令的年份，阳光不能正常温煦大地，所以湿邪留置上焦，治疗以开肺气、救心阳为大法。湿邪犯中焦与脾相合，是因为脾属湿土之脏，是湿邪易犯的部位，所以中焦湿证最为多见。脾与胃如同夫妻，脾病则胃不能单独治理中焦，另外，胃在藏象上也属土，土最怕湿，所以疏通水道，温运中焦阳气，燥湿运脾，培补脾土等都是治理中焦水湿的方法，这些在中焦篇有详细论述。湿邪在上焦、中焦没能得到及时治疗，势必流窜到下焦。《易经》中讲：水湿易下流。《素问》也指出：湿易侵犯人体下部。下焦是少阴肾水所在的地方，而

---

[1] 癸水：指肾阴。癸在五行属水。

[2] 霿雾：指天气昏暗如有雾。

湿伤于下。下焦乃少阴癸水，湿之质即水也，焉得不与肾水相合。吾见湿流下焦，邪水旺一分，正水反亏一分，正愈亏而邪愈旺，不可为矣。夫肾之真水，生于一阳，坎中满也，故治少阴之湿，一以护肾阳，使火能生土为主；肾与膀胱为夫妻，泄膀胱之积水，从下治，亦所以安肾中真阳也。脾为肾之上游，升脾阳，从上治，亦所以使水不没肾中真阳也。其病厥阴也奈何？盖水能生木，水太过，木反不生，木无生气，自失其疏泄之任，《经》有"风湿交争，风不胜湿"之文，可知湿土太过，则风木亦有不胜之时，故治厥阴之湿，以复其风木之本性，使能疏泄为主也。

本论原以温热为主，而类及于四时杂感。以宋元以求，不明仲景伤寒一书专为伤寒而设，乃以伤寒一书，应四时无穷之变，殊不合拍，遂至人著一书，而悉以伤寒名书。陶氏则以一人而屡着伤寒书，且多立妄诞[1]不经名色，使后世学者，如行昏雾之中，渺不自觉其身之坠于渊也。今胪（lú）列[2]四时杂感、春温、夏热、长夏暑湿、秋燥、冬寒，得其要领，效如反掌。夫春温、夏热、秋燥，所伤皆阴

湿的本质就是水，湿怎么能不和肾水相合！我观察到湿邪侵入下焦后，湿邪旺一分，肾水反亏一分，肾水愈亏邪水愈旺，如此以往更加难治。肾的真水，由肾阳所化生，如坎卦所示中满一样，所以治疗侵入下焦肾的湿邪，都以保护肾阳，使火能生土为主要方法。肾与膀胱如同夫妻一样关系亲密，排泻膀胱中积蓄的水液，使水湿从下排出也正是保护肾中真阳的方法。脾位于肾的上游，升发脾阳，从中焦论治，使水湿不损伤肾中真阳也是一种治法。水湿侵犯厥阴肝木又该怎么办呢？一般来说，水能生木，但水太过，木反不生，木没有了生发之气，自然就失去了疏泄功能。《内经》中有"风湿交争，风不胜湿"的条文，由此可知，湿土之气太盛，风木也有不能战胜它的时候。所以治疗侵入厥阴的湿邪，应以恢复风木之脏的本来特性，使它能够正常疏泄为原则。

本书所论原本是以温热类温病为主，同时联系四时各种病邪所致的外感病。自宋、元以来，许多医家不清楚张仲景的《伤寒论》是专门为伤寒病所著的，而以《伤寒论》来统治四时不同的外感病，因此很难与实际病证相合，进而出现人人著书的现象，并且都用伤寒为书名。陶节庵一人就曾经著过多本以伤寒命名的书，而且书中有许多不合常理、荒谬的内容，使后来学者如同在大雾中行走一般，毫无知觉地掉入深渊中。本书列举了四时各种不同病邪所致的外感病，包括春季的温邪、夏季的热邪、长夏的暑湿、秋季的燥邪、冬季的寒邪等病邪所致的病，掌握了它们的发病规律，治疗就会易如反掌。春季的温邪、夏季的热邪、秋季的燥邪，它们致病都容易损伤人体阴液，医生如果能时时顾护

---

[1] 妄诞：荒诞不经；荒唐离奇，不合常理。

[2] 胪列：陈列。

液也，学者苟能时时预护，处处堤防，岂复有精竭人亡之虑。伤寒所伤者阳气也，学者诚能保护得法，自无寒化热而伤阴，水负火而难救之虞。即使有受伤处，临证者知何者当护阳，何者当救阴，何者当先护阳，何者当先救阴，因端竟委，可备知终始而超道妙之神。瑭所以三致意者，乃在湿温一证。盖土为杂气，寄旺四时，藏垢纳污，无所不受，其间错综变化，不可枚举。其在上焦也，如伤寒；其在下焦也，如内伤；其在中焦也，或如外感，或如内伤。至人之受病也，亦有外感，亦有内伤，使学者心摇目眩，无从捉摸。其变证也，则有湿痹、水气、咳嗽、痰饮、黄汗、黄瘅（dàn），肿胀、疟疾、痢疾、淋症、带症、便血、疝气、痔疮、痈脓等证，较之风火燥寒四门之中，倍而又倍，苟非条分缕析，体贴入微，未有不张冠李戴者。

阴液，处处提防阴伤，怎么会有阴精耗竭而致人死亡的顾虑呢？伤寒最易损伤的人体阳气，医生如果能够有效地保护阳气，自然不会出现寒邪久郁化热而伤阴，水不胜火而难以救治的忧虑。即使某方面受到损伤，临床医生知道什么病证应当保护阳气，什么病证应当滋补阴液，什么病证应当首先保护阳气，什么病证应当首先滋补阴液，清楚病证的来龙去脉，就能掌握病证发生、发展、预后的规律，从而得心应手地辨证治疗。我吴瑭所再三强调的，乃是湿温这一病证。因湿土之气为杂气，一年四季都能产生，可藏垢纳污，与一切秽浊之气相混杂，这中间错综复杂的变化不胜枚举。湿邪侵犯上焦，症状和伤寒相似；湿邪侵犯下焦，症状和内伤病相似；湿邪侵犯中焦，有的症状像外感病，有的症状像内伤病。人体因感受湿邪所致的病证，既有感受外湿所致的，也有内伤所致的，使学习者心中无数，困惑不已，不知该如何掌握。湿邪致病产生的变证，有湿痹、水气、咳嗽、痰饮、黄汗、黄瘅、肿胀、疟疾、痢疾、淋症、带症、便血、疝气、痔疮、痈脓等病证，比风、火、燥、寒四种病邪所致的病证种类多，如果不能仔细辨查，认真琢磨，很难不发生张冠李戴的错误。

四十三、湿久不治，伏足少阴，舌白身痛，足跗（fū）浮肿，鹿附汤主之。

湿伏少阴[1]，故以鹿茸补督脉之阳。督脉根于少阴，所谓八脉丽于肝肾也；督脉总督诸阳，此阳一升，则诸阳听令。附子补肾中真阳，通行

四十三、湿邪久留，没有及时治疗，伏藏于足少阴肾，舌苔白，身体疼痛，足背浮肿，应当用鹿附汤治疗。

湿邪伏藏于少阴肾经，用鹿茸补督脉的阳气。督脉起源于少阴肾，也就是通常所说的奇经八脉都隶属于肝肾。督脉总督全身阳气，督脉的阳气一升，则全身的阳气自然可随之运行。附子能补肾中

[1]湿伏少阴：指湿病时间过长导致肾阳亏虚。

十二经，佐之以菟丝，凭空行气而升发少阴，则身痛可休。独以一味草果，温太阴独胜之寒以醒脾阳，则地气上蒸天气之白苔可除；且草果，子也，凡子皆达下焦。以茯苓淡渗，佐附子开膀胱，小便得利，而跗肿可愈矣。

鹿附汤方（苦辛咸法） 鹿茸（róng）五钱 附子三钱 草果一钱 菟（tù）丝子三钱 茯苓五钱

水五杯，煮取二杯，日再服，渣再煮一杯服。

四十四、湿久，脾阳消乏，肾阳亦惫者，安肾汤主之。

凡肾阳惫者，必补督脉，故以鹿茸为君，附子、韭子等补肾中真阳，但以苓、术二味，渗湿而补脾阳，釜（fǔ）底增薪（xīn）法也（其曰安肾者，肾以阳为体，体立而用安矣）。

安肾汤方（辛甘温法） 鹿茸三钱 胡芦巴三钱 补骨脂三钱 韭子一钱 大茴香二钱 附子二钱 茅术二钱 茯苓三钱 菟丝子三钱

水八杯，煮取三杯，分三次服。大便溏者，加赤石脂。久病恶汤者，可用贰拾分作丸。

四十五、湿久伤阳，痿弱不振，肢体麻痹，痔疮下血，术附姜苓汤主之。

的真阳，通行于十二经脉，配合菟丝子行阴分之气而升发肾阳，身体疼痛便能缓解。加草果，温散太阴脾土的寒湿以振奋脾阳，使中焦湿土之气上蒸，形成的白苔便可以消除；另外草果属种子类药物，种子类的药物质重都能直达下焦。用茯苓淡渗利湿，配合附子开通膀胱之气，小便通利，而足背浮肿即可消失。

鹿附汤方（苦辛咸法）（方略）

以上药物用五杯水，煎煮成两杯，一天分两次服，药渣加水再煮一杯服用。

四十四、湿邪久留，导致脾阳耗损，肾阳也虚的，应当用安肾汤治疗。

大凡肾阳虚衰的病症，必须温补督脉，所以选用鹿茸为主药，配以附子、韭子等温补肾中真阳；并用茯苓、茅术二味药，淡渗利水而温补脾阳，这就是釜底增薪法（方名称为安肾，是因为肾以阳气为本，阳气充足，其功能自然能够正常发挥）。

安肾汤方（辛甘温法）（方略）

以上药物用八杯水，煎煮成三杯，分三次服，大便稀溏的患者加赤石脂。病久怕服汤药的患者，可用以上药物二十剂制成丸药服用。

四十五、湿邪久留损伤阳气，患者出现萎靡不振，肢体麻痹，痔疮出血，应当用术附姜苓汤治疗。

按痔疮有寒湿、热湿之分，下血亦有寒湿、热湿之分，本论不及备载，但载寒湿痔疮下血者，以世医但知有热湿痔疮下血，悉以槐花、地榆（yú）从事，并不知有寒湿之因，畏姜、附如虎，故因下焦寒湿而类及之，方则两补脾肾两阳也。

术附姜苓汤方（辛温苦淡法） 生白术五钱　附子三钱　干姜三钱　茯苓五钱

水五杯，煮取二杯，日再服。

四十六、先便后血，小肠寒湿，黄土汤主之。

此因上条而类及，以补偏救弊也，义见前条注下。前方纯用刚者，此方则以刚药健脾而渗湿，柔药保肝肾之阴，而补丧失之血，刚柔相济，又立一法，以开学者门径。后世黑地黄丸法，盖仿诸此。

黄土汤方（甘苦合用刚柔互济法）甘草三两　干地黄三两　白术三两　附子（炮）三两　阿胶三两　黄芩三两　灶中黄土半斤

水八升，煮取二升，分温二服（分量服法，悉录古方，未敢增减，用者自行斟酌可也）。

四十七、秋湿内伏[1]，冬寒外

按　痔疮有因寒湿所致，也有因湿热所致的，痔疮下血也有寒湿、湿热之分，本书不能全部予以记载。这里仅记载寒湿痔疮出血，是因为社会上的医生只知道有湿热所致痔疮下血，用槐花、地榆类的药来治疗，并不知道还有因寒湿所致的下血，不敢使用干姜、附子类的药物，所以在论述下焦寒湿证治时也连带讨论寒湿痔疮出血，选用方药从两补脾肾阳气入手。

术附姜苓汤方（辛温苦淡法）（方略）

以上药物用水五杯，煎煮成二杯，一日分两次服。

四十六、患者如果先大便而后出血，是因为小肠寒湿所致，应当用黄土汤治疗。

本条和上条内容有关联，目的在于补偏救弊，临床意义见上条注解。前条选方完全使用刚燥性烈的药物，而本条方剂则既用刚燥性质的药物健脾利湿，又用柔润性质的药物滋养肝肾之阴而补充丢失的血液，刚燥的药物与柔润的药物相配，创立了又一治法，开启后世学者学习的门径。后世的黑地黄丸，也是仿照本方配伍方法所创制的。

黄土汤方（甘苦合用、刚柔互济法）（方略）

以上药物用水八升，煎煮成二升，分两次温服（药量和服药方法，完全抄录古方，没有增减，用者可根据实际情况灵活掌握）。

四十七、秋季感受湿邪伏藏体内，冬季又外感

---

[1]秋湿内伏：指秋初感受长夏的湿邪伏在体内。

加[1]，脉紧无汗，恶寒身痛，喘咳稀痰，胸满，舌白滑，恶水不欲饮，甚则倚息不得卧，腹中微胀，小青龙汤主之；脉数有汗，小青龙去麻、辛主之；大汗出者，倍桂枝，减干姜，加麻黄根。

此条以《经》有"秋伤于湿，冬生咳嗽"之明文，故补三焦饮症数则，略示门径。按《经》谓"秋伤于湿"者，以长夏湿土之气，介在夏秋之间，七月大火西流，月建申，申者，阳气毕伸也，湿无阳气不发，阳伸之极，湿发亦重，人感此而至冬日寒水司令，湿水同体相搏而病矣。喻氏擅改经文，谓湿曰燥者，不明六气运行之道。如大寒，冬令也，厥阴气至而纸鸢（yuān）[2]起矣。四月，夏令也，古谓首夏犹清和，俗谓四月为麦秀寒，均谓时虽夏令，风木之气犹未尽灭也。他令仿此。至于湿土寄旺四时，虽在冬令，朱子谓"将大雨雪，必先微温"，盖微温则阳气通，阳通则湿行，湿行而雪势成矣，况秋日竟无湿气乎！此其间有说焉，《经》所言之秋，指中秋以前而言，秋之前半截也；喻氏所指之秋，指秋分以后而言，秋之后半截也。古脱燥论，盖世远年湮，

寒邪，表现为脉紧，无汗，恶寒，身体疼痛，咳嗽气喘，咯吐稀痰，胸部满闷，舌苔白滑，厌恶饮水，严重的患者端坐喘息不能平卧，腹部轻度胀满，应当用小青龙汤治疗。若脉数，有汗，应当用小青龙汤去麻黄、细辛治疗；若汗出过多的，加重桂枝用量，减少干姜用量，再加麻黄根治疗。

本条因《内经》记载"秋季被湿邪所伤，冬季就会发生咳嗽"，补充了三焦痰饮证数条，简要地提示痰饮证的治则。按：《内经》中说，秋季易被湿邪所伤，是因为长夏为湿气当令，介乎于夏季与秋季之间，七月份火气向西流动，是建申月份。申月，是阳气充分伸展达到极点的月份，湿没有阳气就不能升发，阳气伸展达极点，湿气升发也最盛。人体这时感受湿气，而到了冬季寒水当令的季节再感寒气，湿气与寒气同居体内相互搏结而产生病变。喻嘉言擅自改动《内经》原文，把秋伤于湿说成秋伤于燥，这是不明白六气运行的规律。例如大寒是冬天的节气，春天厥阴风木之气到来时，风筝就可以飞起来了。四月份，属夏季，但古人认为初夏气候仍清凉温和，俗话也说四月为"麦秀寒"，意思是说时令虽已进入夏季，但春季当令的风木之气仍没有完全消失。其他季节转换也是同样的道理。至于湿土之气，一年四季都能产生，即便是在冬季也可以，朱熹就曾经说过："冬天将要下大雪的时候，必然先出现微暖的气候"，因为气候微暖，阳气就能通行，阳气通则湿气行，湿气运行，下雪的天气就形成了。何况秋季，怎么会没有湿气呢！《内经》中所说的"秋"，指中秋节以前，即秋季的前半季；喻嘉言所指的"秋"，指秋分节气以后，即秋季的后半季。古书上脱失了燥气致病的记载，是由于年代久远，书简残缺的缘故。喻嘉言补充了燥气致病是对的，但不应该擅自改动《内经》原文，推崇自己的学说，而不去体会自然界的日月运

---

[1] 冬寒外加：指初冬再次感受寒凉。

[2] 纸鸢：风筝。

残缺脱简耳。喻氏补论诚是，但不应擅改经文，竟崇己说，而不体之日月运行，寒暑倚伏之理与气也。喻氏学问诚高，特霸气未消，其温病论亦犯此病，学者遇咳嗽之证，兼合脉色，以详察其何因，为湿，为燥，为风，为火，为阴虚，为阳弱，为前后伏气，为现行时令，为外感而发动内伤，为内伤而招引外感，历历分明。或当用温用凉，用补用泻，或寓补于泻，或寓泻于补，择用先师何法何方，妙手空空，毫无成见，因物付物，自无差忒矣。即如此症，以喘咳痰稀，不欲饮水，胸满腹胀，舌白，定其为伏湿痰饮所致。以脉紧无汗，为遇寒而发，故用仲景先师辛温甘酸之小青龙，外发寒而内蠲饮，龙行而火随，故寒可去；龙动而水行，故饮可蠲。以自汗脉数（此因饮邪上冲肺气之数，不可认为火数），为遇风而发，不可再行误汗伤阳，使饮无畏忌，故去汤中之麻黄、细辛，发太阳、少阴之表者。倍桂枝以安其表。汗甚则以麻黄根收表疏之汗。夫根有归束之义，麻黄能行太阳之表，即以其根归束太阳之气也。大汗出减干姜者，畏其辛而致汗也。有汗去麻、辛不去干姜者，干姜根而中实，色黄而圆（土象也，土性缓），不比麻黄干而中空，色青而直（木象也，木性急，干姜岂性缓药哉！较之

行，寒暑更迭的道理与时令主气的规律。喻嘉言学问诚然很高，但霸气未消，他对温病的论述也存在这样的问题。后世学者如果遇到咳嗽这个病症，结合脉象、气色，详察咳嗽的病因，是湿邪、燥邪、风邪、还是火邪致病？是阴虚还是阳虚？是上一季节的伏邪发病，还是现在感受了时令之邪？是外感引动内伤，还是内伤招引外感？这些都应分清。在治疗上该用温药还是凉药，用补法还是泻法，是将补法用于泻法之中，还是将泻法用于补法之中，选用前代医家的什么治法、什么方药。高明的医生胸怀坦荡，毫无成见，就病论病，辨证施治，自然不会产生差错。就拿本证来说，根据气喘咳嗽，咯吐稀痰，不想喝水，胸部满闷，腹部胀满，舌苔白滑等症状，推测本证为内伏湿浊痰饮所致。根据脉紧，无汗，可知为外感寒邪而引发，所以治疗采用张仲景所创立辛温甘酸的小青龙汤，外散表寒，内除痰饮。龙一行则火即随行，所以小青龙汤能祛除寒邪；龙一动则水随之而动，所以小青龙汤能消除痰饮。根据自汗脉数（这是因为饮邪上冲肺气所致的脉数，不要认为是火热），认定为外感风邪而引发，不能再误用发汗的方法损伤阳气，使饮邪无所制约，所以去掉小青龙汤中发散太阳、少阳表邪的麻黄、细辛，重用桂枝以固护肌表。汗出过多则加麻黄根收敛因肌表疏松所致的汗出。根有回归、约束的含义，麻黄能行太阳之表，麻黄根可约束太阳卫表之气。大汗出，之所以减少干姜用量，是怕干姜辛散而致汗出更多。有汗，之所以去麻黄、细辛而不去干姜，是因为干姜属根块类药物，中间实，颜色黄而形状圆（属五行中土象，土性和缓），不像麻黄为秆茎类药物，中间空，颜色青而形状直（属五行中木象，木性急，干姜难道是性质和缓的药吗？这只不过是与麻黄比较而言。并且干姜是经过阳光曝晒火气炼制而成，能守护中焦阳气；麻黄则单纯通行卫表阳气，所以麻黄性情慓悍，通阳的速度远远超过干姜），细辛细小而辛散走窜，行走经络最快（并且它是少阴经脉的引经药，误用它发散少阴汗液，势必克伐阴血）。

麻黄为缓耳。且干姜得丙火煅练而成，能守中阳；麻黄则纯行卫阳，故其慓（piāo）急之性，远甚于干姜也），细辛细而辛窜，走络最急也（且少阴经之报使，误发少阴汗者，必伐血）。

小青龙汤方（辛甘复酸法） 麻黄（去节）三钱 甘草（炙）三钱 桂枝（去皮）五钱 芍药三钱 五味二钱 干姜三钱 半夏五钱 细辛二钱

水八碗，先煮麻黄减一碗许，去上沫，内诸药，煮取三碗，去渣，温服一碗。得效，缓后服，不知，再服。

四十八、喘咳息促，吐稀涎，脉洪数，右大于左，喉哑，是为热饮，麻杏石甘汤主。

《金匮》谓病痰饮者，当以温药和之。盖饮属阴邪，非温不化，故饮病当温者，十有八九，然当清者，亦有一二。如此证息促，知在上焦；涎稀，知非劳伤之咳，亦非火邪之但咳无痰而喉哑者可比；右大于左，纯然肺病，此乃饮邪隔拒，心火壅遏（è），肺气不能下达。音出于肺，金实不鸣。故以麻黄中空而达外，杏仁中实而降里，石膏辛淡性寒，质重而气清轻，合麻杏而宣气分之郁热，甘草之甘以缓急，补土以生金也。按此方，即大青龙之去桂枝、姜、枣者也。

小青龙汤方（辛甘复酸法）（方略）

以上药物用八碗水，先煮麻黄耗去一碗，去掉浮在上面的药沫，加入其他药，煎煮成三碗，去掉药渣，温服一碗。如果见效，以后再服余下药液，如果不见效，再继续服药。

四十八、患者表现为气喘咳嗽，呼吸短促，咯吐稀薄痰涎，脉象洪数，右手脉象大于左手，咽喉嘶哑，这是热饮，应当用麻杏石甘汤治疗。

《金匮要略》指出：痰饮病的治疗，应当用温性的药调理。因为痰饮属阴邪，不用温性的药物难以消除，所以痰饮病用温药治疗的十之八九，然而用寒凉药治疗的，也有十之一二。例如本条所举证候，根据呼吸短促知道病变部位在上焦；根据痰涎稀薄知道其不是肺痨所致的内伤咳嗽，也不是火邪犯肺而致的干咳无痰、咽喉嘶哑；脉象右手大于左手，纯属肺经病证，这是因痰饮阻隔，心火被壅遏，肺气不能下降所致。声音发源于肺，肺金壅塞则声音不出。所以治疗用秆茎中空的麻黄达邪外出，用中间充实的杏仁宣降肺气，石膏药味辛淡而药性寒凉，质地重而气味轻清，与麻黄、杏仁配合可以宣泄气分郁热，甘草味甘能缓和病势，并能补益脾土以滋养肺金。按：此方是大青龙汤去桂枝、生姜、大枣而成。

麻杏石甘汤方（辛凉甘淡法） 麻黄（去节）三钱 杏仁（去皮尖碾细）三钱 石膏（碾）三钱 甘草（炙）二钱

水八杯，先煮麻黄，减二杯，去沫，内诸药，煮取三杯，先服一杯，以喉亮为度。

麻杏石甘汤方（辛凉甘淡法）（方略）

以上药物用八杯水，先煎煮麻黄，耗去二杯，去掉药沫，加入其他药，煎煮成三杯，先服一杯，以嗓音洪亮为治愈标准。

四十九、支饮不得息，葶苈大枣泻肺汤主之。

支饮上壅胸膈，直阻肺气，不令下降，呼息难通，非用急法不可。故以禀金火之气，破癥瘕积聚，通利水道，性急之葶苈，急泻肺中之壅塞；然其性慓悍，药必入胃过脾，恐伤脾胃中和之气，故以守中缓中之大枣，护脾胃而监制之，使不旁伤他脏，一急一缓，一苦一甘，相须成功也。

四十九、支饮证表现为呼吸困难，应当用葶苈大枣泻肺汤治疗。

痰饮水气壅塞胸膈，直接阻塞肺气，致肺气不能宣降，呼吸不畅，治疗非用作用迅速的方药不可。因此选用禀承了夏秋时令金火之气，具有破散痞块积聚，通利水道，药性急速的葶苈子，迅速开泄肺之壅塞；然而它的药性过于猛烈，药力必然冲过脾、胃，有损伤中焦脾胃元气的弊端，所以用守卫中焦、缓和中焦的大枣，来保护脾胃而制约葶苈子的猛烈药性，使它不损伤其他的脏腑。这种一缓一急，一苦一甘的配伍，相辅相成，效捷功成。

葶苈大枣泻肺汤（苦辛甘法） 苦葶苈（炒香碾细）三钱 大枣（去核）五枚

水五杯，煮成二杯，分二次服，得效，减其制，不效，再作服，衰其大半而止。

葶苈大枣泻肺汤（苦辛甘法）（方略）

以上药物用五杯水，煎煮成两杯，分两次服。服药后见效，就减少药物用量；若不见效，则继续按原方药量服用。疾病祛除大半应立即停止服药。

五十、饮家[1]反渴，必重用辛，上焦加干姜、桂枝，中焦加枳实、橘皮，下焦加附子、生姜。

《金匮》谓干姜、桂枝为热药也，

五十、饮病患者反而出现口渴的症状，治疗必须重用辛味药物。饮在上焦的加干姜、桂枝，在中焦的加枳实、橘皮，在下焦的加附子、生姜。

《金匮要略》指出干姜、桂枝是热性药物，服

---

[1] 饮家：指体质寒湿的患者。

服之当遂渴，今反不渴者，饮也。是以不渴定其为饮，人所易知也。又云："水在肺，其人渴"，是饮家亦有渴证，人所不知。今人见渴投凉，轻则用花粉、冬、地，重则用石膏、知母，全然不识病情。盖火咳无痰，劳咳胶痰，饮咳稀痰兼风寒则难出，不兼风寒则易出，深则难出，浅则易出。其在上焦也，郁遏肺气，不能清肃下降，反挟心火上升烁咽，渴欲饮水，愈饮愈渴，饮后水不得行，则愈饮愈咳，愈咳愈渴，明知其为饮而渴也，用辛何妨，《内经》所谓辛能润是也。以干姜峻散肺中寒水之气，而补肺金之体，使肺气得宣，而渴止咳定矣。其在中焦也，水停心下，郁遏心气不得下降，反来上烁咽喉，又格拒肾中真液，不得上潮于喉，故嗌干而渴也。重用枳实急通幽门，使水得下行而脏气各安其位，各司其事，不渴不咳矣。其在下焦也，水郁膀胱，格拒真水不得外滋上潮，且邪水旺一分，真水反亏一分，藏真水者，肾也，肾恶燥，又肾脉入心，由心入肺，从肺系上循喉咙，平人之不渴者，全赖此脉之通调，开窍于舌下玉英、廉泉，今下焦水积而肾脉不得通调，故亦渴也。附子合生姜为真武法，补北方司水之神，使邪水畅流，而真水滋生矣。大抵饮家当恶水，不渴者其病犹轻，渴者其病必

药后当立即出现口渴，现在反而不渴者，是水饮内停所致。这是用口不渴来判断其为水饮内停，人们对此容易理解。还指出：水饮停留在肺，患者可见口渴，这是说水饮内停的患者也可以出现口渴的症状，人们对此就不太理解。现在的医生一见口渴就使用寒凉药物，轻则用花粉、麦冬、生地等药，重则用石膏、知母等药，完全不辨证。一般来说，火邪所致咳嗽没有痰，痨伤咳嗽咯胶黏痰，痰饮咳嗽咯稀痰，兼风寒的则痰难咯出，不兼风寒的则痰易咯出，痰深则难咯出，痰浅则易咯出。痰饮停积在上焦，郁遏肺气，肺失清肃不能下降，反夹心火上升熏灼咽喉，以致口渴欲饮，越喝越渴，这是饮水后水不能够运行，所以愈喝愈咳嗽，愈咳嗽愈口渴，明明知道这是因饮邪而引起的口渴，用辛味药物又有什么错呢？这就是《内经》中所谓辛能润的道理。用干姜峻猛之性温散肺中寒水，同时温补肺脏，使肺气宣展，口渴自解，咳嗽消失。痰饮在中焦的，水饮停聚心下，郁遏心经气气不能下降，反而向上熏灼咽喉，同时又阻隔肾中真阴不能上达咽喉，出现咽喉干燥而口渴的症状。治疗应重用枳实急速疏通幽门，使水饮下行，则各个脏腑才能各居其位，发挥各自的作用，口渴、咳嗽自然缓解。饮停下焦，由于水郁膀胱，阻隔肾水不能上济，而且邪水旺盛一分，肾水反亏虚一分，脏腑中藏水的是肾脏，肾脏怕燥。另一方面，肾的经脉入心，由心入肺，由肺系而上循喉咙，正常人之所以不口渴，完全是依赖这条经脉的畅通调和，将津液输布给开窍于舌下的玉液、廉泉穴。现在水湿积聚下焦导致肾的经脉不能通调，所以也出现口渴症状。治疗用附子配合生姜，属真武汤的治法，温补北方主管水的神，使邪水畅通流出，肾水正常生长。通常痰饮患者应该厌恶喝水，不渴的说明其病情尚轻，口渴是病情严重的表现。就好像温病应该口渴，口渴的病情尚轻，不渴的患者病情就非常严重，这是一种相反的现象。至于条文中所说的"加"，是指在选用的方剂中，重用上述药物。

重。如温热应渴，渴者犹轻，不渴者
甚重，反象也。所谓加者，于应用方
中，重加之也。

五十一、饮家阴吹[1]，脉弦而迟，
不得固执《金匮》法，当反用之，橘
半桂苓枳姜汤主之。

《金匮》谓阴吹正喧[2]，猪膏发煎
主之。盖以胃中津液不足，大肠津液
枯槁，气不后行，逼走前阴，故重用
润法，俾津液充足流行，浊气仍归旧
路矣。若饮家之阴吹，则大不然。盖
痰饮蟠踞中焦，必有不寐、不食、不
饥、不便、恶水等证，脉不数而迟弦，
其为非津液之枯槁，乃津液之积聚胃
口可知。故用九窍不和，皆属胃病例，
峻通胃液下行，使大肠得胃中津液滋
润而病如失矣。此证系余治验，故附
录于此，以开一条门径。

橘半桂苓枳姜汤方（苦辛淡法）

半夏二两　小枳实一两　橘皮六钱　桂
枝一两　茯苓块六钱　生姜六钱

甘澜水十碗，煮成四碗，分四次，
日三夜一服，以愈为度。愈后以温中补
脾，使饮不聚为要。其下焦虚寒者，温
下焦。肥人用温燥法，瘦人用温平法。

按痰饮有四，除久留之伏饮，非

五十一、有痰饮病的妇女可出现阴吹，脉象弦
而迟，治疗不能固守《金匮要略》阴吹的治法，而
应采取与它作用相反的治疗方法，用橘半桂苓枳姜
汤治疗。

《金匮要略》指出，阴道有气体排出，喧喧作
响，用猪膏发煎治疗。此证是因胃中津液不足，大
肠津液枯竭，肠中气体不能从后阴排出，被迫从前
阴排出所致，所以治疗重用滋润的药物，使津液充
足正常流动，肠中浊气回归原路。但若是痰饮患者
出现阴吹，就大不相同。由于痰饮盘踞中焦，必然
出现不能入睡，不欲进食，不知饥饿，不解大便，
厌恶喝水等症，脉象不数而迟弦，说明本证并非是
津液的枯竭，而是痰饮积聚在胃脘部所致。根据九
窍不和皆属于胃病的原则，用峻猛通降的方法使胃
液下行，大肠得到胃中津液的滋润，病症消失。此
证是我治疗的经验，所以附录在此，开辟一条治阴
吹的新途径。

橘半桂苓枳姜汤方（苦辛淡法）（方略）

以上药物用急流水十碗，煎煮成四碗，分四次
服。白天服三次，夜晚服一次，至病痊愈为止。病
愈后继续用温中补脾的方法治疗，使水饮不再聚
积。若下焦虚寒的，用温补下焦的治法。肥胖的人
用温燥法，消瘦的人用温而不燥的治法。

按　痰饮有四种，除长久留滞体内的伏饮，及

---

[1]阴吹：即妇女阴道出气。

[2]正喧：指声音连续不断。

因暑湿暴得者不议外；悬饮已见于伏暑例中，暑饮相搏，见上焦篇第二十九条；兹特补支饮、溢饮之由，及暑湿暴得者，望医者及时去病，以免留伏之患。并补《金匮》所未及者二条，以开[1]后学读书之法。《金匮》溢饮条下，谓大青龙汤主之，小青龙汤亦主之。注家俱不甚晰，何以同一溢饮，而用寒用热，两不相侔（móu）[2]哉？按大青龙汤有石膏、杏仁、生姜、大枣，而无干姜、细辛、五味、半夏、白芍，盖大青龙主脉洪数，面赤、喉哑之热饮，小青龙主脉弦紧、不渴之寒饮也。由此类推，"胸中有微饮，苓桂术甘汤主之，肾气丸亦主之"，苓桂术甘，外饮治脾也；肾气丸，内饮治肾也。再胸痹门中，"胸痹心中痞，留气结在胸，胸满，胁下逆抢心，枳实薤白汤主之，人参汤亦主之"，又何以一通一补，而主一胸痹乎？盖胸痹因寒湿痰饮之实证，则宜通阳，补之不惟不愈，人参增气且致喘满；若无风寒痰饮之外因、不内外因，但系胸中清阳之气不足而痹痛者，如苦读书而妄想，好歌曲而无度，重伤胸中阳气者，老人清阳日薄者，若再以薤白、瓜蒌、枳实，滑之，泻之，通之，是

不是因暴感暑湿所致的痰饮证不讨论外，悬饮证已见于伏暑条文中，暑邪与水饮相搏的证治，见上焦篇第二十九条。现特别补充支饮、溢饮两证的成因，及暴感暑湿所致的痰饮证，希望医生能及时祛除病邪，以免出现病邪留伏不去的后患。并补充了《金匮要略》所没有论及的二条，用来开拓后世学者的思路。《金匮要略》在论述溢饮的条文中，用大青龙汤治疗，小青龙汤也可选用。注解这条的医家都表述不清，为什么同是溢饮证，一用寒药一用热药，两者各不相同呢？应该说，大青龙汤有石膏、杏仁、生姜、大枣，而无干姜、细辛、五味子、半夏、白芍，所以大青龙汤主治脉象洪数、面部红赤、咽喉嘶哑的热饮证，而小青龙汤主治脉象弦紧、口不渴的寒饮证。由此类推，《金匮要略》中"胸中有微饮，苓桂术甘汤主之，肾气丸亦主之"，苓桂术甘汤是用于饮邪外犯，从脾论治；肾气丸则用于饮邪内溢，从肾论治。另外在胸痹门中还有"胸痹心中痞，留气结在胸，胸满，胁下逆抢心，枳实薤白汤主之，人参汤亦主之"，为什么治疗同一种胸痹证一用宣通，一用补养呢？这是因为胸痹若为寒湿痰饮所致的实证，则适宜于温通阳气，用补法不仅不能治愈，还会因人参补益壅滞气机而导致气喘胸满；如果胸痹无风寒痰饮等外因、不内外因，纯为胸中清阳之气不足而形成的胸痹疼痛，例如因刻苦读书又喜欢妄想，喜欢唱歌而又唱无节制，而严重损伤胸中阳气的；老年人胸中阳气日渐衰弱的，如果再用薤白、瓜蒌、枳实等药化痰、泻下、通导，必然加速内伤而形成虚劳病，必须用人参汤治疗。后世学者如能以此类推，才不致刻板死守前人字句，要多与他人讨论书中的真谛。

---

[1] 开：开拓。

[2] 相侔：相同，同样。

速之成劳也，断非人参汤不可。学者能从此类推，方不死于句下，方可与言读书也。

五十二、暴感寒湿成疝，寒热往来，脉弦反数，舌白滑，或无苔不渴，当脐痛，或胁下痛，椒桂汤主之。

此亦邪中里证也。疝，气结如山也。此肝脏本虚，或素有肝郁，或因暴怒，又猝感寒湿，秋月多得之。既有寒热之表证，又有脐痛之里证，表里俱急，不得不用两解。方以川椒、吴萸、小茴香直入肝脏之里，又芳香化浊流气；以柴胡从少阳领邪出表，病在肝治在胆也；又以桂枝协济柴胡者，病在少阴，治在太阳也，《经》所谓病在脏治其腑之义也，况又有寒热之表证乎！佐以青皮、广皮，从中达外，峻伐肝邪也；使以良姜，温下焦之里也；水用急流，驱浊阴使无留滞也。

椒桂汤方（苦辛通法）　川椒（炒黑）六钱　桂枝六钱　良姜三钱　柴胡六钱　小茴香四钱　广皮三钱　吴茱萸（泡淡）四钱　青皮三钱

急流水八碗，煮成三碗，温服一碗，覆被令微汗佳；不汗，服第二碗，接饮生姜汤促之；得汗，次早服第三碗，不必覆被再令汗。

五十二、猝然感受寒湿而形成疝气，患者表现为寒热往来，脉象弦而数，舌苔白滑，或无苔不渴，脐部疼痛或胁下疼痛，应当用椒桂汤治疗。

此证候是因少量邪气侵袭体内而形成。疝气，是指气结不通，像山峰一样鼓起的病证。这是患者肝脏素虚，或平时就有肝气郁结，或因暴怒又猝感寒湿所致，以秋季发病多见。疝病发作时既有寒热往来的表证，又有脐部疼痛的里证，表里证候都显著，治疗不得不用表里双解的方法。方中川椒、吴茱萸、小茴香直入肝脏，又能芳香化浊，畅通气机，柴胡引少阳之邪外达，这是病在肝从胆论治的方法；用桂枝协助柴胡祛邪，这是病在少阴肾，治疗从太阳膀胱着手的方法，也就是《内经》中所说的病在脏而从腑论治，更何况本证还有寒热往来的表现，方中佐以青皮、广陈皮使邪从中达外，快速地驱除肝经邪气；再以良姜为使药，温养下焦阳气，煎药取急流水，以达到迅速驱除阴寒浊邪的目的。

椒桂汤方（苦辛通法）（方略）

以上药物用急流水八碗，煎煮成三碗，先温服一碗，盖上棉被使患者微微出汗为佳；不出汗，再服第二碗，并接着喝些生姜汤促进发汗；如果服药后汗出，第二日早晨再服第三碗，不必盖被再使患者出汗。

五十三、寒疝脉弦紧，胁下偏痛，发热，大黄附子汤主之。

此邪居厥阴，表里俱急，故用温下法以两解之也。脉弦为肝郁，紧，里寒也；胁下偏痛，肝胆经络为寒湿所搏，郁于血分而为痛也；发热者，胆因肝而郁也。故用附子温里通阳，细辛暖水脏而散寒湿之邪；肝胆无出路，故用大黄，借胃腑以为出路也；大黄之苦，合附子、细辛之辛，苦与辛合，能降能通，通则不痛也。

大黄附子汤方（苦辛温下法） 大黄五钱　熟附子五钱　细辛三钱

水五杯，煮取两杯，分温二服（原方分量甚重，此则从时改轻，临时对证斟酌）。

五十四、寒疝，少腹或脐旁，下引睾（gāo）丸，或掣胁，下掣腰，痛不能忍者，天台乌药散主之。

此寒湿客于肝肾小肠而为病，故方用温通足厥阴、手太阳之药也。乌药祛膀胱冷气，能消肿止痛；木香透络定痛；青皮行气伐肝；良姜温脏劫寒；茴香温关元，暖腰肾，又能透络定痛；槟榔至坚，直达肛门散结气，使坚者溃（kuì），聚者散，引诸药逐浊气，由肛门而出；川楝导小肠湿热，由小便下行，炒以斩关夺门之巴豆，用气味而不用形质，使巴豆帅气药散

五十三、寒疝证表现为脉象弦紧，胁肋一侧疼痛，发热，应当用大黄附子汤治疗。

这是病邪侵袭厥阴肝经，表里证俱急的证候，所以用温下法表里两解。脉弦是肝气郁结的征象，脉紧为里寒；胁肋一侧疼痛，是因肝胆经络被寒湿阻滞，血脉郁阻不通则疼痛；发热是胆之经气因肝病而郁滞的表现。所以用附子温里通阳，细辛温肾散寒；肝胆没有病邪外出的通路，所以用大黄，借助于胃腑作为出路。大黄味苦，配合附子、细辛的辛味，苦味与辛味相合，能降能通，通则不痛。

大黄附子汤方（苦辛温下法）（方略）

以上药物用水五杯，煎煮成两杯，分两次温服（原方的药物用量很重，这里根据病情减轻用量，临床可针对具体病证灵活加减）。

五十四、寒疝出现少腹或脐旁疼痛，向下牵引到睾丸，或者牵引到胁下，或者牵引到腰部，疼痛不能忍受的，应当用天台乌药散治疗。

这是寒湿侵入肝、肾、小肠而产生的病证，所以用温通足厥阴肝和手太阳小肠的药物。乌药能祛除膀胱寒冷之气，并能消肿止痛；木香可通络止痛；青皮行气疏肝；高良姜暖脏祛寒；小茴香温关元、暖腰肾，又能通络止痛；槟榔质地坚硬，直达肛门行气散结，使坚硬积块溃散，聚积痞肿消失，并引诸药驱逐浊气，使其从肛门排出；川楝子导泄小肠湿热，使其从小便排出，和具有攻导逐邪作用的巴豆拌炒，是用巴豆的气味而不用它的形质，使巴豆能率领气分药破散无形的寒邪，使其随槟榔下行而从肛门排出；川楝子得巴豆迅猛的气味，能驱逐有形湿邪，使其从小便而去。最后，使有形和无形结聚一起消散，拔除病根。

无形之寒，随槟榔下出肛门；川楝得巴豆迅烈之气，逐有形之湿，从小便而去，俾有形无形之结邪，一齐解散而病根拨矣。

按疝瘕之证尚多，以其因于寒湿，故因下焦寒湿而类及三条，略示门径，直接中焦篇腹满腹痛等证。古人良法甚伙，而张子和专主于下，本之《金匮》病至其年月日时复发者当下之例，而方则从大黄附子汤悟人，并将淋、带、痔疮、癃（lóng）闭等证，悉[1]收入疝门，盖皆下焦寒湿湿热居多。而叶氏于妇科久病癥瘕，则以通补奇经，温养肝肾为主，盖本之《内经》"任脉为病，男子七疝，女子带下瘕聚"也。此外良法甚多，学者当于各家求之，兹不备载。

天台乌药散方（苦辛热急通法）

乌药五钱　木香五钱　小茴香（炒黑）五钱　良姜（炒）五钱　青皮五钱　川楝子十枚　巴豆七十二粒　槟榔五钱

先以巴豆微打破，加麸（fū）数合，炒川楝子，以巴豆黑透为度，去巴豆、麸子不用，但以川楝同前药为极细末，黄酒和服一钱。不能饮者，姜汤代之。重者日再服，痛不可忍者，日三服。

按　疝气、癥瘕的证候类型很多，由于寒疝因寒湿之邪所引起，所以在讨论下焦寒湿证候时，述及三条类似的情况，简略提示其治法，应直接与中焦篇的腹满腹痛等相衔接。古人好的治疗方法很多，其中张子和专门主张用攻下法，他以《金匮要略》中所列举病例到了某年某月又复发而应当用攻下的方法等为依据，所选方剂则是从大黄附子汤化裁而来，并将淋证、带下、痔疮、癃闭等证，都收入疝气门内，因为这些病证也均可表现为下焦寒湿和湿热。而叶天士针对妇科久病的癥瘕，则以疏通和补养奇经八脉，温养肝肾为主要治法，这是源于《内经》"任脉为病，男子七疝，女子带下瘕聚"的论述。此外，还有很多好的治疗方法，后世学者应当从各家论述中去探求，这里不再赘述。

天台乌药散方（苦辛热急通法）（方略）

先把巴豆稍打破，加麸皮数合，与川楝子一起炒，炒至巴豆完全变黑为止。去掉巴豆、麸皮不用，只把川楝子与上述各药共研成极细药末，取3克用黄酒调服。不能喝酒的，用姜汤代替。病情严重的患者一天服两次，疼痛剧烈难以忍受的患者一天服三次。

[1] 悉：都。

湿 温

五十五、湿温久羁，三焦弥（mí）漫，神昏窍阻，少腹硬满，大便不下，宣清导浊汤主之。

此湿久郁结于下焦气分，闭塞不通之象，故用能升、能降、苦泄滞、淡渗湿之猪苓，合甘少淡多之茯苓，以渗湿利气；寒水石色白性寒，由肺直达肛门，宣湿清热，盖膀胱主气化，肺开气化之源，肺藏魄（pò），肛门曰魄门，肺与大肠相表里之义也；晚蚕沙化浊中清气，大凡肉体未有死而不腐者，蚕则僵而不腐，得清气之纯粹者也，故其粪不臭不变色，得蚕之纯清，虽走浊道而清气独全，既能下走少腹之浊部，又能化浊湿而使之归清，以己之正，正人之不正也，用晚者，本年再生之蚕，取其生化最速也；皂荚辛咸性燥，入肺与大肠，金能退暑，燥能除湿，辛能通上下关窍，子更直达下焦，通大便之虚闭，合之前药，俾郁结之湿邪，由大便而一齐解散矣。二苓、寒石化无形之气；蚕沙、皂子逐有形之湿也。

宣清导浊汤方（苦辛淡法） 猪苓五钱　茯苓五钱　寒水石六钱　晚蚕沙四钱　皂荚（jiá）子（去皮）三钱

水五杯，煮成两杯，分二次服，以大便通快为度。

五十五、湿温病湿热病邪久留不去，湿热弥漫上、中、下三焦，表现为神昏窍闭，少腹坚硬胀满，大便不通畅等，应当用宣清导浊汤治疗。

这是湿邪长期郁结于下焦气分，闭塞不通的表现，治疗选择能升、能降、苦能泻滞、淡能利湿的猪苓，配合甘味少、淡味多的茯苓，渗利湿浊而通利气机；寒水石色白而性寒，能宣清湿热，由肺直达肛门。因为膀胱主气化，肺主气为气化之源，肺藏魄，肛门又称魄门，肺与大肠相表里也就这个意思；晚蚕沙能化浊生清，一般肉体没有死后而不腐烂的，但蚕死后却僵而不腐，这是因为蚕得到清气的精粹，所以其粪不臭也不变颜色，蚕得蚕的纯清之气，虽然从蚕的浊道中排出，但独具清气，既能下走少腹浊道，又能宣化湿浊之气使之归于清气，即所谓以己之正，正人之不正。用蚕沙晚者，是指当年再次出生的蚕，因为其生长最为迅速。皂荚味辛咸而性燥，入肺与大肠，能退暑热，燥又能祛除湿浊，辛味能宣通上窍和下窍，用其子更有直达下焦，通非有形实邪内结的便闭，与上药相配，能使郁结的湿邪，通过大便而一并解散。方中茯苓、猪苓、寒水石可以宣化无形之气；蚕沙、皂荚子能驱逐有形之湿。

宣清导浊汤（苦辛淡法）（方略）

以上药物用五杯水，煎煮成两杯，分两次服下，如大便通畅就不要再服。

五十六、湿凝气阻，三焦俱闭，二便不通，半硫丸主之。

热伤气，湿亦伤气者何？热伤气者，肺主气而属金，火克金则肺所主之气伤矣。湿伤气者，肺主天气，脾主地气，俱属太阴湿土，湿气太过，反伤本脏化气，湿久浊凝，至于下焦，气不惟伤而且阻矣。气为湿阻，故二便不通，今人之通大便，悉用大黄，不知大黄性寒，主热结有形之燥粪；若湿阻无形之气，气既伤而且阻，非温补真阳不可。硫黄热而不燥，能疏利大肠，半夏能入阴，燥胜湿，辛下气，温开郁，三焦通而二便利矣。按上条之便闭，偏于湿重，故以行湿为主；此条之便闭，偏于气虚，故以补气为主。盖肾司二便，肾中真阳为湿所困，久而弥虚，失其本然之职，故助之硫黄；肝主疏泄，风湿相为胜负，风胜则湿行，湿凝则风息，而失其疏泄之能，故通之以半夏。若湿尽热结，实有燥粪不下，则又不能不用大黄矣。学者详审其证可也。

半硫丸（酸辛温法） 石硫黄（硫黄有三种：土黄、水黄、石黄也。入药必须用产于石者。土黄土纹，水黄直丝，色皆滞暗而臭；惟石硫黄方棱石纹而有宝光不臭，仙家谓之黄矾，其形大势如矾。按硫黄感石之精，聚土之液，相结而成。生于艮（gèn）

五十六、湿浊凝滞，气机闭阻，致上、中、下三焦气机闭塞不通，表现为大小便不通，应当用半硫丸治疗。

热邪伤气，为什么湿邪也能伤气呢？热邪伤气，是因为肺主气而属金，火克金，肺金伤则肺所主的气也会损伤。湿能伤气，是因为肺主天气，脾主地气，肺与脾均属太阴与湿土相应。若湿浊之气过盛，反而会损伤这二脏的化气功能。若湿浊长期凝滞，进一步累及下焦，不但会伤气，而且会阻遏气机。气机被湿邪所困，所以大小便不通。当今的医生通泻大便，只知道用大黄，但不知道大黄性寒，主要用于热与糟粕相搏结的有形燥粪；如果用于湿邪阻遏气机，不仅气伤而且还会出现湿阻便闭，非温补真阳不可。方中硫黄性虽热而不燥，能疏利大肠，半夏能入阴分，性燥能祛除湿邪，味辛气温，能下气开郁，三焦气机通畅，大小便自能通利。

按 上一条所述便闭，偏于湿重，所以治以祛湿为主；本条的便闭，偏于气虚，所以治以补气为主。这是因为肾主管二便，肾中真阳被湿邪所困阻，日久则可致肾气虚衰，丧失其原来的功能，所以用硫黄来温补肾阳；肝主疏泄，风木与湿土是相互制约的，风木疏泄正常则湿能通行，若湿气凝聚，风木平息不行，就会失去其疏泄的功能，所以选择具有宣通作用的半夏。如果湿邪已完全化热形成热结，确实是燥粪不下，又不能不用大黄攻下了。后世学者应详细审察病证而后辨证用药。

半硫丸（酸辛温法）（方略）

土者佳，艮土者，少土也，其色晶莹，其气清而毒小。生于坤土者恶，坤土者，老土也，秽浊之所归也，其色板滞，其气浊而毒重，不堪入药，只可作火药用。石黄产于外洋，来自舶上，所谓倭黄是也。入莱菔内煮六时则毒去）半夏（制）

上二味，各等分为细末，蒸饼为丸梧子大，每服一二钱，白开水送下（按半硫丸通虚闭，若久久便溏，服半硫丸亦能成条，皆其补肾燥湿之功也）。

以上二味药，各等分研为细末，再用蒸饼做成梧桐子大小的丸子。每次服3～6克，用白开水送下（按：半硫丸能通因气虚所致的大便闭结，若便溏年久不愈的患者，服半硫丸也能使大便成形，都是因半硫丸具补肾燥湿的作用）。

五十七、浊湿久留，下注于肛，气闭[1]，肛门坠痛，胃不喜食，舌苔腐白，术附汤主之。

此浊湿久留肠胃，致肾阳亦困，而肛门坠痛也。肛门之脉曰尻（kāo），肾虚则痛，气结亦痛。但气结之痛有二：寒湿、热湿也。热湿气实之坠痛，如滞下门中用黄连、槟榔之证是也。此则气虚而为寒湿所闭，故以参、附峻补肾中元阳之气，姜、术补脾中建运之气，朴、橘行浊湿之滞气，俾虚者充，闭者通，浊者行，而坠痛自止，胃开进食矣。按肛痛有得之大恐或房劳者，治以参、鹿之属，证属虚劳，与此对勘，故并及之。再此条应入寒湿门，以与上三条有互相发明之

五十七、湿浊久留，下注肛门，导致气机闭阻，患者表现为肛门坠痛，不思饮食，舌苔白腐，应当用术附汤治疗。

这是湿浊久留肠胃，终致肾的阳气被困，出现肛门下坠疼痛。肛门及其脉络所在的部位称尻，肾虚不荣则痛，气机郁结不通也痛。但气机郁结所致肛门疼痛有两种情况：一为寒湿所致，一为湿热而起。湿热所致的肛门坠痛属邪气实的肛门坠痛，例如在滞下门中所述用黄连、槟榔等药物治疗的痢疾就属此类。本条所论则是气虚而被寒湿闭阻的肛门坠痛，所以用人参、附子大补肾中元气，炮姜、茅术温补中焦、益气健脾，厚朴、橘皮通行湿浊所致的气滞。这样，使虚者得以补充，闭者得以畅通，浊者得以运行，而肛门坠痛自然可以消除，胃口开，饮食可进。按：肛门疼痛有因过度惊恐或房劳太过所引起的，治疗应用人参、鹿茸之类，这种证候属虚劳，可与本条所述对照，所以一并讨论。另外，此条内容本应放在寒湿门，因可与上三条内容相互鉴别，所以放在这里，以便后世学者可以触类

---

[1] 气闭：指脾胃阳气被湿邪所困。

妙，故列于此，以便学者之触悟也。

术附汤方（苦辛温法） 生茅术五钱　人参二钱　厚朴三钱　生附子三钱　炮姜三钱　广皮三钱

水五杯，煮成两杯，先服一杯；约三时，再服一杯，以肛痛愈为度。

五十八、疟邪久羁，因疟成劳[1]，谓之劳疟；络虚而痛，阳虚而胀，胁有疟母，邪留正伤，加味异功汤主之。

此证气血两伤。《经》云：劳者温之，故以异功温补中焦之气，归、桂合异功温养下焦之血，以姜、枣调和营卫，使气血相生而劳疟自愈。此方补气，人所易见，补血人所不知。《经》谓：中焦受气，取汁变化而赤，是谓血。凡阴阳两伤者，必于气中补血，定例也。

加味异功汤方（辛甘温阳法） 人参三钱　当归一钱五分　肉桂一钱五分　炙甘草二钱　茯苓三钱　于术（炒焦）三钱　生姜三钱　大枣（去核）二枚　广皮二钱

水五杯，煮成两杯，渣再煮一杯，分三次服。

五十九、疟久不解，胁下成块，谓之疟母，鳖甲煎丸主之。

疟邪久扰，正气必虚，清阳失转

旁通，得到启发。

术附汤方（苦辛温法）（方略）

以上药物用五杯水，煎煮成两杯，先服下一杯，大约在六小时后，再服一杯，如果不愈，可再煎服，直到肛门疼痛消除为止。

五十八、疟邪久留不去，由疟而转成虚劳，称为劳疟。脉络虚损而痛，因阳气虚弱而胀，胁下结块而成疟母。这是邪气久留，正气损伤的缘故，应当用加味异功汤治疗。

这是气血两伤证。《内经》说："劳者温之"，所以用异功汤温补中焦脾胃之气，方中当归、肉桂配合异功散温养下焦血分，生姜、大枣调和营卫，使气血相互滋生，劳疟自然可愈。此方可以补气，大家容易看见，补血的作用却是一般人所不知道的。《内经》中说："中焦受气，取汁变化而赤，是谓血。"凡是阴阳两伤的病证，必须通过补气而达到补血的目的，这是一般规律。

加味异功汤方（辛甘温阳法）（方略）

以上药物加五杯水，煎煮成两杯，药渣再煮一杯，共三杯，一日分三次口服。

五十九、患疟疾长期不愈，胁下有结块形成，称为疟母，应当用鳖甲煎丸治疗。

疟邪长期停留，必然导致正气虚弱，清阳失去

---

[1] 因疟成劳：指因疟疾反复发作，久治不愈，导致全身虚损。

221

运之机，浊阴生窃踞之渐，气闭则痰凝血滞，而块势成矣。胁下乃少阳、厥阴所过之地，按少阳、厥阴为枢，疟不离乎肝胆，久扰则脏腑皆困，转枢失职，故结成积块，居于所部之分。谓之疟母者，以其由疟而成，且无已时也。按《金匮》原文："病疟以月一日发，当以十五日愈；设不瘥（chài）[1]，当月尽解；如其不瘥，当云何？此结为癥瘕，名曰疟母，急治之，宜鳖甲煎丸"。盖人身之气血与天地相应，故疟邪之着于人身也，其盈缩进退，亦必与天地相应。如月一日发者，发于黑昼月廓（kuò）空时，气之虚也，当俟十五日愈。五者，生数之终；十者，成数之极；生成之盈数相会，五日一元，十五日三元一周；一气来复，白昼月廓满之时，天气实而人气复，邪气退而病当愈。设不瘥，必俟天气再转，当于月尽解。如其不瘥，又当云何？然月自亏而满，阴已盈而阳已缩；自满而亏，阳已长而阴已消；天地阴阳之盈缩消长已周，病尚不愈，是本身之气血，不能与天地之化机相为流转，日久根深，牢不可破，故宜急治也。

鳖甲煎丸方 鳖甲（炙）十二分
乌扇（烧）三分 黄芩三分 柴胡六分

转运的功能，浊阴逐渐凝集盘踞，气机闭塞不通，痰浊凝聚，血液瘀滞，而形成痞块。胁下是足少阳胆经、足厥阴肝经循行经过的地方，少阳、厥阴又是人体气机的枢纽，疟邪致病必然影响肝胆，疟邪日久留扰不去则肝胆均被邪所困，气机转枢功能失职，就会在肝胆经分布部位结成积块。称之为疟母，是因为其由疟疾生成的，很难治愈。

按 《金匮要略》原文有："患疟疾，如在月初一日发病，应当在十五日病愈；假若不见好转，应当在本月底恢复；如果病情仍不好转，当作何解释呢？这说明疟邪已结成癥瘕，称之为疟母，应尽快治疗，宜用鳖甲煎丸治疗。"这是因为人身的气血是与自然界的变化相应，所以疟邪侵袭人体后，病情的进退轻重，也一定与自然界相应。如疟疾在月初一日发作，此时月廓空虚，人的正气也虚，必须等到十五日才得愈。五是生数之终，十是成数之极；生数之终与成数之极相会，五日一候，十五日共三候为一个节气，每十五天节气有一个更换，到十五日时，月廓充满亮如白昼，天气充实，人的正气由弱变强，邪气消退而疾病理应自愈。假若不愈，必然等到节气再次更换，到月底疟邪可解。如果还是不愈，又当如何解释呢？一般来说，月廓由空亏到盈满，是阴气已渐充盈而阳气已渐退缩；如月廓由盈满而转空亏，则阳气已渐生长而阴气已渐消退，自然界阴阳的盈缩消长完成了一个周期，疟病不能治愈，是患者本身的气血不能与自然界的阴阳变化相适应，病久根深，牢不可破，所以疟病宜及早治疗。

鳖甲煎丸方（方略）

---

[1] 瘥：痊愈。

鼠妇（熬）三分　干姜三分　大黄三分　芍药五分　桂枝三分　葶苈（tíng lì）（熬）一分　石韦（去毛）三分　厚朴三分　牡丹皮五分　瞿（qú）麦二分　紫葳（wēi）三分　半夏一分　人参一分　䗪（zhè）虫五分熬　阿胶（炒）三分　蜂窝（炙）四分　赤硝十二分　蜣螂（qiāng láng）（熬）六分　桃仁二分

上二十三味，为细末。取煅灶下灰一斗，清酒一斛（hú）五斗，浸灰，俟酒尽一半，煮鳖甲于中，煮令泛烂如胶漆，绞取汁，纳诸药煎为丸，如梧子大。空心服七丸，日三服。

方论　此辛苦通降，咸走络法。鳖甲煎丸者，君鳖甲而以煎成丸也，与他丸法迥（jiǒng）异，故曰煎丸。方以鳖甲为君者，以鳖甲守神入里，专入肝经血分，能消癥瘕，领带四虫，深入脏络，飞者升，走者降，飞者兼走络中气分，走者纯走络中血分。助以桃仁、丹皮、紫葳[1]之破满行血，副以葶苈、石韦、瞿麦之行气渗湿，臣以小柴胡、桂枝二汤，总去三阳经未结之邪；大承气急驱入腑已结之渣滓；佐以人参、干姜、阿胶，护养鼓荡气血之正，俾邪无容留之地，而深入脏络之病根拨矣。按小柴胡汤中有甘草，大承气汤中有枳实，仲景之所

以上23味药，除鳖甲外，共研为细末，取煅铁炉的灶下灰1.5千克，用清酒5千克倒入灰中，等到酒被吸收剩一半时，滤过取汁，把鳖甲放入，煎煮使泛烂如胶漆，绞取其汁，再把其他药末放入煎煮制成丸，如梧桐子大，每次空腹服七丸，每日服三次。

方论　本方属辛苦通降，咸而走络的治法。鳖甲煎丸，是以鳖甲为君药，经煎制成丸药的，与其他丸药的制作方法完全不同，所以称为煎丸。方中之所以用鳖甲为君药，是因为鳖甲能守神而入里，专门入肝经血分，消除癥瘕，带领四味虫类药，深入脏腑经络；虫能飞的药性上升，能走的药性下降，能飞兼入络中气分，能走可入络中血分；加上桃仁、丹皮、紫葳破坚满而行气血；合葶苈、石韦、瞿麦行气渗湿；配用小柴胡汤和桂枝汤为臣药，使三阳经中尚未结聚之邪得以祛除；方中配合大承气汤迅速驱除已入肠腑内结的燥屎；以人参、干姜、阿胶等为佐药，益气养血，扶助正气，使病邪没有存留的地方，而深入到脏腑经络的病根就可拔除了。

按　小柴胡汤中原有甘草，大承气汤中原有枳实，而张仲景在制本方时之所以要去甘草，是担心甘草性缓，凡是走络方药，不用守而不走的药；去枳实，是恐其性太急，直达肠胃，而不宜在疏通经络的方中使用。

---

［1］紫葳：紫葳科植物，紫葳的茎叶。

以去甘草，畏其太缓，凡走络药不须守法；去枳实，畏其太急而直走肠胃，亦非络药所宜也。

六十、太阴三疟[1]，腹胀不渴呕水，温脾汤主之。

三疟本系深入脏真之痼疾，往往经年不愈，现脾胃症，犹属稍轻。腹胀不渴，脾寒也，故以草果温太阴独胜之寒，辅以厚朴消胀。呕水者，胃寒也，故以生姜降逆，辅以茯苓渗湿而养正。蜀漆乃常山苗，其性急走疟邪，导以桂枝，外达太阳也。

温脾汤方（苦辛温里法）草果二钱　桂枝三钱　生姜五钱　茯苓五钱　蜀漆（炒）三钱　厚朴三钱

水五杯，煮取两杯，分三次温服。

六十一、少阴三疟，久而不愈，形寒嗜卧，舌淡脉微，发时不渴，气血两虚，扶阳汤主之。

《疟论》篇：黄帝问曰：时有间二日，或至数日发，或渴或不渴，其故何也？岐伯曰：其间日者，邪气客于六腑，而有时与卫气相失，不能相得，故休数日乃作也。疟者，阴阳更胜也。或甚或不甚，故或渴或不渴。《刺疟》篇曰：足少阴之疟，令人呕吐甚，多

六十、太阴脾经三疟，患者表现为腹部胀满，口不渴，呕吐清水等，应当用温脾汤治疗。

三疟，是疟邪深入脏腑，损伤正气的顽固疾病，往往经年累月不能痊愈。出现以脾胃症状为主的患者，尚属三疟较轻的。腹胀不渴，是脾虚寒湿内盛所致，所以方中用草果温化太阴寒湿，辅以厚朴消胀除满。呕吐清水是胃寒所致，用生姜温胃降逆，佐以茯苓渗湿健脾、扶助正气。蜀漆是常山的苗，其性急能速除疟邪，并配合桂枝，引邪外达太阳而解。

温脾汤方（苦辛温里法）（方略）

以上药物用五杯水，煎煮成两杯，分三次温服。

六十一、少阴肾经三疟，经久不愈，患者表现为形寒怕冷，嗜睡蜷卧，舌质淡，脉象微弱，疟疾发作时口不渴，这是气血两虚的征象，应当用扶阳汤治疗。

《疟论》篇：黄帝问道：有的疟疾间隔二日发作，有的间隔几日发作，发作时有的口渴，有的口不渴，这是什么原因？岐伯答道：疟疾隔几日发作一次的原因，是疟邪客于六腑，有时与卫气不能相会，邪正不能相争，所以休息几日，等到与卫气相争才发作。疟疾发病，是体内阴阳更替取胜的结果。或阳热甚或阳热不甚，所以有的人口渴，有的人口不渴。《素问·刺疟篇》说：邪伏足少阴肾经的疟疾，表现为呕吐严重，寒热往来，但发热重恶

---

[1]三疟：指三日疟，即疟疾每三日发作一次者。

寒热，热多寒少，欲闭户牖（yǒu）[1]而处，其病难已。夫少阴疟，邪入至深，本难速已；三疟又系积重难反，与卫气相失之证，久不愈，其常也。既已久不愈矣，气也、血也，有不随时日耗散也哉！形寒嗜卧，少阴本证，舌淡脉微不渴，阳微之象。故以鹿茸为君，峻补督脉。一者八脉丽于肝肾，少阴虚，则八脉亦虚；一者督脉总督诸阳，为卫气之根本。人参、附子、桂枝，随鹿茸而峻补太阳，以实卫气；当归随鹿茸以补血中之气，通阴中之阳；单一蜀漆一味，急提难出之疟邪，随诸阳药努力奋争，由卫而出。阴脏阴证，故汤以扶阳为名。

扶阳汤方（辛甘温阳法） 鹿茸（生锉末，先用黄酒煎得）五钱 熟附子三钱 人参二钱 粗桂枝三钱 当归二钱 蜀漆（炒黑）三钱

水八杯，加入鹿茸，酒煎成三小杯，日三服。

六十二、厥阴三疟，日久不已，劳则发热，或有痞结，气逆欲呕，减味乌梅圆法主之。

凡厥阴病甚，未有不犯阳明者。邪不深不成三疟。三疟本有难已之势，既久不已，阴阳两伤。劳则内发热者，

寒轻，居所紧闭门窗，此病难以治愈。这是少阴肾经疟疾，疟邪伏藏已深，本就难以治愈，现又为三疟，积重难反，是伏邪不与卫气相搏之证，这就是少阴三疟经久不愈的道理。既然是经久不愈之病，不论是气还是血，少有不随着时间的延长耗散的。出现形寒怕冷，嗜睡倦卧，是少阴虚寒常见证候，舌质淡，脉微弱，口不渴，是阳气衰微的征象。所以治疗以鹿茸为君药，峻补督脉。一是奇经八脉都隶属于肝肾，少阴肾虚，则奇经八脉也虚；另一个是督脉总督诸阳，是卫气的根本。用人参、附子、桂枝配合鹿茸峻补太阳，充实卫气；用当归配合鹿茸补血中元气，通阴中之阳；方中单用蜀漆一味药，迅速驱除深伏难出之疟邪，与温阳药配合，使正气与邪抗争，由卫分而外达。因少阴是阴脏又多阴寒之证，所以方剂以扶阳命名。

扶阳汤方（辛甘温阳法）（方略）

以上药物用八杯水，加入鹿茸酒，煎成三小杯，一日分三次服下。

六十二、厥阴三疟，日久不愈，患者表现为劳累后就发热，或者有痞块内结，胃气上逆而欲呕，应当用减味乌梅丸法治疗。

凡是厥阴病严重的，没有不侵犯阳明胃。疟邪不深伏就不会成三疟，三疟本来就难以治愈，既然病久不愈，必阴阳两伤。劳累后就发热的，是阴气耗伤的表现；痞块内结的，是阴邪凝聚所致；气

---

[1] 户牖：门窗。

阴气伤也；痞结者，阴邪也；气逆欲呕者，厥阴犯阳明，而阳明之阳将惫也。故以乌梅圆法之刚柔并用，柔以救阴，而顺厥阴刚脏之体，刚以救阳，而充阳明阳腑之体也。

减味乌梅圆法（酸苦为阴辛甘为阳复法）（以下方多无分量，以分量本难预定，用者临时斟酌可也）半夏 黄连 干姜 吴茱萸 茯苓 桂枝 白芍 川椒（炒黑） 乌梅

按疟痢两门，日久不治，暑湿之邪，与下焦气血混处者，或偏阴、偏阳，偏刚、偏柔；或宜补、宜泻，宜通、宜涩；或从太阴，或从少阴，或从厥阴，或护阳明，其证至杂至多，不及备载。本论原为温暑而设，附录数条于湿温门中者，以见疟痢之原起于暑湿，俾学者识得源头，使杂证有所统属，粗具规模而已。欲求美备，勤绎（yì）各家。

逆欲呕，是厥阴肝木犯胃，胃阳虚损的表现。所以乌梅丸刚药与柔药并用治方，用柔药来滋补阴液，使厥阴刚脏之体得以柔顺，用刚药温补阳气，使阳明阳腑之体得以补充。

减味乌梅丸（酸苦为阴，辛甘为阳复法）（以下所附方剂药物，大多不注明用量，这是因药量本来就难以预先确定，使用者据证斟酌药量）（方略）

按 疟疾和痢疾这两类疾病，迁延日久不愈，所感暑湿之邪，深入下焦，混处于气血之中，病症或偏阴，或偏阳，或躁急，或柔缓，治疗或用补法，或用泻法，或用通下法，或用固涩法；有的从太阴论治，有的从少阴论治，有的从厥阴论治，有的须顾护阳明，其证治大杂太多，不能全部记载。本书原来主要为温病、暑病所著，附带收录几条疟疾、痢疾的内容于湿温门中，是因为疟疾的病因起源于暑湿，为使后世学者了解杂病的病因，杂病可根据病因有所统属，粗略地进行论述。如果想全面了解，就应该进一步研究各家著述。

六十三、酒客久痢，饮食不减，茵陈白芷汤主之。

久痢无他证，而且能饮食如故，知其病之未伤脏真胃土，而在肠中也；痢久不止者，酒客湿热下注，故以风药之辛，佐以苦味入肠，芳香凉淡也。盖辛能胜湿而升脾阳，苦能渗湿清热，芳香悦脾而燥湿，凉能清热，淡能渗湿也，俾湿热去而脾阳升，痢自止矣。

六十三、平素喜欢喝酒的人患痢疾，日久不愈，但饮食不减的，应当用茵陈白芷汤治疗。

痢疾日久不愈，但又没有其他症状，而且饮食与病前相同，由此可知其病未损伤到内脏脾胃，而仅在肠腑。痢疾久泻不止的，是喝酒的人湿热下注肠腑所致。所以治疗选用辛味的风药，佐以苦味药，合以芳香、清凉、淡渗之品。因为辛味药能胜湿而升脾阳，苦味药物能渗湿清热，芳香药能宣开脾气而燥湿，寒凉药能清热，淡味药能渗湿，这样湿热去而脾阳升，下痢自止。

茵陈白芷汤方（苦辛淡法） 绵茵陈 白芷 北秦皮 茯苓皮 黄柏 藿香

六十四、老年久痢，脾阳受伤，食滑便溏，肾阳亦衰，双补汤主之。

老年下虚久痢，伤脾而及肾，食滑便溏，亦系脾肾两伤。无腹痛、肛坠、气胀等证，邪少虚多矣。故以人参、山药、茯苓、莲子、芡（qiàn）实甘温而淡者补脾渗湿，再莲子、芡实水中之谷，补土而不克水者也；以补骨、苁蓉、巴戟、菟丝、覆盆、萸肉、五味酸甘微辛者，升补肾脏阴中之阳，而兼能益精气安五脏者也。此条与上条当对看：上条以酒客久痢，脏真未伤而湿热尚重，故虽日久仍以清热渗湿为主；此条以老年久痢，湿热无多而脏真已歉，故虽滞下不净，一以补脏固正，立法于此，亦可以悟治病之必先识证也。

双补汤方（复方也，法见注中）

人参 山药 茯苓 莲子 芡实 补骨脂 苁蓉 萸肉 五味子 巴戟天 菟丝子 覆盆子

六十五、久痢小便不通，厌食欲呕，加减理阴煎主之。

此出阳而伤及阴也。小便不通，阴液涸矣；厌食欲呕，脾胃两阳败矣。

茵陈白芷汤方（苦辛淡法）（方略）

六十四、老年人下痢日久，以致脾阳受伤，表现为进食滑腻之品即溏泄，是肾阳虚衰的表现，应当用双补汤治疗。

老年人下焦元气已亏，下痢日久不愈，不仅损伤脾阳，而且累及肾阳，进食滑腻之品即溏泄，也是脾肾两虚的表现。不伴腹痛、肛门下坠、腹胀等症，说明是邪少虚多，所以用人参、山药、茯苓、莲子、芡实等性味甘温、淡渗的药物，补益脾气、渗利湿邪，另外莲子、芡实是生长在水中的食物，能补脾土而不伤肾水；补骨脂、肉苁蓉、巴戟天、菟丝子、覆盆子、山萸肉、五味子这些酸甘微辛之品，升补肾脏阴中之阳，而兼补益精气，安养五脏。本条与上一条应互相参照，上条是讲爱喝酒的人患痢疾日久，脏腑真气未伤但湿热较重，所以虽下痢日久，治疗以清热渗湿为主；本条是老年人患痢疾日久，湿热之邪不多但脏腑真气已衰，所以虽久痢未愈，但治疗时应以补脏腑、固正气为主。在此将两种不同立法对照，也可以领悟到治病必须首先认清病证。

双补汤方（属复方，立法意义在上注中）（方略）

六十五、痢疾日久不愈，表现为小便不通，厌恶饮食，恶心欲呕，应当用加减理阴煎治疗。

这是阳气损伤、阳损及阴的表现。小便不通，是阴液枯涸；厌食欲呕，是脾胃阳气俱伤。所以治故以熟地、白芍、五味收三阴之阴，附子通肾阳，炮姜理脾阳，茯苓理胃阳也。按原方通守兼施，刚柔互用，而名理阴煎者，意在偏护阴也。熟地守下焦血分，甘草守中焦气分，当归通下焦血分，炮姜通中焦气分，盖气能统血，由气分之通，及血分之守，此其所以为理也。此方去甘草、当归，加白芍、五味、附子、茯苓者，为其厌食欲呕也。若久痢阳不见伤，无食少欲呕之象，但阴伤甚者，又可以去刚增柔矣。用成方总以活泼流动，对症审药为要。

加减理阴煎方（辛淡为阳，酸甘化阴复法。凡复法，皆久病未可以一法了事者）熟地　白芍　附子　五味　炮姜　茯苓

六十六、久痢带瘀血，肛中气坠，腹中不痛，断下渗湿汤主之。

此涩血分之法也。腹不痛，无积滞可知，无积滞，故用涩也。然腹中虽无积滞，而肛门下坠，痢带瘀血，是气分之湿热久而入于血分。故重用樗根皮之苦燥湿、寒胜热、涩以断下、专入血分而涩血为君；地榆得先春之气，木火之精，去瘀生新；茅术、黄柏、赤苓、猪苓开膀胱，使气分之湿热，由前阴而去，不致遗留于血分也；

疗用熟地、白芍、五味子收敛三阴的阴液，用附子温通肾阳，炮姜温运脾阳，茯苓调理胃阳。

按　理阴煎原方将通阳之品与守阴之药并用，刚柔之药互相配合，之所以命名为理阴煎，其含义是说本方重点在于护阴。方中熟地滋补下焦阴血，甘草守护中焦气机，当归疏通下焦血分，炮姜温通中焦阳气。由于气能统血，气分通畅则阴血内守，这就是理阴煎理阴的含义。本方去掉原方的甘草、当归，加入白芍、五味子、附子、茯苓是因为患者厌食欲呕。如果久痢但阳气未伤，没有食少欲呕的表现，仅阴伤较严重的，又可去掉刚燥之药而增加养阴柔润之品。使用成方时，应该灵活加减，对症下药为总的要求。

加减理阴煎方（辛淡为阳、酸甘化阴复法。大凡复法，都是久病不能用单一的治法解决问题而采用的治法）（方略）

六十六、痢疾日久不愈，大便带有瘀血，肛门下坠，但腹部并不疼痛，应当用断下渗湿汤治疗。

这是一种收涩止血的治疗方法。腹部不痛，可知腹中积滞已除，既无积滞，所以可用收涩之法。但是腹中虽然没有积滞，却有肛门下坠感，大便泄泻带有瘀血，这是气分湿热蕴结日久，深入血分之故。所以方中重用樗根皮，苦寒能燥湿清热，味涩能涩肠止痢，为专入血分涩血止痢的君药；地榆禀受早春生发之气，具木火之精气，能去瘀而生新血；茅术、黄柏、赤苓、猪苓通利膀胱，使气分的湿热，由前阴排出，不至于滞留到血分；山楂肉也是为化瘀血而设，银花有清热败毒的作用。

楂肉亦为化瘀而设，银花为败毒而然。

断下渗湿汤方（苦辛淡法） 樗（chū）根皮（炒黑）一两 生茅术一钱 生黄柏一钱 地榆（炒黑）二钱五分 楂肉（炒黑）三钱 银花（炒黑）一钱五分 赤苓三钱 猪苓一钱五分

水八杯，煮成三杯，分三次服。

六十七、下痢无度，脉微细，肢厥，不进食，桃花汤主之。

此涩阳明阳分法也。下痢无度，关闸不藏；脉微细，肢厥，阳欲脱也。故以赤石脂急涩下焦，粳米合石脂堵截阳明，干姜温里而回阳，俾痢止则阴留，阴留则阳斯恋矣。

桃花汤（方法见温热下焦篇）

六十八、久痢，阴伤气陷，肛坠尻酸，地黄余粮汤主之。

此涩少阴阴分法也。肛门坠而尻脉酸，肾虚而津液消亡之象，故以熟地、五味补肾而酸甘化阴；余粮固涩下焦，而酸可除，坠可止。痢可愈也（按石脂、余粮，皆系石药而性涩，桃花汤用石脂不用余粮，此则用余粮而不用石脂。盖石脂甘温，桃花温剂也；余粮甘平，此方救阴剂也，无取乎温，而有取乎平也）。

地黄余粮汤方（酸甘兼涩法） 熟

断下渗湿汤方（苦辛淡法）（方略）

以上药物用八杯水，煎煮成三杯，分三次服下。

六十七、下痢次数频繁，脉象微细，四肢厥冷，不想进食，应当用桃花汤治疗。

这是固涩阳明之阳的治疗方法。下痢频繁，次数无法计数，这是大肠不能固摄、滑脱失禁的表现；脉象微细，四肢厥冷是阳气将脱的征象。所以用赤石脂迅速固涩以止大肠滑脱，用粳米配合赤石脂截阴于阳明，用干姜温里回阳，这样下痢停止则阴液不再损伤，阴液留存则阳气有所依附。

桃花汤（方剂和用法见下焦篇温热门中）

六十八、痢疾日久不愈，导致阴液耗伤，气虚下陷，表现为肛门下坠，尾骶部酸楚不适，应当用地黄余粮汤治疗。

这是固涩少阴阴分的治疗方法。肛门下坠的同时尾骶部酸楚，是肾虚津液消亡的表现，所以用熟地、五味子酸甘化阴以滋补肾阴；禹余粮固涩下焦大肠，这样尾骶酸楚方能消除，下坠感消失，痢疾可以痊愈（按：赤石脂、禹余粮都是石类药物，其性收涩。在桃花汤中用赤石脂而不用禹余粮，本方用禹余粮而不用赤石脂。这是因为赤石脂甘温，桃花汤是温中涩肠之剂；禹余粮性味甘平，本方是救阴收涩之剂，所以无须用温涩，而选用性味平和之品）。

地黄余粮汤方（酸甘兼涩法）（方略）

地黄　禹余粮　五味子

六十九、久痢伤肾，下焦不固，肠腻滑下，纳谷运迟，三神丸主之。

此涩少阴阴中之阳法也。肠腻滑下，知下焦之不固；纳谷运迟，在久痢之后，不惟脾阳不运，而肾中真阳亦衰矣。故用三神丸温补肾阳，五味兼收其阴，肉果涩自滑之脱也。

三神丸方（酸甘辛温兼涩法，亦复方也）五味子　补骨脂　肉果（去净油）

七十、久痢伤阴，口渴舌干，微热微咳，人参乌梅汤主之。

口渴微咳于久痢之后，无湿热客邪款证，故知其阴液太伤，热病液涸，急以救阴为务。

人参乌梅汤方（酸甘化阴法）人参　莲子（炒）　炙甘草　乌梅　木瓜　山药

按此方于救阴之中，仍然兼护脾胃。若液亏甚而土无他病者，则去山药、莲子，加生地、麦冬，又一法也。

七十一、痢久阴阳两伤，少腹肛坠，腰胯脊髀（bì）[1]酸痛，由脏腑

六十九、痢疾日久不愈，损伤肾之阳气，下焦肛门失于固摄，肠中膏脂滑泻而下，纳食后运化迟缓，应当用三神丸治疗。

这是固涩少阴肾之阳气的治法。肠中膏脂滑泄而下，可知是下焦不固的原因；纳食后运化迟缓，则是下痢日久不愈之后，不仅脾阳虚衰不能运化水谷，而且肾中的真阳也衰微了。所以用三神丸温补肾阳，方中用五味子收敛肾阴，肉果涩肠固脱。

三神丸方（酸甘辛温兼涩法，也是复方）（方略）

七十、痢疾日久不愈，耗伤阴液，患者表现为口渴，舌干燥，身微热，轻微咳嗽，应当用人参乌梅汤治疗。

久痢之后出现口渴、轻微咳嗽，又没有湿热之邪所导致的其他症状，因此可知这些症状主要是由于阴液大伤所致。温热病津液枯涸，应以救阴为当务之急。

人参乌梅汤方（酸甘化阴法）（方略）

按　这个方子在救阴的同时，仍然兼护脾胃。如果阴液亏耗太过，而没有其他脾胃病症的，可以去山药、莲子，加上生地、麦冬，这又是一种治法了。

七十一、痢疾日久不愈，阴阳两伤，可表现为少腹及肛门重坠，腰部、胯部、脊背部、大腿部酸痛，这是由于脏腑虚衰累及奇经八脉所致，应当选

---

[1] 髀：指大腿骨。

伤及奇经，参茸汤主之。

少腹坠，冲脉虚也；肛坠，下焦之阴虚也；腰，肾之腑也；胯，胆之穴也（谓环跳）；脊，太阳夹督脉之部也；髀，阳明部也；俱酸痛者，由阴络而伤及奇经也。参补阳明，鹿补督脉，归、茴补冲脉，菟丝、附子升少阴，杜仲主腰痛，俾八脉有权，肝肾有养，而痛可止，坠可升提也。

按环跳本穴属胆，太阳少阴之络实会于此。

参茸汤方（辛甘温法）　人参　鹿茸　附子　当归（炒）　茴香（炒）　菟丝子　杜仲

按此方虽曰阴阳两补，而偏于阳。若其人但坠而不腰脊痛，偏于阴伤多者，可于本方去附子加补骨脂，又一法也。

七十二、久痢伤及厥阴，上犯阳明，气上撞心，饥不欲食，干呕腹痛，乌梅圆主之。

肝为刚脏，内寄相火，非纯刚所能折；阳明腑，非刚药不复其体。仲景厥阴篇中，列乌梅圆治木犯阳明之吐蛔，自注曰：又主久痢方。然久痢之症不一，亦非可一概用之者也。叶氏于木犯阳明之疟痢，必用其法而化裁之，大抵柔则加白芍、木瓜之类，刚则加吴萸、香附之类，多不用桂枝、

用参茸汤治疗。

少腹重坠，多是冲脉虚弱；肛门下坠，是下焦肾阴亏虚所致。腰为肾之腑，胯为胆经的环跳穴所处部位，脊为太阳经与督脉相夹的部位，髀是阳明经循行的部位。这些部位都酸痛，是由阴络损伤而累及奇经八脉所致。治疗用人参补益阳明，鹿茸温补督脉，当归、茴香补冲脉，菟丝子、附子升补少阴肾阳，杜仲主治腰痛，使奇经八脉的功能正常，肝肾得以滋养，则酸痛得以停止，下坠感得以消失。

按　环跳穴属胆，足太阳和足少阴的经络交会于这个地方。

参茸汤方（辛甘温法）（方略）

按　本方虽说是阴阳双补，但是偏于补阳。如果患者只有少腹、肛门下坠感，而没有腰脊酸痛，则是阴伤较重，可在本方中去附子加补骨脂，这又是一种治法。

七十二、痢疾日久不愈，伤及足厥阴肝，肝气上逆侵犯阳明胃，患者表现为自觉有气从下腹部向上冲撞心胸，虽感觉饥饿但又不想进食，干呕腹痛，应当用乌梅丸治疗。

肝为刚脏，内寄相火，并不是单纯使用刚药就能奏效；阳明胃腑，则非用刚药不能恢复其功能。张仲景在其厥阴篇中，记载乌梅丸治疗肝木犯胃的吐蛔证，在自注中指出：本方还主治久痢。然而久痢的病症很多，也不是一概都可以用乌梅丸来治疗的。叶天士对于肝木犯阳明的疟疾、痢疾的治疗，都是以乌梅丸的治法化裁而来的。一般来说，须用阴柔药则加白芍、木瓜之类，须用刚燥药则加吴茱萸、香附之类，大多不用桂枝、细辛、黄柏。如果痢疾日久不愈，但只有厥阴肝经症状，而没有肝

细辛、黄柏，其与久痢纯然厥阴见证，而无犯阳明之呕而不食撞心者，则又纯乎用柔，是治厥阴久痢之又一法也。按泻心寒热并用，而乌梅圆则又寒热刚柔并用矣。盖泻心治胸膈间病，犹非纯在厥阴也，不过肝脉络胸耳。若乌梅圆则治厥阴、防少阳、护阳明之全剂。

乌梅圆方（酸甘辛苦复法。酸甘化阴，辛苦通降，又辛甘为阳，酸苦为阴）乌梅　细辛　干姜　黄连　当归　附子　蜀椒（炒焦去汗）桂枝　人参　黄柏

此乌梅圆本方也。独无论者，以前贤名注林立，兹不再赘（zhuì）。分量制法，悉载《伤寒论》中。

七十三、休息痢经年不愈，下焦阴阳皆虚，不能收摄，少腹气结，有似癥瘕，参芍汤主之。

休息痢者，或作或止，止而复作，故名休息，古称难治。所以然者，正气尚旺之人，即受暑、湿、水、谷、血、食之邪太重，必日数十行，而为胀、为痛，为里急后重等证，必不或作或辍也。其成休息证者，大抵有二，皆以正虚之故。一则正虚留邪在络，至其年月日时复发，而见积滞腹痛之实证者，可遵仲景凡病至其年月日时复发者当下之例，而用少少温下法，兼通络脉，以去其隐伏之邪；或丸药缓攻，俟积尽而即

木犯胃的呕吐，不想进食，气逆上冲心胸等表现的，就只需要用滋阴柔润之品即可，这是治疗厥阴久痢的又一方法。

按　泻心汤用药属寒热并用，而乌梅丸则寒热、刚柔并用。这是因为泻心汤治疗的是胸膈间的病变，而不是单纯的厥阴肝病，只是肝脉络于胸胁罢了。因此，乌梅丸应是一治厥阴、防少阴、护阳明的全剂。

乌梅丸方（酸甘辛苦复法。具有酸甘化阴，辛苦通降，或者说辛甘为阳，酸苦为阴）（方略）

以上是乌梅丸的原方。惟独对此方不作方论，是因为前代医家有名的注释很多，这里就不再赘述。至于用量和制法，都详细记载于《伤寒论》中。

七十三、休息痢长年缠绵不愈，导致下焦真阴、真阳俱虚，不能收敛固摄，出现少腹气结成块，类似癥瘕，应当用参芍汤治疗。

休息痢，时作时止，停止一段时间后又复发，故名休息痢，古人称难治性痢疾。之所以这样说，是因为正气尚旺的人，即使受暑邪、湿邪、水聚、谷积、血瘀、食滞之邪太重，也只是每日下痢几十次，伴有腹胀、腹痛、里急后重等症状，而不会形成时作时止的休息痢。形成休息痢的原因，大体上分两种情况，但都因为正虚。一是因正虚邪留脉络，导致其于某年某月某日某时间复发，发作为内有积滞偏实证伴有腹痛下痢的，可依照张仲景所说：凡是疾病到原来发病的时间又复发的，应当用下法这样的法则，采用轻缓温下法，同时兼顾疏通络脉，来祛除其隐伏于络脉的病邪；或者用丸药缓缓攻下，等到积滞祛除干净即用补法调理；或攻补兼施，中下并治，

补之；或攻补兼施，中下并治，此虚中之实证也。一则纯然虚证，以痢久滑泄太过，下焦阴阳两伤，气结似乎癥瘕，而实非癥瘕，舍温补其何从！故以参、苓、炙草守补中焦，参、附固下焦之阳，白芍、五味收三阴之阴，而以少阴为主，盖肾司二便也。汤名参芍者，取阴阳兼固之义也。

参芍汤方（辛甘为阳酸甘化阴复法）

人参　白芍　附子　茯苓　炙甘草　五味子

七十四、噤口痢[1]，热气上冲，肠中逆阻似闭，腹痛在下尤甚者，白头翁汤主之。

此噤口痢之实证，而偏于热重之方也。

白头翁汤（方注见前）

七十五、噤口痢，左脉细数，右手脉弦，干呕腹痛，里急后重，积下不爽，加减泻心汤主之。

此亦噤口痢之实证，而偏于湿热太重者也。脉细数，湿热著里之象；右手弦者，木入土中之象也。故以泻心去守中之品，而补以运之，辛以开之，苦以降之；加银花之败热毒，楂炭之克血积，木香之通气积，白芍以收阴气，更

这是对虚中夹实病证的治疗方法。另一种是单纯的虚证，由于下痢日久，导致滑泻太过，下焦真阴真阳俱伤，少腹气结类似癥瘕，而实际上并不是癥瘕，治疗如果不用温补又用何法呢？所以用人参、茯苓、炙甘草补中益气，人参、附子温补肾阳，白芍、五味子收敛三阴之阴液，但主要以肾阴为主，因为肾司二便。本方方名参芍汤，就是取其具有阴阳兼固的作用。

参芍汤方（辛甘为阳，酸甘化阴复法）
（方略）

七十四、噤口痢，患者自觉腹中热气上冲，肠中的浊气上逆，气机阻滞不通，腹部疼痛，以下腹部为甚，应当用白头翁汤治疗。

这是噤口痢属实热证，因而治疗要选针对于热重的方剂。

白头翁汤方（方药和注解见前）

七十五、噤口痢，患者左脉细数，右脉弦，干呕腹痛，里急后重，下痢不爽，应当用加减泻心汤治疗。

这也是一种实证噤口痢，但偏于湿热较重。脉细数，这是温热内盛之象；右手脉弦，是肝木克伐脾土之征。所以用泻心汤去掉甘温守中之品，而补充了运化湿热的药物，用辛味药宣通气机，用苦味药降泄湿热；加银花清热解毒，用山楂炭祛除血分积滞，木香行气化积，白芍收敛阴气，更能平抑肝火，使其不再克伐脾土。

---

[1] 噤口痢：指下痢而不能进食的人，是痢疾中较重的一种。

能于土中拨木也。

加减泻心汤方（苦辛寒法） 川连 黄芩 干姜 银花 楂炭 白芍 木香 汁

七十六、噤口痢，呕恶不饥，积少 痛缓，形衰脉弦，舌白不渴，加味参苓 白术散主之。

此噤口痢邪少虚多，治中焦之法 也。积少痛缓，则知邪少；舌白者无 热；形衰不渴，不饥不食，则知胃关 欲闭矣；脉弦者，《金匮》谓：弦则为 减，盖谓阴精阳气俱不足也。《灵枢》 谓：诸小脉者，阴阳形气俱不足，勿取 以针，调以甘药也。仲景实本于此而作 建中汤，治诸虚不足，为一切虚劳之祖 方。李东垣又从此化出补中益气、升阳 益气、清暑益气等汤，皆甘温除大热 法，究不若建中之纯，盖建中以德胜， 而补中以才胜者也。调以甘药者，十二 经皆兼秉气于胃，胃复则十二经之诸虚 不足，皆可复也。叶氏治虚多脉弦之 噤口痢，仿古之参苓白术散而加之者， 亦同诸虚不足调以甘药之义，又从仲 景、东垣两法化出，而以急复胃气为要 者也。

加味参苓白术散方（本方甘淡微苦 法，加则辛甘化阳，芳香悦脾，微辛 以通，微苦以降也） 人参二钱 白术 （炒焦）一钱五分 茯苓一钱五分 扁豆

加减泻心汤方（苦辛寒法）（方略）

七十六、噤口痢，患者表现为恶心呕吐，不 知饥饿，下痢脓血黏液很少，腹痛不明显，形体 衰弱，脉弦，舌苔白，口不渴，应当用加味参苓 白术散治疗。

这是一种邪少虚多的噤口痢，治疗用调理中 焦的方法。下痢脓血黏液少，腹痛轻微，说明 邪少；舌苔白，说明无热邪；形体虚衰，口不 渴，不知饥饿，不愿进食，说明胃气虚弱，受纳 无权；脉弦，《金匮》中说：脉弦力减，是因为 阴精阳气都已不足。《灵枢》中说：各种细小的 脉，是阴阳形气不足的表现，不能用针刺治疗， 应该用甘味药调理。张仲景就是据此而创立建中 汤，用来治疗各种虚弱不足的病，建中汤已成为 治疗一切虚损不足病的原始方。李东垣又在此方 基础上化生出补中益气汤、升阳益气汤、清暑益 气汤等方，都属甘温除大热的方剂，但终究不如 建中汤组方精简、用药巧妙。建中汤以温中和里 见长，补中益气汤以益气升阳取胜。"调以甘药" 的原因，是因为十二经脉都秉受胃气的补养，胃 气复则十二经脉的虚衰都能得到恢复。叶天士治 疗虚多邪少、脉弦的噤口痢，效仿古方化裁而成 的加味参苓白术散，既符合"诸虚不足，调以甘 药"的原则，又是从张仲景、李东垣的治疗方法 化裁而来的，以迅速恢复胃气为要。

加味参苓白术散方（本方原属甘淡微苦法， 化裁后则为辛甘化阳，芳香悦脾，微辛以通，微 苦以降法）（方略）

（炒）二钱　薏仁一钱五分　桔梗一钱
砂仁（炒）七分　炮姜一钱　肉豆蔻一钱
炙甘草五分

共为极细末，每服一钱五分，香粳米汤调服，日二次。

方论　参苓白术散原方，兼治脾胃，而以胃为主者也，其功但止土虚无邪之泄泻而已。此方则通宣三焦，提上焦，涩下焦，而以醒中焦为要者也。参、苓、白术加炙草，则成四君矣。按四君以参、苓为胃中通药，胃者腑也，腑以通为补也；白术、炙草，为脾经守药，脾者脏也，脏以守为补也。茯苓淡渗，下达膀胱，为通中之通；人参甘苦，益肺胃之气，为通中之守；白术苦能渗湿，为守中之通；甘草纯甘，不兼他味，又为守中之守也，合四君为脾胃两补之方。加扁豆、薏仁以补肺胃之体，炮姜以补脾肾之用；桔梗从上焦开提清气，砂仁、肉蔻从下焦固涩浊气，二物皆芳香能涩滑脱，而又能通下焦之郁滞，兼醒脾阳也。为末，取其留中也；引以香粳米，亦以其芳香悦土，以胃所喜为补也。上下斡（wò）旋[1]，无非冀胃气渐醒，可以转危为安也。

七十七、噤口痢，胃关不开，由于肾关不开者，肉苁蓉汤主之。

以上药物共研极细粉末，每次服4.5克，用香粳米煎汤调服，每天服两次。

方论　参苓白术散原方，是脾胃兼治，而以治胃为主的方剂。其功效是治脾胃虚弱而无实邪的泄泻。而本方则可宣通三焦，开提上焦，固涩下焦，但以苏醒中焦为主。方中人参、茯苓、白术加炙甘草，成四君子汤。按：四君子汤中人参、茯苓是胃中的通药，胃属腑，腑以通为补；白术、炙甘草是脾经的守药，脾属脏，脏以守为补；茯苓淡渗利湿，下达膀胱，为通药中的通利药；人参甘苦，补益肺胃之气，为通药中的守药；白术苦能渗湿，为守药中的通利药；甘草味纯甘，不兼其他性味，是为守药中的守药。四药相合组成的四君子汤是脾胃双补的方剂。加扁豆、薏仁补充肺胃之阴，炮姜温补脾肾之阳；桔梗开提上焦清气，砂仁、肉蔻固涩下焦滑脱，二药芳香，既能固涩滑脱，又能通调下焦郁滞并兼醒脾气。研末服用，是因为药末能长时间留滞中焦；用香粳米汤送服，也是取其芳香悦脾，用脾胃所喜来补脾胃。全方调理上下，苏醒胃气，方可使病情转危为安。

七十七、噤口痢，是因为肾关不开而导致胃关不开的，应当用肉苁蓉汤治疗。

---

[1]斡旋：调理。

此噤口痢邪少虚多，治下焦之法也。盖噤口日久，有责在胃者，上条是也；亦有由于肾关不开，而胃关愈闭者，则当以下焦为主。方之重用苁蓉（cóng róng）者，以苁蓉感马精而生，精血所生之草而有肉者也。马为火畜，精为水阴，禀少阴水火之气而归于太阴坤土之药，其性温润平和，有从容之意，故得苁蓉之名，补下焦阳中之阴有殊功。《本经》称其强阴益精，消癥瘕。强阴者，火气也，益精者，水气也，癥瘕乃气血积聚有形之邪，水火既济，中土气盛，而积聚自消。兹以噤口痢阴阳俱损，水土两伤，而又滞下之积聚未清，苁蓉乃确当之品也；佐以附子补阴中之阳，人参、干姜补土，当归、白芍补肝肾，芍用桂制者，恐其呆滞，且束入少阴血分也。

肉苁蓉汤方（辛甘法）　肉苁蓉（泡淡）一两　附子二钱　人参二钱　干姜炭二钱　当归二钱　白芍（肉桂汤浸炒）三钱

水八杯，煮取三杯，分三次缓缓服，胃稍开，再作服。

秋　燥

七十八、燥久伤及肝肾之阴，上盛下虚[1]，昼凉夜热，或干咳，或不咳，

这也是一种邪少虚多的噤口痢，应当从下焦论治。噤口痢患病日久，有的病位在胃，上条所论述的就是这种情况；有的病位在肾，肾阳虚衰导致胃关闭噤口不纳，治疗用温补下焦肾阳的方法。方中重用肉苁蓉，是因为肉苁蓉是接受马的精液而生，由精血所滋生的草药，则具有肉质。马在五行中为火畜，而精为水液属阴，禀受了少阴水火之气而生长在太阴坤土的肉苁蓉，其药性温润平和，具有从容之意，所以被命名为苁蓉，其温补下焦阳中之阴功效显著。《神农本草经》称肉苁蓉能强阴益精，消癥瘕。所谓强阴，就是强壮阳气，而益精，就是补益阴液，癥瘕是气血积聚所形成的有形之邪，如果水火既济，中焦脾胃之气旺盛，积聚自然能够消散。本条所述的噤口痢，其病机为阴阳两损，脾肾两伤，又兼有肠道积滞、留滞不清，所以肉苁蓉确实是最佳的药品；配合附子补阴中之阳，人参、干姜补益脾胃，当归、白芍补益肝肾，其中白芍用肉桂炮制，是担心其呆滞收敛不能进入少阴血分。

肉苁蓉汤方（辛甘法）（方略）

以上药物用八杯水，煎煮成三杯，一日分三次缓缓服下，胃口稍开，再继续煎服。

七十八、秋燥病邪侵袭人体，日久不愈，就会耗伤肝肾阴液，形成上盛下虚的病证。表现为白天体温不高，夜晚发热，有时干咳，有时不咳，严重

---

[1]上盛下虚：此指肺中燥热尚盛，而下焦肝肾阴液已亏的证候。

甚者痉厥者，三甲复脉汤主之，定风珠亦主之，专翁大生膏亦主之。

　　肾主五液而恶燥，或由外感邪气久羁而伤及肾阴，或不由外感而内伤致燥，均以培养津液为主。肝木全赖肾水滋养，肾水枯竭，肝断不能独治，所谓乙癸同源，故肝肾并称也。三方由浅入深，定风浓于复脉，皆用汤，从急治。专翁取乾坤之静，多用血肉之品，熬膏为丸，从缓治。盖下焦深远，草木无情，故用有情缓治。再暴虚易复者，则用二汤；久虚难复者，则用专翁。专翁之妙，以下焦丧失皆腥臭脂膏，即以腥臭脂膏补之，较之丹溪之知柏地黄，云治雷龙之火[1]而安肾燥，明眼自能辨之。盖凡甘能补，凡苦能泻，独不知苦先入心，具化以燥乎！再雷龙不能以刚药直折也，肾水足则静，自能安其专翁之性；肾水亏则动而燥，因燥而躁也，善安雷龙者，莫如专翁，观者察之。

三甲复脉汤、定风珠（并见前）

专翁大生膏方（酸甘咸法）　人参二斤（无力者以制洋参代之）　茯苓二斤　龟板（另熬胶）一斤　乌骨鸡一对　鳖甲一斤（另熬胶）　牡蛎一斤　鲍（bào）鱼二斤　海参二斤　白芍二斤　五味子半斤　萸肉半斤　羊腰子八对　猪脊髓一斤　鸡子黄二十圆　阿胶二斤　莲子二斤　芡实

　　肾主五液，不喜欢干燥。如果外感邪气侵袭人体，日久不愈，而伤及肾阴，或者不是外感，而是因为内伤阴液而致燥，治疗都应以顾护津液为主。肝属木，依赖于肾水的滋养，如果肾水枯竭，肝木受累，就不能只从肝论治，这就是我们常说的乙癸同源，要肝肾同治。上述三个方剂由浅至深，大定风珠和三甲复脉汤都是汤剂，大定风珠比三甲复脉汤质重汤浓，取其急病治疗用汤剂可快速起效的道理。专翁大生膏多选用血肉有情之品，有阴阳平和之意，熬制成膏丸使用，是因为慢病要缓治。由于下焦病位深，草木质轻，所以多选用血肉有情之品。一般急症导致的阴虚容易恢复，用大定风珠或三甲复脉汤均可治疗，久病久虚难以迅速恢复，就要用专翁大生膏。下焦有病时丢失的都是腥臭脂膏类物质，专翁大生膏的精妙之处即选取腥臭脂膏类药物来补充。与朱丹溪的知柏地黄丸比较，其方能清泄龙雷之火而滋肾润燥，圣明的医生自然能够分辨两者的区别。一般说来，凡是甘味药都有补益的作用，凡是苦味药都有清泻火热的功效，但是众人却不知苦味先入心经，会化燥伤阴！另外肝肾虚火不宜用苦寒之品直折，只有使肾水充足才能让阳气静，而保持肾收敛的特性，肾水亏虚导致躁动不安，是因燥而引起的躁动不安。平息肾阴虚火的方剂，没有能比得上专翁大生膏，供医生在临床上观察。

三甲复脉汤、定风珠（两方见前）

专翁大生膏方（酸甘咸法）（方略）

---

　　[1]雷龙之火：指肝肾阴虚引起的上亢虚火。

三斤　熟地黄三斤　沙苑蒺藜（jí li）一斤　白蜜一斤　枸杞子（炒黑）一斤

上药分四铜锅（忌铁器，搅用铜勺），以有情归有情者二，无情归无情者二，文火细炼三昼夜，去渣，再熬六昼夜，陆续合为一锅，煎炼成膏，末下三胶，合蜜和匀，以方中有粉无汁之茯苓、白芍、莲子、芡实为细末，合膏为丸。每服二钱，渐加至三钱，日三服，约一日一两，期年为度。每殒胎必三月，肝虚而热者，加天冬一斤，桑寄生一斤，同熬膏，再加鹿茸二十四两为末（本方以阴生于八，成于七，故用三七二十一之奇方，守阴也。加方用阳生于七，成于八，三八二十四之偶方，以生胎之阳也。古法通方多用偶，守法多用奇，阴阳互也。）

将以上药物分别放入四口铜锅（忌用铁器，用铜勺搅拌），把血肉有情之品放入两锅内，非血肉有情之品放入另两口锅内，用文火慢熬炼制三个日夜，去掉药渣后再熬六个日夜；逐渐合为一锅，炼成膏，最后放入龟板胶、鳖甲胶和阿胶，与白蜜搅拌均匀，再将方中粉状无汁的茯苓、白芍、莲子、芡实研为细末，与药膏一起做成丸。每次服6克，逐渐加到每次服9克，每日服3次，大约一日最多服30克，服一年为度。如果孕妇每次怀孕到3个月就流产，是因为肝阴不足，阴虚内热，就在本方中加入天冬500克，桑寄生500克，同熬成膏，再将鹿茸750克研为细末加入其中（本方根据阴生于八，成于七的理论，用三七二十一味药配成奇方，目的在于固守阴液。而加味方是根据阳生于七，成于八的道理，用三八二十四味药配成偶方，以助生胎之阳气。古法制方，通利的方剂常为偶方，而补益的方剂多用奇方，这是依据阴阳互根的道理而制定的）。

卷四 杂 说

汗 论

汗也者，合阳气阴精蒸化而出者也。《内经》云：人之汗，以天地之雨名之。盖汗之为物，以阳气为运用，以阴精为材料。阴精有余，阳气不足，则汗不能自出，不出则死；阳气有余，阴精不足，多能自出，再发则痉，痉亦死；或熏灼而不出，不出亦死也。其有阴精有余，阳气不足，又为寒邪肃杀之气所搏，不能自出者，必用辛温味薄急走之药，以运用其阳气，仲景之治伤寒是也。《伤寒》一书，始终以救阳气为主。其有阳气有余，阴气不足，又为温热升发之气所烁，而汗自出，或不出者，必用辛凉以止其自出之汗，用甘凉甘润培养其阴精为材料，以为正汗之地，本论之治温热是也。本论始终以救阴精为主。此伤寒所以不可不发汗，温热病断不可发汗之大较也。唐宋以来，多昧（mèi）[1] 于此，是以人各著一伤寒书，而病温热者之祸亟（jí）矣。呜呼！天道欤（yú）？抑人事欤？

汗是由阳气蒸化阴精从人体排出的。《内经》云：人体之汗，类似天地下雨。因为汗，有赖于阳气的运化，以阴精为材料。如果人体阴精有余，而阳气不足，阳气不足以蒸化阴精为汗，则汗不能自己出来，汗不出有时会导致患者死亡；若阳气有余，阴精不足，则易自汗而出，此时若再用药发汗则会导致筋脉失养而发痉证，这种痉证也可导致死亡的发生；如果使用熏灼方法发汗而不出汗者，这种情况也有可能导致死亡。因此凡是阴精有余，阳气不足，同时又外感寒邪，被肃杀之气束缚，汗不能自出的，必须用辛温、味薄、迅速发散走窜之品，来鼓舞自身阳气，此为张仲景治寒邪束表的方法。《伤寒论》一书，始终都以救阳气为主要治疗方法。另外还有因阳气有余，阴精不足，同时感受温热病邪，被温热升发之气灼伤阴液，此时或者热迫汗出，或者不出汗，必须用辛凉药来止住自汗，用甘凉甘润药来滋养阴精以补充汗液的材料，这就是本书治温病的方法。本书所述治疗过程中始终以救阴精为主。这就是伤寒初起必须用辛温发汗，而温热病初起绝对不能辛温发汗的区别。唐宋以来，许多医家不明白这个道理，还常常各自来注释《伤寒论》，让温热病患者祸旋踵而至。唉，是天灾吗？还是人祸呢？

---

[1] 昧：昏，糊涂，不明白。

方中行先生或问六气论

原文云：或问天有六气——风、寒、暑、湿、燥、火。风、寒、暑、湿，《经》皆揭病出条例以立论，而不揭燥、火，燥、火无病可论乎？曰：《素问》言"春伤于风，夏伤于暑，秋伤于湿，冬伤于寒"者，盖以四气之在四时，各有专令，故皆专病也。燥、火无专令，故不专病，而寄病于百病之中；犹土无正位，而寄王于四时辰戌丑未之末。不揭者，无病无燥、火也。愚按此论，牵强臆断，不足取信，盖信经太过则凿之病也。春风，夏火，长夏湿土，秋燥，冬寒，此所谓播五行于四时也。《经》言先夏至为病温，即火之谓；夏伤于暑，指长夏中央土而言也；秋伤于湿，指初秋而言，乃上令湿土之气，流行未尽。盖天之行令，每微于令之初，而盛于令之末；至正秋伤燥，想代远年湮[1]，脱简故耳。喻氏补之诚是，但不当硬改经文，已详论于下焦寒湿第四十七条中。今乃以土寄王四时比燥、火，则谬（miù）甚矣。夫寄王者，湿土也，岂燥、火哉！以先生之高明，而于六气乃昧昧焉，亦千虑之失矣。

原文中说："有人问，天有六气，即风、寒、暑、湿、燥、火。其中风、寒、暑、湿四气，《内经》中都将致病的情况进行了论述，但没有论及燥、火二气，难道没有因燥、火导致的疾病吗？答道：《素问》中指出"春伤于风，夏伤于暑，秋伤于湿，冬伤于寒"，是以四气合四季，各有专门的时令，所以都有对应的病证。而燥、火没有专门的时令，所以也就没有对应的病证，但是在四时百病中可以体现出来。这就好比五行中的土一样，与四时没有配属，而是寄旺于四季每一个季节的辰、戌、丑、未各月的最后十八天。《内经》中没有论述燥、火，是因为所有的病证都存在燥和火。我认为这种论断属于牵强附会，不能够让人信服，这是过度信奉《内经》条文而不懂变通。春主风，夏主热，长夏主湿，秋主燥，冬主寒，这就是所谓五行在四时的分布规律。《内经》中说先于夏至而发的为温病，"温"指的就是火。夏伤于暑是指一年中长夏中央土之气来说；秋伤于湿是指初秋而言，因为上一个长夏季节所主湿土之气流行未尽而患病。一般来说，主气行令，往往在初期微弱，而在后期转为旺盛，到了正秋，人伤于燥，可能是《内经》一书成书年代久远，文字脱简的缘故。喻嘉言对于秋燥的补充很恰当，但是不应该擅作主张，强行改动经文，我已在下焦篇寒湿第四十七条中对此作了详细论述。现在如果以土寄旺于四季来比喻燥、火，是大错特错了。所谓寄旺者，是指湿土而言，怎么会是燥和火呢？方先生学术高明，但对六气却昧昧不明白，正所谓智者千虑，必有一失。

---

[1] 代远年湮：过去的年代已距今十分久远，无法记忆或无从查考。

伤寒注论

仲祖《伤寒论》，诚为金科玉律[1]，奈注解甚难。盖代远年湮，中间不无脱简，又为后人妄增，断不能起仲景于九原而问之，何条在先，何条在后，何处尚有若干文字，何处系后人伪增，惟有阙（quē）疑阙殆，择其可信其而从之，不可信者而考之已尔。创斯注者，则有林氏、成氏，大抵随文顺解，不能透发精义，然创始实难，不为无功。有明中行方先生，实能苦心力索，畅所欲言，溯本探微，阐幽发秘，虽未能处处合拍，而大端已具。喻氏起而作《尚论》，补其阙略[2]，发其所未发，亦诚仲景之功臣也；然除却心解数处，其大端亦从方论中来，不应力诋（dǐ）[3]方氏。北海林先生，刻方氏前条辨，附刻《尚论篇》，历数喻氏僭（jiàn）窃[4]之罪，条分而畅评之。喻氏之后，又有高氏，注《尚论》发明，亦有心得可取处，其大端暗窃方氏，明尊喻氏，而又力诋喻氏，亦如喻氏之于方氏也。北平刘觉荃（ān）先生起而证之，亦如林生先之证《尚论》者然，公道自在人心也。

张仲景所著的《伤寒论》，确确实实是一本医学经典医著，但是文辞深奥，注释的难度很大。加上成书，年代久远，其中文字难免有脱简或者后世妄加增补，现在又绝不可能向九泉之下的张仲景询问，到底哪个条文在先，哪条在后，何处还缺失多少文字，何处是后人妄加增补。只能对那些疑难的问题存疑待考，不妄加揣测，选择较为可靠的来指导临床，不太可信的内容再加以考证。首先对《伤寒论》进行注释的是北宋的林亿和成无己，但他们大体上就是按照字面作了解释，不能透彻地阐发其精细微义，当然作为首创，肯定有诸多困难，不能不说是有功劳的。到了明代，方中行先生，确实对本书进行了苦心探索，畅所欲言，追溯原书微义，探求其中精微，阐发其中深奥疑难之处，虽然还达不到处处与原文意思合拍，但大体上已经体现了原文精神。喻嘉言撰著《尚论篇》，补充《伤寒论》某些缺漏，阐述了其中没有说到的问题，也确实是发扬张仲景学术思想的有功之臣。但是书中除了自己几处心得，大部分条文还是抄自方中行的原文，既然这么做，在书中再着力贬低方先生就不应该了。后北海林先生，将方先生条论刻下，同时与喻氏的《尚论篇》合并刻出，同时历数喻氏抄袭方先生的地方，并逐条分析评论。喻氏之后，又有高学山对《尚论篇》注释阐发，书中亦有心得可取之处，但书中大多是窃取方先生书中的内容，表面上遵从喻先生，而实际上却极力贬低喻嘉言，这与喻氏对方氏一样。北平刘觉荃先生也出来阐述，但和北海林论证《尚论篇》一样，谁对谁错，公道自在人们心中。另外郑重光的《伤

---

[1]金科玉律：现代比喻必须遵守，不能变更的守则，信条。

[2]阙略：缺漏，不完备。

[3]诋：说人坏话，诋毁。

[4]僭窃：越分窃取。

其他如郑氏、程氏之后条辨，无足取者，明眼人自识之。舒驰远之集注，一以喻氏为主，兼引程郊倩之后条辨，杂以及门之论断，若不知有方氏之前条辨者，遂以喻氏窃方氏之论，直谓为喻氏书矣。此外有沈目南注，张隐庵集注，程云来集注，皆可阅。至慈溪柯韵伯注《伤寒论》著《来苏集》，聪明才辨，不无发明，可供采择。然其自序中谓大青龙一证，方、喻之注大错，目之曰郑声，曰杨墨，及取三注对勘（kān），虚中切理而细绎之。柯（kē）注谓：风有阴阳，汗出脉缓之桂枝证，是中鼓动之阳风；汗不出脉紧烦躁之大青龙证，是中凛冽之阴风。试问中鼓动之阳风者，而主以桂枝辛甘温法，置《内经》"风淫于内，治以辛凉，佐以苦甘"之正法于何地？仲景自序云："撰（zhuàn）用《素问》《九卷》，"反背《素问》而立法耶？且以中鼓动之阳风者，主以甘温之桂枝，中凛（lǐn）冽之阴风者，反主以寒凉之石膏，有是理乎？其注烦躁，又曰热淫于内，则心神烦扰；风淫于内，故手足躁乱（方先生原注：风为烦，寒则躁）。既曰凛冽阴风，又曰热淫于内，有是理乎？种种矛盾，不可枚举。方氏立风伤卫，寒伤营，风寒两伤荣卫，吾不敢谓即仲景之本来面目，然欲使后学眉目清楚，不为无见。

寒条辨续注》和程郊倩的《伤寒论后条辨》，书中的内容实在没有多少可取之处，明眼人就能看出来。舒驰远的《伤寒集注》以喻嘉言《尚论篇》为主，同时引用程郊倩《伤寒论后条辨》的内容，另外还夹杂了其他人的观点，他似乎不知道之前有方先生所著《伤寒论前条辨》，所以认为喻氏窃取方氏的论述都当作是喻氏自己写的。此外还有沈目南的《伤寒六经辨证治法》、张隐庵的《伤寒论集注》、程云来的《伤寒论集注》，都可以参考。至于慈溪柯韵伯为注解《伤寒论》所著的《伤寒来苏集》，显示出他的聪明才智，书中常常有自己发明的观点，可以供参考使用。但是在他的自序中提及大青龙汤一证，认为方先生和喻嘉言的注解有较大的错误，当作"郑声""杨墨"一样的错误。但等到将三家注解加以对校，细心和详细分析，就发现并非如此。柯韵伯注释中认为风有阴风阳风，汗出脉缓的桂枝汤证，是感受了鼓动的阳风，若出现汗不出而脉紧，烦躁的大青龙汤证，是感受了凛冽的阴风。试问，为何感受了鼓动的阳风，要用性味辛甘温的桂枝汤法治疗，这样做，把《内经》中说的："风淫于内，治以辛凉，佐以苦甘"的治法置于何地呢？张仲景在《伤寒论》自序中说："撰写《伤寒论》是将《素问》《九卷》作为参考依据的。"怎么能违背《素问》而确立治法呢？如果是阳风患者，用甘温的桂枝汤治疗；阴风的患者，却使用寒凉的石膏，哪里有这样的道理？在柯韵伯注中，对烦躁一证的注解，认为是热淫于内，则心神烦扰；风淫于内，故手足躁乱（方先生的原注：风为烦、寒则躁）。既然说外感凛冽阴风，又说热淫于内，这能说通吗？诸如此类的矛盾，难以枚举。方先生所提出的：风伤卫、寒伤营、风寒两伤营卫这样的论点，我不敢苟同就是张仲景原文的意思。当然如果要想后学者学习时清楚明白，这也不失为一种观点。而柯韵伯在自序中观点也未必就是张仲景本来的思想，也不一定比方先生要高明。他对几处原文删改，大多属其主观臆断，还不如方先生所述纯正。况且方氏如柯氏之所序，亦未必即仲景之心法，而高于方氏也。其删改原文处，多逞臆（chěng yì）[1]说，不若方氏之纯正矣。且方氏创通大义，其功不可没也。喻氏、高氏、柯氏，三子之于方氏，补偏救弊，其卓识妙悟，不无可取，而独恶其自高己见，各立门户，务掩前人之善耳。后之学者，其各以明道济世为急，毋以争名竞胜为心，民生幸甚。

对《伤寒论》的注释是创造性的，其功劳不可埋没。喻氏、高氏、柯氏，这三位医家对于方先生的论述，可补偏救弊，其中一些卓越的观点，精妙的见识，也有可取之处，但是我还是厌恶他们抬高自己，各立门户，专门遮掩前人优秀之处的做法。希望后来的学者，应该把阐明医道，济世救人作为首要任务，不要一心只知道争强好胜，这就是人民之福气。

风　论

《内经》曰："风为百病之长。"又曰："风者善行而数变。"夫风何以为百病之长乎？《大易》曰："元者，善之长也。"盖冬至四十五日，以后夜半少阳起而立春，于立春前十五日交大寒节，而厥阴风木行令，所以疏泄一年之阳气，以布德行仁，生养万物者也。故王者功德既成以后，制礼作乐，舞八佾（yì）[2]而宣八风，所谓四时和，八风理，而民不夭折。风非害人者也，人之腠理密而精气足者，岂以是而病哉！而不然者，则病斯起矣。以天地生生之具，反为人受害之物，恩极大而害亦广矣。盖风之体不一，而风之用有殊。春风自下而上，夏风横行空中，秋风自上

《内经》中说："风为百病之长。"又说："风者善行而数变。"为什么说风为百病之长呢？《大易》说："气，是万物生长变化的根本。"冬至后的第四十五天，从后半夜开始，少阳之气开始升发，进入立春，而在立春前十五日交大寒节气，此刻厥阴风木行令，此时能疏泄一年的阳气，"布德行仁"。就好像国王在功成名就后，要制订礼、乐。即所谓四时和顺，八方风调，人民就不会因病夭折。正常情况下风不是害人之物，如果人的腠理致密，精气充足，就不会因为风生病，但是如果腠理不密，精气不足，那么风邪侵袭人体的时候就会导致疾病。风本来是天地万物生生不息所不可缺少的，现在却成为伤害人的邪气，其恩泽极大而危害也大。风的性质不一，风的作用也不同。春天的风自南到北，而夏天的风则横行空中，秋天的风自北向南，而冬天的风则刮地面而行。风的方位，也有正东、正西、正南和正北四正，以及东北、东南、西南、西北四隅的区别，不同方位的风与四季八节之气相合，如立春

[1] 逞臆：任意臆测。

[2] 八佾：古时一佾8人。八佾就是64人。

而下，冬风刮地而行。其方位也，则有四正四隅，此方位之合于四时八节也。立春起艮方，从东北隅（yú）而来，名之曰条风，八节各随其方而起，常理也。如立春起坤方，谓之冲风，又谓之虚邪贼风，为其乘月建之虚，则其变也。春初之风，则夹寒水之母气；春末之风，则带火热之子气；夏初之风，则木气未尽，而炎火渐生；长夏之风，则挟暑气、湿气、木气（未为木库），大雨而后暴凉，则挟寒水之气；久晴不雨，以其近秋也，而先行燥气，是长夏之风，无所不兼，而人则无所不病矣。初秋则挟湿气，季秋则兼寒水之气，所以报冬气也。初冬犹兼燥金之气，正冬则寒水本令，而季冬又报来春风木之气，纸鸢起矣。再由五运六气而推，大运如甲己之岁，其风多兼湿气；一年六气中，客气所加何气，则风亦兼其气而行令焉。然则五运六气非风不行，风也者，六气之帅也，诸病之领袖也，故曰：百病之长也。其数变也奈何？如夏日早南风，少移时则由西而北而东，方南风之时，则晴而热，由北而东，则雨而寒矣。四时皆有早暮之变，不若夏日之数而易见耳。夫夏日曰长曰化，以盛万物也，而病亦因之而盛，《阴符》所谓害生于恩也。无论四时之风，皆带凉气者，木以水为母也；转化转热者，木

的风起于艮方，从东北方向而来，名为条风，八个节气，都是随不同方位所起的风而有不同的命名，这是规律。假如立春之风起于坤方，即西南方，则被称为冲风，又称之为虚邪贼风，因为这种风是乘当令的月地支的空虚改变了方位所造成的。此外，初春之风，夹杂着冬季的寒气；而春末之风，已带有夏季火热之气；初夏之风，木气尚存，而夏季炎火之气已渐生；长夏之风，多夹有暑气、湿气和木气。大雨之后暴凉，风中则会夹带寒水之气；久晴无雨，天气似秋季一般，燥气先至，因此长夏之风，无所不兼，如果人感长夏之风，就可能患各种各样的病。初秋之风，会夹长夏湿气，秋末之风会兼寒水之气，即是预报冬季快到了。初冬之风还兼有秋时燥金之气，正冬是寒水之气主令之时，到了冬末春季风木之气也会夹杂而至，风筝可以乘风而起。再由五运六气来推算，六十年一轮的甲子如碰到甲己，其风多兼有湿气。此外，一年之中，风、寒、暑、湿、燥、火六气，主令时何种客气加入，则当令之风就会兼夹此种客气而行令。当然，五运六气必须依风而行，因为风是六气之统帅，是导致许多疾病发生的主要因素。因此说风为百病之长。那么又怎么解释风变化多端呢？比如说夏日早上的风是南风，没过多久则由西风转北风、东风，在刮南风时，天气晴朗炎热，若由北风转为东风，天气就会下雨而寒冷。四季的气候在早上、晚上都会不同，但是只有夏季变化快，而且容易体会到。这是因为夏天主生长和变化，是万物生长旺盛之时，因此疾病发生也较多，在《阴符》中所说"害生于恩"，就是这个道理。不论四季是何种风，都夹带有凉气，这是由于风属木，水又生木。风转化而化热，是因为木可生火。还有，风具有无孔不入的特点，风的影响无处不有，学医的人如果可以认真思索风的性质和作用，那么对于六淫所导致的疾病，就能明白大半了。前人大多守住一个桂枝汤，将它定为治风的基本方剂，后来又把羌活、防风、柴胡、葛根作

生火也；且其体无微不入，其用无处不有，学者诚能体察风之体用，而于六淫之病，思过半矣。前人多守定一桂枝，以为治风之祖方，下此则以羌、防、柴、葛为治风之要药，皆未体风之情与《内经》之精义者也。桂枝汤在伤寒书内，所治之风，风兼寒者也，治风之变法也。若风之不兼寒者，则从《内经》风淫于内，治以辛凉，佐以甘苦，治风之正法也。以辛凉为正而甘温为变者何？风者，木也，辛凉者，金气，金能制木故也。风转化转热，辛凉苦甘则化凉气也。

为治风的要药，这些都说明没有认识清楚风的特性，也没有深刻领会《内经》中对风邪的精妙阐述。在《伤寒论》这本书中桂枝汤所治疗之风，是风兼寒之证，属风之变证。如果风邪袭表，不兼寒，就应该遵从《内经》记载的"风淫于内，治以辛凉，佐以苦甘"，这是治风的正法、大法。那么为何辛凉为治风正法大法，而甘温却是治风的变法呢？这是由于风属木，而辛凉是金之气，金能克木。风证转化生热，辛凉苦甘也可以化解寒凉之气。

医书亦有经子史集论

儒书有经子史集，医书亦有经子史集。《灵枢》《素问》《神农本经》《难经》《伤寒论》《金匮玉函经》，为医门之经；而诸家注论、治验、类案、本草、方书等，则医之子、史、集也。经细而子、史、集粗，经纯而子、史、集杂，理固然也。学者必不可不尊经，不尊经则学无根柢（dǐ），或流于异端；然尊经太过，死于句下，则为贤者过之。《孟子》所谓：尽信书，则不如无书也。不肖者不知有经，仲景先师所谓：各承家技，终始顺旧。省疾问病，务在口给[1]，

儒家的书籍包括经、子、史、集四类，医书也有经、子、史、集之分。《灵枢》《素问》《神农本草经》《难经》《伤寒论》《金匮玉函经》都是医书之中的经典著作，即中医学的"经"，而各家对这些典籍的注释、论述、治验、类案、本草、方书等，则归属医书中的子、史、集类。经典著作论述较为精细，而子、史、集类著作论述较为粗略；经典著作内容纯正，而子、史、集类著作内容较杂，这是理所当然的。所以学医的人一定要尊重经典，不尊重经典著作则学医就没有根，甚或走上歪路；不过如果尊经太过死板，抠字句，则过犹不及。《孟子》说："尽信书，则不如无书也。"有些不学无术的人尚不知道还有经典，正如张仲景曾说过的各人仅继承自家技能，始终因循守旧，看病时，用大话赚取患者信任，

---

[1] 口给：花言巧语。

相对斯须[1]，便处汤药，自汉时而已然矣，遑（huáng）问后世，此道之所以常不明而常不行也。

接诊片刻工夫就处方遣药，这是自汉代以来就已经形成的不良之风，更不要说后世了，这是医学之道长期得不到彰显和发展的原因。

本论起银翘散论

本论第一方用桂枝汤者，以初春余寒之气未消，虽曰风温（系少阳之气），少阳紧承厥阴，厥阴根乎寒水，初起恶寒之证尚多，故仍以桂枝为首，犹时文之领上文来脉也。本论方法之始，实始于银翘散。

本书《温病条辨》的第一个方剂就是桂枝汤，因为初春之时，寒气尚存，虽然说是风温（春系少阳之气），但春初少阳之气是紧承厥阴之气，厥阴之气是根源于太阳寒水，因此初起恶寒之症较多，因此仍以桂枝汤为首方，就如同当下写文章，要先说上文的来龙去脉。本书治疗温病之法，其实是始于银翘散。

吴按：六气播[2]于四时，常理也。诊病者，要知夏日亦有寒病，冬日亦有温病，次年春夏尚有上年伏暑，错综变化，不可枚举，全在测证的确。本论凡例内云：除伤寒宗仲景法外，俾四时杂感，朗若列眉，后世学者，察证之时，若真知确见其为伤寒，无论何时，自当仍宗仲景；若真知六气中为何气，非伤寒者，则于本论中求之。上焦篇辨伤寒、温暑疑似之间最详。

吴按：六气分布于四季之中，这是规律。但诊治疾病的医生，应该要明白夏季也有感寒而得之寒病，冬季也有感温而得之温病，第二年春、夏季节，还有上一年伏邪所致疾病。错综变化，举不胜举，全在于临证辨证准确。本书凡例中提到：除了伤寒必须遵守张仲景的治法，其他四时杂感之病，本书已清楚地记载说明。后世学医之人，在诊察疾病时，如果能确认是伤寒之病，无论发生在何时，也应当按张仲景的治法来治疗；如果能确认是六气中某气所致疾病，非伤寒病证的，则可在本书中寻找治法。本书上焦篇中有关伤寒与温病、暑病的辨别最为详细。

本论粗具规模论

本论以前人信经太过（《经》谓热病者，伤寒之类也；又以《伤寒论》为

由于前人过分相信经书（比如说《内经》中认为热病皆伤寒，又因为《伤寒论》是一切外感

---

[1] 斯须：一会的功夫，片刻。
[2] 播：分布。

方法之祖，故前人遂于伤寒法中求温热，中行且犯此病），混六气于一《伤寒论》中，治法悉用辛温，其明者亦自觉不合，而未能自立模范。瑭哀道之不明，人之不得其死，不自揣度而作是书，非与人争名，亦毫无求胜前贤之私心也。至其序论采录处，粗陈大略，未能细详，如暑证中之大顺散、冷香饮子、浆水散之类，俱未收录。一以前人已有，不必屋上架屋，一以卷帙（zhì）纷繁，作者既苦日力无多，观者反畏繁而不览，是以本论不过粗具三焦六淫之大概规模而已。惟望后之贤者，进而求之，引而伸之，斯愚者之大幸耳。

热病治法之祖，所以前人就在《伤寒论》中找寻治疗各种温病的方法，连方中行先生也犯此错误），把六气所致各种病证的治疗方法都混于《伤寒论》，治疗都用辛温之法，前人中某些明白点的医者也感到这样不太对，但未能自立门户，另树旗帜。我吴瑭为医道如此不彰而感到悲哀，患者不明不白地亡去，我不自量力来写此书，并不是要和别人争名，也丝毫没有想表现出比前辈高明的私心。本书从序言到各章，也只是粗略论述大概，没有能详细探讨，比如说暑温病证临床所用的大顺散、冷香饮子、浆水散之类方剂，还没有收录进来。一来前人已有相关论述，没有必要屋子上面盖屋子，多此一举，二来担心内容过于繁杂，写书的人精力不够，看书的人也会因为内容过多反而束之高阁，因此本书仅仅粗略地介绍了温病三焦病证，六淫病证。惟望后来贤明求学于医道者，能更深入地研究，这样我就感到很欣慰。

寒疫论

世多言寒疫者，究其病状，则憎寒壮热，头痛骨节烦疼，虽发热而不甚渴，时行则里巷之中，病俱相类，若役使者然，非若温病之不甚头痛骨痛而渴甚，故名曰寒疫耳。盖六气寒水司天在泉，或五运寒水太过之岁，或六气中加临之客气为寒水，不论四时，或有是证。其未化热而恶寒之时，则用辛温解肌；既化热之后，如风温证者，则用辛凉清热，无二理也。

人们经常提到寒疫，详细研究其病症，主要表现为恶寒高热、头痛、骨节烦疼，虽然发热但口渴不甚，流行时周边街巷患者的症状多相似，就好像受人指使一般，由于与温病头痛、骨节疼痛不甚，而口渴较明显这些症状不太相似，就将这类病称为寒疫。一般来说，每当六气寒水司天在泉，或在五运寒水太过的年份，或者六气当令时有寒水作为加临的客气，不论在什么季节，都有可能发生这种病证。当其还没有化热，仍有恶寒症状的时候，应该使用辛温解肌法；若已经化热，证候表现与风温病类似的，就应该用辛凉清热法，道理是差不多的。

伪病名论

病有一定之名，近有古无今有之伪

每种疾病都有自己的名称，最近出现一些古

名，盖因俗人不识本病之名而伪造者，因而乱治，以致误人性命。如滞下，肠澼[1]，下便脓血，古有之矣，今则反名曰痢疾。盖利者，滑利之义，古称自利者，皆泄泻通利太过之证也。滞者，淤涩不通之象，二义正相反矣，然治法尚无大疵（cī）谬[2]也。至妇人阴挺、阴蚀、阴痒、阴菌等证，古有明文，大抵多因于肝经郁结，湿热下注，浸淫而成，近日北人名之曰瘃（pān），历考古文，并无是字，焉有是病！而治法则用一种恶劣妇人，以针刺之，或用细钩勾之，利刀割之，十割九死，哀哉！其或间有一二刀伤不重，去血不多，病本轻微者，得愈，则恣索重谢。试思前阴乃肾之部，肝经蟠（pán）结[3]之地，冲任督三脉由此而分走前后，岂可肆用刀钩之所。甚则肝郁胁病，经闭寒热等证，而亦名之曰瘃，无形可割，则以大针针之。在妇人犹可借口曰：妇人隐疾，以妇人治之。甚至数岁之男孩，痔疮、疝、瘕、疳（gān）疾，外感之遗邪，总而名之曰瘃，而针之，割之，更属可恶。在庸俗乡愚信而用之，犹可说也，竟有读书明理之文人，而亦为之蛊惑，不亦怪哉！又如暑月中恶腹痛，若

代没有的病名，皆系伪造，一般这都是因为医生无知，不了解这些病，临证见到这些病而不识，便自己造出个病名来，医治也没有章法，以致往往误人性命。例如滞下，肠澼，便下脓血，这些病名古时就有，现在反而被称作痢疾。所谓利，是滑利的意思，古时候所说的自利，都是指大便泄泻，通利太过的病证。而所谓滞，是指瘀滞不通的证候，两个字意思正好相反，不过好在治法还没有太大的谬误。至于妇科所说的阴挺、阴蚀、阴痒、阴菌等病，古医籍中已有明文记载，这些妇科疾病大多是因为肝气郁结，湿热下注、浸淫而成。近来北方有人把这种病称为瘃，但是查遍古代医籍，都没有找到这个字，又怎么可能有这种病！而治疗这种病的则是一些粗鄙蛮妇，或用针刺，或用细钩来钩，或用锋利的刀去割，结果十个割的九个死，真令人感到悲哀！其中偶然遇上一两个由于刀伤不重，失血不多，加上病本身就轻微而痊愈的，这些劣医就肆意索取重谢。想想看，前阴是肾经循行的部位，同时是肝经盘绕缠结之处，冲、任、督三条经脉经由此处分别前后循行，哪里能随意使用刀割、针钩。甚至还有将肝郁胁痛，闭经寒热等病也称为瘃，这些病看不到有形的包块来用刀割，他们就用大针去刺。给妇女疗疾还可以借口说这是妇人隐疾，应该由妇人来治疗。但是对于那些只有几岁的男孩，患了痔疮、疝、瘕、疳疾，外感病后遗症的，也统称为瘃，竟然也用针刺、刀割的方法来治疗，尤其可恶。再比如暑月感受秽浊之气后，腹痛症状与霍乱类似，想吐想泻却吐不出来，也拉不出来，心中烦闷欲死等，这是阴寒凝结于内所致的病，使用苦辛芳香、温热的药物是可以治愈的，若是霍乱吐泻的，病情较轻。这种病证在本书中焦篇的寒湿门中已进行了论述，即是现在

---

[1] 肠澼：指痢疾。"澼"指垢腻黏滑似涕似脓的液体，自肠排出。

[2] 疵谬：差错，谬误。

[3] 蟠结：盘曲纠结。

霍乱而不得吐泻，烦闷欲死，阴凝之痞证也，治以苦辛芳热则愈，成霍乱则轻，论在中焦寒湿门中，乃今世相传谓之痧证，又有绞肠痧、乌痧之名，遂至方书中亦有此等名目矣。俗治以钱刮关节，使血气一分一合，数分数合而阳气行，行则通，通则痞开痛减而愈。但愈后周十二时不可饮水，饮水得阴气之凝，则留邪在络，遇寒或怒（动厥阴），则不时举发，发则必刮痧也。是则痧固伪名，刮痧乃通阳之法，虽流俗[1]之治，颇能救急，犹可也。但禁水甚难，最易留邪。无奈近日以刮痧之法刮温病，夫温病，阳邪也，刮则通阳太急，阴液立见消亡，虽后来医治得法，百无一生。吾亲见有痉而死者，有痒不可忍而死者，庸俗之习，牢不可破，岂不哀哉！此外伪名妄治颇多，兹特举其尤者耳。若时医随口捏（niē）造伪名，南北皆有，不胜指屈[2]矣。呜呼！名不正，必害于事，学者可不察乎！

所通称的痧证，还有绞肠痧、乌痧等病名，以至于一些方书中也出现这些病名。民间治疗是用铜钱刮关节之处，使血气一分一合，经过数次分合后，体内阳气通行，阳气通行则打通了体内之痞，通则痛减，疾病获愈。不过愈后十二小时之内不可饮水，如果饮水则阴气凝结于内，留滞于络，再遇寒或发怒时（怒气易动厥阴肝），就会时不时复发，复发则必须刮痧治疗。虽然痧不是该病的真名，但由于刮痧可以通阳，虽然只是民间土法，但颇能救急，偶尔也可以使用。不过禁水却十分困难，这是最容易留邪的。让人感到无奈的是近来常用刮痧之法来治温病。温病是阳邪所致，刮痧则通阳太快，阴液会迅速消亡，即使后来医治正确，仍然一百个人中也没有一个获得生机。我亲眼见到有的患者因痉厥而死，有的痒得厉害，难以忍受而死，庸俗之陋习，牢固不可破，太令人感到悲哀！此外，胡乱编造病名，胡乱治疗的例子很多，这里只是举出其中一些典型的例子而已。像当今南北一些医生随口捏造的病名处处皆是，不胜枚举。唉！病名都不正确，必定会导致错误的治疗，学医之人不可不察！

温病起手太阴论

四时温病，多似伤寒；伤寒起足太阳，今谓温病起手太阴，何以手太阴亦

四时之温病皆与伤寒有许多相似之处。伤寒初起于足太阳膀胱经，现在说温病是起于手太阴

---

[1]流俗：社会上流行的风俗习惯，这里指民间土办法。

[2]指屈：屈指可数。

主外感乎？手太阴之见证，何以大略似足太阳乎？手足有上下之分，阴阳有反正之义，庸可混乎！《素问·平人气象论》曰：藏真高于肺，以行营卫阴阳也。《伤寒论》中，分营分卫，言阴言阳，以外感初起，必由卫而营，由阳而阴。足太阳如人家大门，由外以统内，主营卫阴阳；手太阴为华盖，三才之天，由上以统下，亦由外以包内，亦主营卫阴阳，故大略相同也。大虽同而细终异，异者何？如太阳之窍主出，太阴之窍兼主出入；太阳之窍开于下，太阴之窍开于上之类，学者须于同中求异，异中验同，同异互参，真诠自见。

燥气论

前三焦篇所序之燥气，皆言化热伤津之证，治以辛甘微凉（金必克木，木受克，则子为母复仇，火来胜复矣），未及寒化。盖燥气寒化，乃燥气之正，《素问》谓"阳明所至为清劲"是也。《素问》又谓"燥极而泽"（土为金母，水为金子也），本论多类及于寒湿、伏暑门中，如腹痛呕吐之类，《经》谓"燥淫所胜，民病善呕，心胁痛不能转侧"者是也。治以苦温，《内经》治燥之正法也。前人有六气之中，惟燥不为病之说，盖以燥统于寒（吴氏《素问》注云：寒统燥湿，暑统风火，故云寒暑

肺经，为何手太阴肺经也主外感之病呢？手太阴肺经病为何与足太阳膀胱经病相似呢？手足有上下之分，阴阳有反正之义，怎可混淆！《素问·平人气象论篇》中说：藏真高于肺，以行营卫阴阳也。《伤寒论》外感病区分营、卫，也分阴、阳，这是因为外感病初起，必然先从卫开始，再累及营，从阳发展到阴。足太阳膀胱好比人体的大门，由外而统摄内部，主管营卫阴阳。手太阴肺为华盖，好比三才中的天，从上统下，由外来包内，也可以主营卫阴阳，所以大致相同。虽然大体上表现相同，但细分来看终究是有差异的，不同之处在哪里？例如足太阳膀胱之窍是主司排出，而手太阴肺之窍是鼻，兼有呼气、吸气；足太阳膀胱之窍开于下，手太阴肺之窍开于上等等。学习医学必须学会同中求异，异中求同，相似的或是有差异的要相互对比参考，真理不辩自明。

在前文上、中、下三焦篇所论述之燥气，都是燥气化热伤津之证，治疗用辛甘微凉之药物（金克木，木受金克，则木之子火要为母复仇，火又来克金），尚未涉及燥气寒化之变证。而燥气寒化，是燥气的常见变证，《素问》曰："阳明燥金到来时，天气清凉干燥"，说的就是这种情况。《素问》又说："燥极生润泽"（这是由于土为金之母，水为金之子），这些内容多见于本书寒湿、伏暑这些分类中，比如腹痛、呕吐之类。《内经》曰："燥气太过，患者多有呕吐，胸胁疼痛，不能转动等症"，《内经》治疗燥气为病的正法是用苦温之品。前人曾经认为六气之中惟有燥气不会致病，一般认为燥气属于寒气（吴坤安在《素问》注释中提出寒气统燥湿，暑气统风火，所以说寒暑二气即包含六气），燥气性质也类似寒，所以如果燥气致病，看起来以为只是寒

六入也），而近于寒，凡见燥病，只以为寒，而不知其为燥也。合六气而观之，余俱主生，独燥主杀，岂不为病者乎！细读《素问》自知。再前三篇原为温病而设，而类及于暑温、湿温，其于伏暑、湿温门中，尤必三致意者，盖以秋日暑湿踞于内，新凉燥气加于外，燥湿兼至，最难界限清楚，稍不确当，其败坏不可胜言。《经》谓粗工[1]治病，湿证未已，燥证复起，盖谓此也（湿有兼热兼寒，暑有兼风兼燥，燥有寒化热化。先将暑湿燥分开，再将寒热辨明，自有准的）。

邪作祟，却不知其邪气其实是燥气。六气整体来看，除了燥气，其余五气都是主生长的，惟独燥气是主肃杀的，燥邪袭体，岂有不致病的道理？这一点，读者细读《素问》自然就会明白。本书前三篇原来都是为温病而设，同时涉及暑温、湿温等病，尤其是在伏暑、湿温门中，作了反复强调。一般来说秋季暑湿盘踞于体内，如果新感凉燥之气加于表，燥、湿二气兼攻，最难分辨清楚，稍有不当，就会造成恶果。《内经》中提到："医学水平低的医生治病，湿证还没有治愈，燥证又出现"，说的就是这种情况（湿有兼热兼寒，暑有兼风兼燥，燥有寒化、热化等情况，治疗时先分清暑、湿、燥三者，再辨明寒热，治疗自然准确）。

外感总数论

天以六气生万物，其错综变化无形之妙用，愚者未易窥测[2]，而人之受病，即从此而来。近人止知六气太过曰六淫之邪，《内经》亦未穷极其变。夫六气伤人，岂界限清楚毫无兼气也哉！以六乘六，盖三十六病也。夫天地大道之数，无不始于一，而成于三，如一三为三，三三如九，九九八十一，而黄钟[3]始备。六气为病，必再以三十六数，乘三十六，得一千二百九十六条，而外感

天以六气来生养万物，此六气的错综变化和无形的奥妙，一般愚钝之人不容易明白，但是人患各种疾病，都是因六气的异常变化造成的。当今之人只知道六气太过就称作六淫之邪，但是要知道即便是《内经》也没有完全解释清楚六气之变化。六气致病，界限不可能完全分明，丝毫不兼夹它气而致病的！用六气乘以六，就有三十六种疾病。天地万物之数，都始于一，成于三，如一三得三，三乘三得九，九乘九得八十一，就满足音律黄钟之数（《灵枢·九针论》"九而九之，九九八十一，以起黄钟数焉"）。六气致病，再用三十六乘三十六，得一千二百九十六，这样外感病的种类数才都可包含在内。而此数中还不包括

---

[1] 粗工：医道粗疏的医生。

[2] 窥测：窥探测度。

[3] 黄钟：乐律十二律中的第一律。

之数始穷。此中犹不兼内伤，若兼内伤，则靡（mǐ）[1]可纪极矣。呜呼！近人凡见外感，主人一柴葛解肌汤，岂不谬哉！

内伤病证，若兼内伤，就数不清楚了。唉！当今医生一见到外感病，就都用柴葛解肌汤一个方子来治疗，这岂不大错特错！

治病法论

治外感如将（兵贵神速，机圆法活，去邪务尽，善后务细，盖早平一日，则人少受一日之害）；治内伤如相（坐镇从容，神机默运，无功可言，无德可见，而人登寿域）。治上焦如羽（非轻不举）；治中焦如衡[2]（非平不安）；治下焦如权[3]（非重不沉）。

治疗外感病如同将军用兵（兵贵神速，机动灵活，祛邪必须彻底，善后调理必须细致，疾病早愈一天，则人少受一日伤害）；治疗内伤杂病如同宰相治理国家（镇定从容，运筹帷幄，不求急功近利，惟能使人身体健康而长寿）。上焦部位最高，而近于表，所以治上焦的病，宜用如羽毛那样轻清升浮之品，否则药过病所（只有轻清上浮的药物才可上行）；中焦处于上、下焦之间，是升降出入的枢纽，中正平和就像秤的秤杆，故中焦用药须不偏不倚，即不能用轻清升浮之品，又不宜滋腻潜降之品（只有平衡才能安定中焦）；下焦部位最低，而偏于里，须用如秤砣那样的沉重之品，才能直达病所（非质重味厚之品不能下沉）。

吴又可温病禁黄连论

唐宋以来，治温热病者，初用辛温发表，见病不为药衰，则恣用苦寒，大队芩、连、知、柏，愈服愈燥，河间且犯此弊。盖苦先入心，其化以燥，燥气化火，反见齿板黑、舌短黑、唇裂黑之象，火极而似水也。吴又可非之诚是，但又不识苦寒化燥之理，以为黄连守而不走，大黄走而不守。夫黄连不可轻用，大黄与黄连同一苦寒药，迅利于黄

唐宋时期以来，温热病初起用辛温药发汗解表，发现服药后病情没有缓解，就肆意使用苦寒药物，如黄芩、黄连、知母、黄柏等，结果愈服燥愈甚，甚至连刘河间都犯如此错误。苦味药先入心，苦化燥，燥气化火，因此反而见到牙齿黑，舌短缩，苔唇燥，口唇干裂而黑的症状，此为火极似水之危象。吴又可反对乱用苦寒是正确的，但他并不明白苦寒化燥的道理，以为黄连守而不走，大黄走而不守。黄连固然不可草率使用，但大黄与黄连都属于苦寒药，大黄的通利作用比黄连强百倍，难道可轻易使用吗？治疗温病

---

[1]靡：没，不。
[2]衡：平衡，对等之意。
[3]权：秤锤，秤砣。

连百倍，反可轻用哉？余用普济消毒饮于温病初起，必去芩、连，畏其入里而犯中下焦也。于应用芩、连方内，必大队甘寒以监之，但令清热化阴，不令化燥。如阳亢不寐，火腑不通等证，于酒客便溏频数者，则重用之。湿温门则不惟不忌芩、连，仍重赖之，盖欲其化燥也。语云："药用当而通神"，医者之于药，何好何恶，惟当之是求。

初起，我使用普济消毒饮时，必会去掉方中的黄芩、黄连，就是担心它们入里侵犯中、下二焦。在使用黄芩、黄连的方剂中，一定会加大甘寒之品以佐制苦寒之品，只让它们发挥清热养阴的作用，而不化燥伤阴。如果因阳热亢盛不能入眠，火旺于内，腑不通等，或平素嗜酒之人大便频繁溏泄的，则可重用苦寒药物。湿温病治疗中非但不忌用黄芩、黄连，反而应该重用、依赖苦寒之品，就是希望苦寒能化燥祛湿。"用药得当而通神"，医生用药，不要对药物本身有喜好厌恶，应该探求如何恰当用药。

风温、温热气复论

仲景谓腰以上肿当发汗，腰以下肿当利小便，盖指湿家风水、皮水之肿而言。又谓无水虚肿，当发其汗，盖指阳气闭结而阴不虚者言也。若温热大伤阴气之后，由阴精损及阳气，愈后阳气暴复，阴尚亏歉之至，岂可发汗利小便哉！吴又可于气复条下，谓血乃气之依归，气先血而生，无所依归，故暂浮肿，但静养节饮食自愈。余见世人每遇浮肿，便与淡渗利小便方法，岂不畏津液消亡而成三消证，快利津液为肺痈、肺痿证与阴虚、咳嗽身热之劳损证哉！余治是证，悉用复脉汤，重加甘草，只补其未足之阴，以配其已复之阳，而肿自消。千治千得，无少差谬，敢以告后之治温热气复者。暑温、湿温不在此例。

张仲景提出腰以上肿的，应当用汗法治疗，腰以下肿的应当用利小便之法治疗。这是针对患风水、皮水肿胀等湿病的治疗方法而言。张仲景又提出不是因水气停留导致的虚肿，也可用汗法治疗。这是针对阳气闭结，阴不虚的虚肿来说的。如果温病后期阴液大量耗伤，阴精耗损已经累及阳气，病愈后，阳气迅速恢复，而此时阴液仍亏虚至甚，此时万不可用发汗、利小便的方法治疗！吴又可在其所论气复条下解释说，血是气的依附转归之处，气若先于血恢复，气就无所依附归宿，此时可暂见浮肿，只要静心调养，节制饮食，顺其自然就可以痊愈。我见许多医生一旦遇到浮肿患者，不问缘由，便用淡渗利小便来治疗，也不担心津液消亡，形成三消证，或因津液快速消耗，导致肺痈、肺痿证，或阴虚、咳嗽身热之劳损证。我治疗这些病，都用复脉汤，重用甘草，只补充人体不足的阴液，使其与体内已恢复的阳气相配合，浮肿自然会消失。上千次治疗验证，每每获效，极少有差错，因此现在敢将此法告知大家，来治疗温热病阳气恢复后出现浮肿。不过治疗暑温、湿温另当别论。

治血论

人之血，即天地之水也，在卦为坎（坎为血卦）。治水者不求之水之所以治，而但曰治水，吾未见其能治也。盖善治水者，不治水而治气。坎之上下两阴爻，水也；坎之中阳，气也；其原分自乾之中阳。乾之上下两阳，臣与民也；乾之中阳，在上为君，在下为师；天下有君师各行其道于天下，而彝（yí）伦[1]不叙[2]者乎？天下有彝伦攸叙，而水不治者乎？此《洪范》所以归本皇极，而与《禹贡》相为表里者也。故善治血者，不求之有形之血，而求之无形之气。盖阳能统阴，阴不能统阳；气能生血，血不能生气。倘气有未和，如男子不能正家而责之无知之妇人，不亦拙乎？至于治之之法，上焦之血，责之肺气，或心气；中焦之血，责之胃气，或脾气；下焦之血，责之肝气、肾气、八脉之气。治水与血之法，间亦有用通者，开支河也；有用塞者，崇堤防也。然皆已病之后，不得不与治其末；而非未病之先，专治其本之道也。

人身之血，就好比天地之水，在八卦中属坎卦（坎也是血卦）。治水病，如果不找到水病发生的原因，就单用利水，我还没有见到能治好水病的。擅于治水的人，不直接治水而是通过治气来治水。坎卦的上爻和下爻都是阴爻，代表水，坎卦的中爻是阳爻，代表气，其阳爻是从乾卦当中的阳爻派生而来。乾卦上下两爻都是阳爻，代表臣与民；而乾卦中间的阳爻，在上代表君，在下代表师；天下有了君师，各自行使其职责治理天下，则天下井然有序，天下井然有序之时，则水患得以治理。这就是《尚书·洪范》所指出的万物变化皆属太极阴阳变化，与《禹贡》所载相为表里对应。因此善治血者，不仅从有形之血来找治疗方法，而且还要从无形之气方面入手。这是由于阳能统帅阴，阴不能统帅阳；气能化生血，血不能化生气。假如气机运行不正常，就如同丈夫不能管理好家一样，如果一味只责怪妻子，家还是管理不好。至于治血之法，上焦血病从肺气和心气入手；中焦血病从胃气或脾气入手；下焦血病从肝气、肾气、八脉之气入手。治水病和治血病之法，有时用疏通之法，即所谓"开支河"；有时用堵塞之法，即所谓"崇堤防"。但是这都是在血病发生之后，不得不治其标，如果在血病之前，可以专治其本。

九窍论

人身九窍，上窍七，下窍二，上窍

大家都知道人有九个孔窍，上窍有七，下窍

[1] 彝伦：伦常，常道。

[2] 叙：秩序，次序。

为阳，下窍为阴，尽人而知之也。其中阴阳奇偶生成之妙谛，《内经》未言，兹特补而论之。阳窍反用偶，阴窍反用奇。上窍统为阳，耳目视听，其气清为阳；鼻嗅口食，其气浊则阴也。耳听无形之声，为上窍阳中之至阳，中虚而形纵，两开相离甚远。目视有形之色，为上窍阳中之阴，中实而横，两开相离较近。鼻嗅无形之气，为上窍阴中之阳，虚而形纵，虽亦两窍，外则仍统于一。口食有形之五味，为上窍阴中之阴，中又虚又实，有出有纳，而形横，外虽一窍，而中仍二。合上窍观之，阳者偏，阴者正，土居中位也；阳者纵，阴者横，纵走气，而横走血，血阴而气阳也。虽曰七窍，实则八也。阳窍外阳（七数）而内阴（八数），外奇而内偶，阳生于七，成于八也。生数，阳也；成数，阴也。阳窍用成数，七、八成数也。下窍能生化之前阴，阴中之阳也；外虽一窍而内实二，阳窍用偶也。后阴但主出浊，为阴中之至阴，内外皆一而已，阴窍用奇也。合下窍观之，虽曰二窍，暗则三也。阴窍外阴（二数）而内阳（三数），外偶而内奇；阴窍用生数，二、三生数也。上窍明七，阳也；暗八，阴也。下窍明二，阴也；暗三，阳也。合上下窍而论之，明九，暗十一。十一者，一也；九为老，一为少，老成而少生也。九为阳数之终，一为阳数之始，始终上下，一阳气之循环也。开窍者，运阳气也。妙

有二，上窍属阳，下窍属阴。但其中阴阳、奇偶、生成的奥妙真谛在《内经》中未曾提及，这里专门补充论述。上窍既属阳，其数应该是奇数，而反用偶数，下窍属阴，其数应该是偶数，而反用奇数。上部的七窍统为阳窍，耳、目、视、听所接受的都是清气，所以属阳；鼻嗅、口食，所接受的都是浊气，故属阴。耳听到的是无形的声音，为上窍阳中之至阳，其形态中间空虚而外形垂直，分布于头部两侧，在阳窍中相距最远。眼睛能视有形之色，属上窍阳中之阴，它中间实，横列，两目横列于鼻柱两侧，相距较近。鼻所嗅是无形之气，属上窍阴中之阳，中虚，而外形垂直，虽然外面看起来有两个窍，里面实际上却只有一孔。口进食有形之五味，属上窍阴中之阴，口中又虚又实，有出有入，外形横列，虽然外表看起来是一窍，但里面实际是二窍。总体来说，上窍属阳的位置居偏旁，属阴的位置居正中，这是因为土属阴而居于中位。属阳之窍外形垂直而列，属阴之窍外形横向而列；垂直的走气分，横列的走血分，这是因为气属阳而血属阴。虽然一般说上为七窍，实际却有八窍。阳窍是外阳（七数）而内阴（八数），外为奇数而内为偶数，这是因为阳生于七而成于八。生数，属于阳；成数，属于阴。阳窍用的是成数，七、八都属于成数。下窍中具有生化功能的前阴，属阴中之阳，外表看起来是一窍，但实际上里面是二窍，因为阳窍用偶数。后阴主排浊，为阴中之至阴，内外都只有一窍而已，阴窍用奇数。总体来看，下窍虽有二窍，实是三窍。阴窍是外阴（二数）而内阳（三数），外为偶数而内为奇数；阴窍用的是生数，二、三都属生数。上窍表面是七窍，属阳，实际是八窍属阴。下窍表面是二窍属阴，实际是三窍属阳。将上窍、下窍合为一体来看，表面来看共有九窍，实际上有十一窍，十一，取个位之一；九为老数，一为少数，万物生于少而成于老。因为九为阳数之终，一为阳数之始，自始至终，由上到下是阳气循环消长的过程。孔窍是阳气运行的关卡。其中奥妙和真谛无

谛无穷，一互字而已。但互中之互，最为难识，余尝叹曰：修身者，是字难；格致者，互字难。

穷，可用一个"互"字概括。但互中又有互，很难弄明白，我曾经感叹：修身之人，辨明是非最难；研究自然界格物致知之人，搞明白"互"字最难。

形体论

《内经》之论形体，头足腹背、经络脏腑，详矣，而独未总论夫形体之大纲，不揣鄙陋补之。人之形体，顶天立地，端直以长，不偏不倚，木之象也。在天为元，在五常为仁。是天以仁付之人也，故使其体直而麟（lín）[1]凤龟龙之属莫与焉。孔子曰：人之生也直，罔（wǎng）[2]之生也幸而免，蘧篨（qú chú）[3]戚施直之对也。程子谓：生理本直，味本字之义。盖言天以本直之理，生此端直之形，人自当行公直之行也。人之形体，无鳞（lín）介毛羽，谓之倮（luǒ）虫，倮者，土也，主信，是地以信付之人也。人受天之仁，受地之信，备建顺五常之德而有精、神、魂、魄、心、意、志、思、智、虑，以行孝悌忠信，以期不负天地付畀之重。自别于麟凤龟龙之属，故孟子曰：万物皆备于我矣，又曰：惟圣人然后可以践形。《孝经》曰："天地之道，人为贵，"人可不识人之形体以为生哉？医可不识人之形体以为治哉？

《内经》论述人的形体，头、足、腹、背、经络、脏腑等，已经非常详细，但惟独没有从总体上论述人体的总纲，我不顾浅薄要作一些补充。人的形体，顶天立地，端直而高大，不偏不倚，就像树木。人体在天为元，在五常为仁，是相对应的。因为天赋予人仁之心，所以使人的身体直立，而麒麟、凤、龟、龙等珍奇动物却不得直立。孔子说：人一生下来身体就是直的，精怪能生下来已是侥幸，那些弯腰驼背不能伸直者，是与身体正直的人相对而言的。程子也说：人的本性就是正直的，体会"本"字的意思，是因为天是正直的，所以人的形体也是直立的，因此人也应当崇尚公道正直。人身没有鳞甲、羽毛，所以人又称为倮虫。倮，就是土地，土地是裸露的，主信，土地把信给予人。人接受了上天的"仁"，又接受了土地的"信"，具备了"仁信"，就能顺应五常之德，用精、神、魂、魄、心、意、志、思、智、虑来行孝、悌、忠、信，不辜负天地所给予的厚望。人与麒麟、凤、龟、龙之类当然不属于一类。因此孟子说："天地万物所具备的一切，都是为人所准备的。"又说："惟圣人有是行，又能尽其理，然后可践其行而无歉也。"《孝经》提出："天地之间，人才是最宝贵的"，所以作为人必须要了解人的形体，作为医生不了解人的形体情况是不能给人治病的。

---

[1] 麟：麒麟，古代传说中的一种动物，像鹿，全身有鳞甲，有尾。

[2] 罔：这里指不正直的人。

[3] 蘧篨：身有残疾不能俯视的人。

卷五 解产难

解产难题词

天地生万物，人为至贵，四海之大，林林总总，孰（shú）非母产。然则母之产子也，得天地、四时、日月、水火自然之气化，而亦有难云乎哉？曰：人为之也。产后偶有疾病，不能不有赖于医。无如医者不识病，亦不识药；而又相沿故习，伪立病名；或有成法可守者而不守，或无成法可守者，而妄生议论；或固执古人一偏之论，而不知所变通；种种遗患，不可以更仆数。夫以不识之药，处于不识之病，有不死之理乎？其死也，病家不知其所以然，死者更不知其所以然，而医者亦复不知其所以然，呜呼冤（yuān）哉！瑭目击神伤，作解产难。

天地化生万物，人是万物中最尊贵的，四海之大，林林总总之物，都是由母所生。而母生子，是在天地、四时、日月、水火自然条件下产生的，怎么能说有难呢？应该说：难是由人为造成的。妇女产后偶然患病，需要依赖医生予以治疗。无奈有些医生既不识病，又不识药，同时还沿袭过去不好的习惯，随意编排病名；有现成治法可用的却不用，没有现成治法可用的，又乱发议论；或者偏执于古人一家之言，不能灵活变通。留下种种隐患，数都数不过来。用自己不明白的方药，去治疗自己不懂的疾病，焉有不死之理？患者死了，其家属不知道原因，死者更不知道自己为何会死，连医生也不知道死亡原因，真是死得太冤了！我吴瑭看到这类事情感到很悲伤，遂作《解产难》。

产后总论

产后治法，前人颇多，非如温病混入伤寒论中，毫无尺度者也。奈前人亦不无间有偏见，且散见于诸书之中，今人读书不能搜求拣择，以致因陋就简，

前人论述妇女产后疾病的治法有很多，不像温病那样混淆在《伤寒论》中，毫无尺度可以把握。奈何前人也有偏颇之处，且都散落于各种医籍当中，现在的人读书不善于搜集，不会去伪存真，以致于因陋就简，沿袭成风。因此特为学医

相习成风。兹特指出路头，学者随其所指而进步焉，当不岐于路矣。本论不及备录，古法之阙略者补之，偏胜者论之，流俗之坏乱者正之，治验之可法者表之。

之人指出正确的道路，学者就可沿着指出的道路不断前行，就不会误入歧途。本文不可能包含所有问题，对古法中缺少的，或过于简略、不清楚的部分作了一些补充，对有偏见的地方加以讨论，对于流传民间不好的习惯做法加以校正，对那些有效的治疗经验加以推广。

产后三大证论一

产后惊风之说，由来已久，方中行先生驳（bó）之最详，兹不复议。《金匮》谓新产妇人有三病：一者病痉、二者病郁冒、三者大便难。新产血虚，多汗出，喜中风，故令人病痉；亡血复汗，故令郁冒；亡津液胃燥，故大便难。产妇郁冒，其脉微弱，呕不能食，大便反坚，但头汗出，所以然者，血虚而厥（jué），厥而必冒，冒家欲解，必大汗出，以血虚下厥，孤阳上出，故头汗出。所以产妇喜汗出者，亡阴血虚，阳气独盛，故当汗出，阴阳乃复。大便坚，呕不能食，小柴胡汤主之。病解能食，七八日复发热者，此为胃实，大承气汤主之。按：此论乃产后大势之全体也，而方则为汗出中风一偏之证而设；故沈目南谓仲景本意，发明产后气血虽虚，然有实证，即当治实，不可顾虑其虚，反致病剧也。

产后惊风这一名称很早就有，方中行先生对此辩驳已经非常详细，这里不再重复讨论。《金匮》一书中说妇女产后多见三种疾病：一是痉病，二是郁冒，三是大便难。由于产后妇女血虚，出汗多，容易感受风邪，可见筋脉拘急的痉病；大出血再加上汗出，可见头眩目昏的郁冒病；津液耗竭，胃燥不润，可见大便困难。产妇患郁冒，脉微弱，呕吐，不能进食，大便坚硬，只有头部汗出。出现这些症状的原因，都是因为阴血亏虚，阳气偏胜于上，阳气上冲则易导致头晕目眩的郁冒病，必见汗大出，而阳随汗泄，由于血虚阴竭于下，阳气无所依附而向上浮越，所以常常见只有头部才出汗。由此可见，产妇多汗的原因，是由于阴血亏损，阳气独亢于上所致，通过汗出，才能使阴阳得到平复。大便坚硬，呕吐，不能进食，可以用小柴胡汤治疗。如果病情缓解，可饮食，七八天后又见发热的，是胃实证，用大承气汤治疗。按：本论述仅为产后疾病大概处理方法，所用方剂主要是为产后汗出中风这一种病证而设立。沈目南说张仲景原意，是为阐明妇人产后气血固然亏虚，但是如果出现实证，就应当按实证治疗，不能因顾虑其产后血虚而不敢治其实，否则会导致病情加重。

产后三大证论二

按：产后亦有不因中风，而本脏自

按 产后也有不是因为感受风邪，而是由于病郁冒、痉厥、大便难三大证者。盖血虚则厥，阳孤则冒，液短则大便难。冒者汗者，脉多洪大而芤；痉者厥者，脉则弦数，叶氏谓之肝风内动，余每用三甲复脉，大小定风珠及专翕大生膏（方法注论悉载下焦病）。浅深次第，临时斟酌。

产后三大证论三

《心典》云："血虚汗出，筋脉失养，风入而益其劲，此筋病也；亡阴血虚，阳气遂厥，而寒复郁之，则头眩而目瞀，此神病也；胃藏津液而灌溉诸阳，亡津液胃燥，则大肠失其润而大便难，此液病也。三者不同，其为亡血伤津则一，故皆为产后所有之病。"即此推之，凡产后血虚诸证，可心领而神会矣。按：以上三大证，皆可用三甲复脉、大小定风珠、专翕膏主之。盖此六方，皆能润筋，皆能守神，皆能增液故也，但有浅深次第之不同耳。产后无他病，但大便难者，可与增液汤（方注并见中焦篇湿热门）。以上七方，产后血虚液短，虽微有外感，或外感已去大半，邪少虚多者，便可选用，不必俟外感尽净而后用之也。再产后误用风药，误用辛温刚燥，致令津液受伤者，并可以前七方斟酌救之。余制此七方，实从《金匮》原文体会而来，用之无不应手而效，故敢以告来者。

自身脏器本身发病导致郁冒、痉厥、大便难这三大疾病的。一般来说，阴血亏虚则可导致痉厥，孤阳上越可导致郁冒，体内津液枯少可导致大便难。郁冒和出汗多的脉象多洪大而芤；痉厥的脉多弦数，叶天士认为属肝风内动，我常常用三甲复脉汤、大小定风珠及专翕大生膏（具体方法、注解和论述都载于下焦篇）来治疗，并取得效果。具体应用应根据病情浅深，灵活斟酌。

尤怡在《金匮要略心典》中提到"血虚汗出，筋脉失养，风邪侵袭人体则病情加重，这属于筋脉之病；亡阴血虚，阳气因而厥散，此时再加上寒邪，气郁则甚，出现头眩，目瞀，这已出现神志问题；胃主藏津液而灌溉诸阳，津液耗竭致胃燥，则大肠失其濡润，大便难，此为津液方面的疾病。这三种病证表现虽不相同，但都是因为亡血伤津所致，因此这些皆为产后容易得的疾病。"以此类推，凡产后血虚引起的病，都可以心领神会。按：以上三大病证，都可以用三甲复脉汤、大小定风珠、专翕膏治疗。因为这六个方子，都能濡养筋脉，养心安神，滋养津液，只是功效大小有所不同而已。若产后没有其他什么病，仅出现大便困难，可用增液汤治疗（处方、注释请参见中焦篇温热门）。凡产后血虚液亏，即使有轻微外感，或者外邪已祛除大半，邪少虚多的，以上七个方子都可以选用，不必等到外感病邪全部祛除之后再用。再者，产后误用风药，或者辛温刚燥之药，导致津液亏耗的，也可在前面七张方剂的基础上化裁使用。我所制的这七个方子，其实是学习《金匮》原文有所体会而来的，用在临床上无不药到病除，所以大胆告诉习医之人。

产后瘀血论

张石顽云："产后元气亏损，恶露乘虚上攻，眼花头眩，或心下满闷，神昏口噤，或痰涎壅盛者，急用热童便主之。或血下多而晕，或神昏烦乱，芎归汤加人参、泽兰、童便，兼补而散之（此条极须斟酌，血下多而晕，血虚可知，岂有再用芎、归、泽兰辛窜走血中气分之品，以益其虚哉！其方全赖人参固之，然人参在今日，值重难办，方既不善，人参又不易得，莫若用三甲复脉、大小定风珠为之愈也，明者悟之）。又败血上冲有三：或歌舞谈笑，或怒骂坐卧，甚则逾（yú）墙[1]上屋，此败血冲心多死，用花蕊石散，或琥珀黑龙丹，如虽闷乱，不至癫狂者，失笑散加郁金；若饱闷呕恶腹满胀痛者，此败血冲胃，五积散或平胃加姜、桂，不应，送来复丹，呕逆腹胀，血化为水者，《金匮》下瘀血汤；若面赤呕逆欲死，或喘急者，此败血冲肺，人参、苏木，甚则加芒硝荡涤之。大抵冲心者，十难救一，冲胃者五死五生，冲肺者十全一二。又产后口鼻起黑色而鼻衄者，是胃气虚败而血滞也，急用人参、苏木，稍迟不救"。愚按产后原有瘀血上冲等证，张氏论之详矣。产后瘀血实证，必

清代医家张石顽在《张氏医通》中说："妇女产后元气亏损，恶露不下，乘虚上攻，头晕目眩，或见心下满闷，神志昏迷，牙关紧闭，或见痰涎壅盛的，应立即服用热童便治疗。如果是出血过多而头晕，有时出现神昏烦乱，用芎归汤加人参、泽兰、童便，用补法兼用散法治疗（此条特别值得仔细斟酌，出血多而出现头晕，血虚是可以肯定的，为何还能再用川芎、当归、泽兰等辛香走窜，耗伤血中之气的药物？岂不是加重虚的程度了吗？其药方全靠人参来扶正固虚，但人参目前价格昂贵，此方既然组方思路不好，人参难以得到，不如用三甲复脉汤、大小定风珠等方子来治疗为好，明白的人会同意这个看法）。另外，张石顽认为因败血上冲引起的病有三类：一为歌舞谈笑，或者怒骂，坐卧不安，甚至翻墙上房的，此属败血冲心，预后很差，可选用花蕊石散或琥珀黑龙丹治疗。如果症见闷乱，但还没有达到癫狂的，用失笑散加郁金治疗。二是症见饱闷、恶心呕吐、腹满胀痛，此属败血冲胃，选用五积散或平胃散加干姜、肉桂治疗，不见效，可以再服来复丹；症见呕逆腹胀，血化为水，选用《金匮要略》下瘀血汤。三是症见面色红赤，呕吐气逆，危重将死，或症见喘息气急，此属败血冲肺，选用人参、苏木治疗，重症加芒硝通下荡涤。一般说来，败血冲心患者，能够被救治的不足十分之一；败血冲胃的患者，生死五五开；败血冲肺的患者，十例中有一二例可治愈。再者，若产后口鼻部见黑色，症见鼻出血，此属胃气虚败且有血液瘀滞，立即用人参、苏木治疗，稍有拖延就无法挽救了。"我吴瑭按：产后可见瘀血上冲等证，张石顽已详细讨论。产后瘀血实证，必有腹部疼痛拒按的表现，若痛有定处且拒按，病情轻的用生化汤，重症最好用回生丹。回

---

[1]逾墙：跳跃墙垣。

有腹痛拒按情形，如果痛处拒按，轻者用生化汤，重者用回生丹最妙。盖回生丹以醋煮大黄，直入病所而不伤他脏，内多飞走有情食血之虫，又有人参护正，何瘀不破，何正能伤。近见产妇腹痛，医者并不问拒按喜按，一概以生化汤从事，甚至病家亦不延医，每至产后，必服生化汤十数帖，成阴虚劳病，可胜悼哉！余见古本《达生篇》中，生化汤方下注云：专治产后瘀血腹痛、儿枕痛，能化瘀生新也。方与病对，确有所据。近日刻本，直云："治产后诸病"，甚至有注"产下即服者"，不通已极，可恶可恨。再《达生篇》一书，大要教人静镇，待造化之自然，妙不可言，而所用方药，则未可尽信。如达生汤下，"怀孕九月后服，多服尤妙"，所谓天下本无事，庸人自扰之矣。岂有不问孕妇之身体脉象，一概投药之理乎？假如沉涩之脉，服达生汤则可，若流利洪滑之脉，血中之气本旺，血分温暖，何可再用辛生气乎？必致产后下血过多而成痉厥矣。如此等不通之语，辨之不胜其辨，可为长太息也！

生丹中大黄用醋制，药可直达病所，不损伤其他脏腑，方中还有多种能飞、能走嗜血的虫类血肉有情之药，可入络通瘀。再加人参扶助正气，这样攻补兼施，攻逐瘀血，同时顾护正气。近世常可见产后妇人腹部疼痛，医生也不问疼痛是否拒按，全部都用生化汤治疗，甚至有时患者也不请医生诊治，每次生产后，就自服生化汤十多剂，导致阴虚劳损，确实让人哀叹不已。古本《达生篇》在生化汤方下有注：此方专治产后瘀血腹痛，儿枕痛，可以化瘀生新。如病情与此方相适应，就可以选用。近世的版本中却直接说生化汤能治疗产后多种病证，甚至说产后立即服用，完全不懂此方用法，实在可恶可恨。再者来说，《达生篇》一书主要是教人保持镇静，等待胎儿顺产分娩，这个说法很有道理，不过所用方药，也不可完全相信。比如说在达生汤下注有："怀孕九个月以后开始服，多服更好"，所谓天下本无事，庸人自扰就是说这类做法。哪有不问孕妇身体脉象，就一概服药的道理？如果症见脉象沉涩，达生汤还可以服用，如果症见脉象洪滑流利，此属血气旺盛，血温暖无寒滞之象，为何再用辛香走窜的药物？若仍然坚持用，必导致产后下血过多而出现痉厥。书中此类种种不妥不通之处，辨不胜辨，令人叹息！

产后宜补宜泻论

朱丹溪云："产后当大补气血，即有杂病，以末治之；一切病多是血虚，

元代著名医家朱丹溪说："妇人产后应该大补气血，即使有其他杂病，也要先补气血。产后

皆不可发表。"张景岳云："产后既有表邪，不得不解；即有火邪，不得不清；既有内伤停滞，不得不开通消导，不可偏执。如产后外感风寒，头痛身热，便实中满，脉紧数洪大有力，此表邪实病也。又火盛者，必热渴烦躁，或便结腹胀，口鼻舌焦黑，酷喜冷饮，眼眵尿痛，溺赤，脉洪滑，此内热实病也。又或因产过食，致停蓄不散，此内伤实病也。又或郁怒动肝，胸胁胀痛，大便不利，脉弦滑，此气逆实病也。又或恶露未尽，瘀血上冲，心腹胀满，疼痛拒按，大便难，小便利，此血逆实证也。遇此等实证，若用大补，是养虎为患，误矣。"愚按二子之说，各有见地，不可偏废，亦不可偏听。如丹溪谓产后不可发表，仲景先师原有亡血禁汗之条，盖汗之则痉也。产后气血诚虚，不可不补，然杂证一概置之不问，则亦不可，张氏驳之，诚是。但治产后之实证，自有妙法，妙法为何？手挥目送是也。手下所治系实证，目中、心中、意中注定是产后。识证真，对病确，一击而罢。治上不犯中，治中不犯下，目中清楚，指下清楚，笔下再清楚，治产后之事毕矣。如外感自上焦而来，固云治上不犯中，然药反不可过轻，须用多备少服法，中病即已，外感已即复其虚，所谓无粮之兵，贵在速战；若畏产后虚怯，用药过轻，延至三四日后，反不能

诸病多属血虚，因此不可用发表之法治疗。"张景岳曾说："产后如感表邪，就不得不解表；若感火邪，就不得不清泄；如有内伤积滞，就不得不开通消导，不可偏执一种治疗方法。若产后外感风寒，症见头痛身热，腹痛便秘，脉紧数洪大有力，此属外有表邪实证。再有火热炽盛者，必症见身热口渴，烦躁不安，或见大便秘结，腹部胀满，口鼻舌焦黑，喜食冷饮，眼屎多，小便赤痛，脉洪滑，此属里热实证。再有产后进食过多，导致食积不消，此属内伤实证。再有因郁怒伤肝，症见胸胁胀痛，大便不爽，脉弦滑，此属气逆实证。再有恶露未尽，瘀血上冲，症见心腹胀满，疼痛拒按，大便难，小便自利的，此属血逆实证。遇到以上各种产后实证，如果还坚持用大补气血之法，就会养虎为患，会失治误治。"吴瑭按：我认为朱丹溪和张景岳二人的认识各有见地，不可片面地否定某一家，也不可片面地相信某一家。比如朱丹溪认为产后不可发表，张仲景《伤寒论》中也认为亡血禁用汗法，因为发汗会导致发痉。产后气血固属亏虚，不可不补，但若一概将杂证置之不管，也是不妥，张景岳反对此治法也有道理。总而言之，产后实证的治疗，自有妙法，那么这个妙法是什么？就是手下、目中如何准确地辨证施治。如所治的虽是实证，但心中记着这是产后体虚之人。应该辨识准确，病退立即停药。治疗上焦病变时不能侵犯中焦，治疗中焦病变不能侵犯下焦，若临证时能手眼清楚，辨证准确，切脉明了，书写处方得当，治疗产后病就万无一失了。若外感病邪在上焦，虽然治上焦病变不可侵犯中焦，但药量也不可过轻，须用多备少服的方法，邪退立即停药，外邪一退，马上补其虚，这就好比军队打仗，粮草不足，贵在速战速决。如果总是顾忌产后体虚，用药过轻，拖延治疗三四天后，反而不能再用药物治疗。我治产后温病、暑病，经常使用此法。症见腹痛拒按，用化瘀之法；若喜按，用补虚活络之法，患者很快痊愈。因此，医生平日要用功钻研前人医著，临证时不可抱守成见。

胜药矣。余治产后温暑，每用此法。如腹痛拒按则化瘀，喜按即补络，快如转丸，总要医者平日用功参悟古书，临证不可有丝毫成见而已。

产后六气为病论

产后六气为病，除伤寒遵仲景师外（孕妇伤寒，后人有六合汤法），当于前三焦篇中求之。斟酌轻重，或速去其邪，所谓无粮之师，贵在速战者是也。或兼护其虚，一面扶正，一面驱邪。大抵初起以速清为要，重证亦必用攻。余治黄氏温热，妊娠七月，胎已欲动，大实大热，目突舌烂，乃前医过于瞻（zhān）顾所致，用大承气一服，热退胎安，今所生子二十一岁矣。如果六气与痉瘛之因，皦（jiǎo）然[1]心目，俗传产后惊风之说可息矣。

产后感受六气所发之病，除了伤寒病应遵循张仲景之法（妇人伤寒，后人有用六合汤之法），其他病应当参照本书三焦篇所论述的治法。斟酌病情轻重，权衡用药，或者采用速去其邪的方法，好比军队打仗，粮草不足，贵在速战速决。或者兼护产后虚弱，一边扶正，一边驱邪。一般来说，病初起，以迅速清除病邪为要，严重实证必须采用攻法。我治疗一例黄氏妇女，温热病，妊娠七个月，症见胎动不安，目突舌烂等大实大热之象，这是因之前的医生用药过于瞻前顾后所导致的。用大承气一剂，热退胎安，黄氏所生儿子现如今已二十一岁。如果把六气为病与痉瘛的病因搞明白，世俗流传的产后惊风之说自然就会平息。

产后不可用白芍辨

朱丹溪谓产后不可用白芍，恐伐生生之气，则大谬不然，但视其为虚寒虚热耳。若系虚寒，虽非产后，亦不可用，如仲景有桂枝汤去芍药法，小青龙去芍药法。若系虚热，必宜用之收阴。后世不善读书者，古人良法不知

朱丹溪认为妇人产后不可用白芍，因为担心克伐人体生气，这种认识极不正确，应根据证属虚寒还是虚热决定是否使用白芍。若属虚寒证，即使不是产后，也不可用，例如张仲景提出的桂枝汤去白芍，小青龙汤去白芍。若属虚热证，必用白芍来敛阴。后世那些不善于读书的人，不知遵守古人好的治疗方法，偏偏牢记这些偏差谬误

---

[1] 皦然：清楚明白。

守，此等偏谬处，偏牢记在心，误尽大事，可发一叹。按白芍花开春末夏初，禀（bǐng）厥阴风木之全体，得少阴君火之气化，炎上作苦，故气味苦平（《本经》芍药并无酸字，但云苦平无毒，酸字后世妄加者也）。主治邪气腹痛，除血痹，破坚积，寒热疝瘕，止痛，利小便，益气，岂伐生生之气者乎？使伐生气，仲景小建中汤，补诸虚不足而以之为君乎？张隐庵《本草崇原》中论之最详。

之处，误尽大事，令人叹息。按：白芍花开春末夏初之时，禀受厥阴风木之气，兼得少阴君火的气化，火性炎上，化作苦味（《神农本草经》中芍药之味并没有酸，只讲苦平、无毒，酸是后世妄加揣度添加上去的）。白芍主治邪气所致的腹痛，可消除血痹，破除坚积，寒热疝气、瘕聚，止痛，利小便，益气。并没有克伐生气的弊端。如果白芍能克伐生气，那么张仲景小建中汤补多种虚损不足之证，岂能用白芍作君药？张隐庵在《本草崇原》中对此论述得最为详尽。

产后误用归芎亦能致瘀论

当归、川芎，为产后要药，然惟血寒而滞者为宜，若血虚而热者断不可用。盖当归秋分始开花，得燥金辛烈之气，香窜异常，甚于麻、辛，不过麻、辛无汁而味薄，当归多汁而味厚耳。用之得当，功力最速，用之不当，为害亦不浅。如亡血液亏，孤阳上冒等证，而欲望其补血，不亦愚哉！盖当归止能运血，衰多益寡，急走善窜，不能静守，误服致瘀，瘀甚则脱。川芎有车轮纹，其性更急于当归，盖物性之偏长于通者，必不长于守也。世人不敢用白芍，而恣用当归、川芎，何其颠倒哉！

当归和川芎都是产后常用的要药，但是只有血寒并兼血滞之证适宜，如果证属血虚有热则断不可用。因为当归到秋分时节才开花，接受燥金辛烈之气，其芳香走窜之性极强，甚至强于麻黄、细辛，区别在于麻黄、细辛是无汁而味薄，当归多汁而味厚。恰当使用，功效最为迅速，不当使用，危害也不浅。如证属亡血液亏，孤阳上冒等，此时欲用当归补血，岂非很愚蠢！因为当归只能运行血液，消耗多而补益少，其性急且走窜，不能静守，误服会瘀，瘀过甚会导致脱证。川芎饮片上有车轮花纹，其性更急于当归，而但凡擅于通的药物，必不擅长于静守。世上医生不敢用白芍，却妄用当归、川芎，做法为何如此颠倒？

产后当究奇经论

产后虚在八脉，孙真人创论于前，叶

产后虚在奇经八脉，孙思邈最早论述此观点，天士畅明于后，妇科所当首识者也。盖八脉丽于肝肾，如树木之有本也，阴阳交构，胎前产后，生生化化，全赖乎此。古语云：医道通乎仙道者，此其大门也。

后来叶天士进一步阐发，学习妇科首先应当对此有所了解。因为八脉依附于肝肾，就像树木之根。阴阳交构，胎前产后，生长发育，全依赖奇经八脉。古语有云：治病与养生长寿相通，奇经八脉就是两者相通之门户。

下死胎不可拘执论

死胎不下，不可拘执成方而悉用通法，当求其不下之故，参之临时所现之证证若何，补偏救弊，而胎自下也。余治一妇，死胎不下二日矣，诊其脉则洪大而芤，问其证则大汗不止，精神恍惚（huǎng hū）欲脱。余曰：此心气太虚，不能固胎，不问胎死与否，先固心气，用救逆汤加人参，煮三杯，服一杯而汗敛，服二杯而神清气宁，三杯未服而死胎下矣。下后补肝肾之阴，以配心阳之用而愈。若执成方而用平胃、朴硝，有生理乎？

胎死腹中而不得下，不可固执拘泥于已有方剂和治法，全都用通下之法，应当首先分析胎死不下的原因，结合临床所见之证，补偏救弊，则死胎自然就会下来。我曾经治疗一产妇，胎死不下已有两日，诊其脉洪大而芤，症状主要是大汗不止，精神恍惚，时时欲脱。我认为此乃心气太虚不能固胎之故，治疗先不管胎儿是否已死，首先要固护心气，方用救逆汤加人参。煎药三杯，服一杯后，大汗已敛，服第二杯后，神志清，气息宁，第三杯还没有服，死胎就已下。死胎下后，再补肝肾之阴，来配合心阳使其发挥功能，最后该妇人痊愈。假若固执已有的方法，用平胃散加厚朴、芒硝治疗，哪有生还的可能？

催生不可拘执论

催生亦不可拘执一辙[1]，阳虚者补阳，阴损者翕阴，血滞者通血。余治一妇素日脉迟，而有癥瘕寒积厥痛，余用通补八脉大剂丸料，服半载而成胎，产时五日不下，是夕方延余诊视。余视其面青，诊其脉再至，用安边桂五钱，加

催生也不可拘泥于一种方法，阳虚的应该补阳，阴虚的应该补阴，血瘀的应该活血化瘀。我曾治疗一位妇人，平素脉象就迟缓，腹痛，有寒积痞块，时常肢冷。我选用通补八脉大剂量丸药治疗，服药半年后该妇人怀孕，但临产时，五日胎儿不能顺产，傍晚请我去诊治。我见其面色发青，诊其脉一息二至，用安边桂五钱，加入温经补气之品，煎煮三杯，服两杯之后，胎儿顺产而

---

[1]一辙：同一车轮碾出的痕迹，喻趋向相同。

入温经补气之品，作三杯，服二杯而生矣，亦未曾服第三杯也。次日诊其脉涩，腹痛甚拒按，仍令其服第三杯，又减其制，用一帖，下癥块长七八寸，宽二三寸，其人腹中癥块本有二枚，兹下其一，不敢用通矣。仍用温通八脉由渐而愈。其他治验甚多，略举一二，以见门径耳。

出，第三杯药也没有服。第二天再次前往诊视，脉涩，腹痛严重拒按，于是再让其将第三杯药服下，又将原方减量，一剂服后下一癥块，长七八寸，宽二三寸。此产妇腹部癥块原有二个，现排出其中一个，不敢继续用通下之法，仍用温通八脉之法，逐渐痊愈。其他类似治验病例很多，此处略举一二，以指出入门的途径而已。

产后当补心气论

产后心虚一证，最为吃紧[1]，盖小儿禀父之肾气，母之心气而成，胞宫之脉，上系心包，产后心气大有九虚，故产后补心气亦大扼要。再水火各自为用，互相为体，产后肾液虚，则心体亦虚，补肾阴以配心阳，取坎填离法也。余每于产后惊悸脉芤者，用加味大定风珠，获效多矣（方见温热下焦篇，即大定风珠，加人参、龙骨、浮小麦、茯神者）。产后一切外感，当于本论三焦篇中求之，再细参叶案则备矣。

产后心气虚证是最严重的，因为胎儿禀承父亲的肾气、母亲的心气而形成，胞宫的脉络往上循行与心包相连，因此产后十位产妇中有九人心气不足，所以产后补心气十分重要。另外，水火各自为用，同时互相为体，产后肾阴亏虚，则心体也虚，补肾阴来增强心阳，此为取坎填离之法。对产后见惊悸脉芤的产妇，我常使用加味大定风珠治疗，获效很多（方见下焦篇温热一节，即大定风珠加人参、龙骨、浮小麦、茯神）。产后一切外感病，应该参考本书三焦篇的治法，并再认真参阅叶天士的医案，这样临证时考虑就会更全面。

产后虚寒虚热分别论治论

产后虚热，前则有三甲复脉三方，大小定风珠二方，专翕膏一方，增液汤一方。三甲、增液，原为温病善后而

治疗产后虚热，本书前有三甲复脉三方、大小定风珠二方、专翕膏一方、增液汤一方。三甲复脉和增液汤原本为温病善后而设；大小定风珠和专翕膏则是为产后虚损，无力负担人参而设

---

[1]吃紧：严重。

设；定风珠、专翁膏，则为产后虚损，无力服人参而设者也。古人谓产后不怕虚寒，单怕虚热。盖温经之药，多能补虚，而补虚之品，难以清热也。故本论详立补阴七法，所以补丹溪之未备。又立通补奇经丸，为下焦虚寒而设。又立天根月窟（kū）膏，为产后及劳伤下焦阴阳两伤而设也，乃从阳补阴，从阴补阳互法，所谓天根月窟间来往，三十六宫都是春也。

的。古人认为产后不怕虚寒，就怕虚热。这是因为温经之药多数能够补虚，而补虚之药，却很少同时具有清热作用。因此本书详细地设立七个补阴之法，来补充朱丹溪对此不完备之处。另外又创通补奇经丸一方，是为下焦虚寒而设。还设立天根月窟膏一方，是为产后及劳伤下焦造成阴阳两伤所设。此方从阳补阴，从阴补阳，阴阳互补，所谓天根月窟间来往，三十六宫都如同春天一样。

保胎论一

每殒胎五六月者，责之中焦不能荫胎，宜平日常服小建中汤；下焦不足者，天根月窟膏，蒸动命门真火，上蒸脾阳，下固八脉，真精充足，自能固胎矣。

每每在怀孕五六个月而发生流产的，多是因为中焦脾胃虚弱不能养护胎儿，最好平时常服小建中汤；如果是下焦不足，可选用天根月窟膏，蒸动命门真火，上可以暖脾阳，下可以固奇经八脉，真精充足，自然能保胎。

保胎论二

每殒胎必三月者，肝虚而热，古人主以桑寄生汤。夫寄生临时保胎，多有鞭（biān）长莫及之患，且方中重用人参合天冬，岂尽人而能用者哉！莫若平时长服二十四味专翁膏（方见下焦篇秋燥门），轻者一料，即能大生，重者两料（滑过三四次者），永不堕胎。每一料得干丸药二十斤，每日早中晚

每每于怀孕三个月发生流产的，是因为肝虚有热，古人常用桑寄生汤治疗。但是临时用桑寄生汤保胎，常常鞭长莫及。而且方中重用人参和天冬，人参价格高，也不是所有人都能负担得起。还不如平时长期服用二十四味专翁膏（方见下焦篇秋燥门），轻者只用一料，即可保胎儿正常，重者（滑胎三四次者）用两料，便永不发生流产。每一料可以制成干丸药二十斤左右，每日早、中、晚分三次服用。每次服9克，连续服一年。服药期间须戒房事，不要短期内再次怀孕为好。这是因为妇女肝热容易受孕，但虚者又难以

服三次，每次三钱，约服一年。必须戒房事，毋令速速成胎方妙。盖肝热者成胎甚易，虚者又不能保，速成速堕（duò），速堕速成，尝见一年内二三次堕者，不死不休，仍未曾育一子也。专翕纯静，翕摄阳动之太过（肝虚热易成易堕，岂非动之太过乎），药用有情者半，以补下焦精血之损；以洋参数斤代人参，九制以去其苦寒之性，炼九日以合其纯一之体，约费不过三四钱人参之价可办矣。愚制二十一味专翕膏，原为产后亡血过多，虚不肯复，痉厥心悸等证而设，后加鹿茸、桑寄生、天冬三味，保三月殒胎三四次者，获效多矣，故敢以告来者。

通补奇经丸（甘咸微辛法） 鹿茸八两（力不能者以嫩毛角代之） 紫石英（生研极细）二两 龟板（炙）四两 枸杞子四两 当归（炒黑）四两肉 苁蓉六两 小茴香（炒黑）四两 鹿角胶六两 沙苑蒺藜二两 补骨脂四两 人参（力绵者以九制洋参代之，人参二两，洋参用四两） 杜仲二两

上为极细末，炼蜜为丸，小梧子大，每服二钱，渐加至三钱。大便溏者加莲子、芡实、牡蛎各四两，以蒺藜、洋参熬膏法丸。淋带者加桑螵蛸（piāo xiāo）、菟丝子各四两。癥瘕久聚少腹痛者，去补骨、蒺藜、杜仲，加肉桂、丁香各二两。

天根月窟膏方（酸甘咸微辛法，阴

保住胎儿，成胎快，流产却也快，快速流产后又迅速成胎。我曾见有人一年流产二三次，反复不停地怀孕、再流产，一直不能生育一个。专翕膏药纯净，能敛摄阳气太过（肝虚有热易成胎也易流产，这难道不是阳气太过的缘故）。此方一半是血肉有情之品，用来填补下焦精血不足；用洋参数斤代替人参，经九制去其苦寒之性，再炼制九日使它归于纯一。一共所需人参不超过10至12克。我创制的二十一味专翕膏，原本为产后失血过多，虚弱难以恢复，症见痉厥心悸等所设，后加入鹿茸、桑寄生、天冬三味药，用来治疗怀孕三个月就流产，已流产三四次的孕妇，多获效验，因此敢向大家推荐。

通补奇经丸（甘咸微辛法）（方略）

上药研成极细之粉末，炼蜜为丸，如梧桐子大小，每次服6克，逐渐加至每次服9克。大便溏泄的加莲子、芡实、牡蛎各120克，用沙苑蒺藜、洋参熬膏为丸。症见淋下、白带多者加桑螵蛸、菟丝子各120克。癥瘕积聚日久、少腹疼痛的，去补骨脂、沙苑蒺藜、杜仲，加肉桂、丁香各60克。

天根月窟膏方（酸甘咸微辛法，阴阳两补，

阳两补、通守兼施复法也） 鹿茸一斤
乌骨鸡一对 鲍鱼二斤 鹿角胶一斤 鸡
子黄十六枚 海参二斤 龟板二斤 羊腰
子十六枚 桑螵蛸一斤 乌贼骨一斤 茯
苓二斤 牡蛎二斤 洋参三斤 菟丝子一
斤 龙骨二斤 莲子三斤 桂元肉一斤
熟地四斤 沙苑蒺藜二斤 白芍二斤 芡
实二斤 归身一斤 小茴香一斤 补骨脂
二斤 枸杞子二斤 肉苁蓉二斤 萸肉一
斤 紫石英一斤 生杜仲一斤 牛膝一斤
萆薢一斤 白蜜三斤

　　上三十二味，熬如专翕膏法。用铜
锅四口，以有情归有情者二，无情归无
情者二，文火次第煎炼取汁，另入一净
锅内，细炼九昼夜成膏；后下胶、蜜，
以方中有粉无汁之茯苓、莲子、芡实、
牡蛎、龙骨、鹿茸、白芍、乌贼骨八味
为极细末，和前膏为丸梧子大。每服三
钱，日三服。

　　此方治下焦阴阳两伤，八脉告损，
急不能复，胃气尚健（胃弱者不可与，
恐不传化重浊之药也），无湿热证者；
男子遗精滑泄，精寒无子，腰膝酸痛之
属肾虚者（以上数条，有湿热皆不可服
也）；老年体瘦痱（féi）中，头晕耳鸣，
左肢麻痹，缓纵不收，属下焦阴阳两虚
者（以上诸证有单属下焦阴虚者，宜专
翕膏，不宜此方）；妇人产后下亏，淋
带癥瘕，胞宫虚寒无子，数数殒胎，或
少年生育过多，年老腰膝尻胯（kuà）
酸痛者。

通守兼施之法）（方略）

　　将上述三十二味药，熬制法同专翕膏制法。
用铜锅四口，把血肉有情之品放在一起放入两
锅，不是有情之品的放在一起放入两锅，文火煎
熬取汁，倒入另一干净锅内，细细炼制九个昼夜
后熬成膏，再加入胶、蜜，把方中有粉无汁的茯
苓、莲子、芡实、牡蛎、龙骨、鹿茸、白芍、乌
贼骨八味药研为极细粉末，搅拌入熬好的膏中，
制成丸药，大小如梧桐子。每次服9克，一日
三次。

　　此方可治下焦阴阳两伤、奇经八脉虚损，短
时间内不易恢复，但胃气尚健（胃气虚弱的患者
不可服，因为担心胃虚不能运化重浊之药），并
且不兼湿热证者；男子遗精滑泄，精寒无子，腰
膝酸痛，证属肾虚（以上数条，有湿热者不可服
用）；老年体瘦，半身不遂，头晕耳鸣，左肢麻
痹，缓纵不收，属下焦阴阳两虚之证（以上诸
证有属下焦阴虚者，宜选用专翕膏，不宜使用此
方）；妇人产后下元亏虚，淋带癥瘕，胞宫虚寒
不孕，多次流产，或年轻时生育过多，年老时腰
膝股胯酸痛者也可以使用。

卷六　解儿难

解儿难题词

儿曷为乎有难？曰：天时人事为之也，难于天者一，难于人者二。天之大德曰生，曷为乎难儿也？曰：天不能不以阴阳五行化生万物，五行之运，不能不少有所偏，在天原所以相制，在儿任其气则生，不任其气则难，虽天亦莫可如何也，此儿之难于天者也。其难于人者奈何？曰：一难于儿之父母，一难于庸陋之医。天下之儿皆天下父母所生，天下父母有不欲其儿之生者乎？曷为乎难于父母耶？曰：即难于父母欲其儿之生也。父母曰：人生于温，死于寒。故父母惟恐其儿之寒也。父母曰：人以食为天，饥则死。故父母惟恐其儿之饥也。天下之儿，得全其生者，此也；天下之儿，或受其难者，亦此也。谚有之曰：小儿无冻饿之患，有饱暖之灾。此发乎情，不能止乎义礼，止知以慈为慈，不知以不慈为慈，此儿之难于父母者也。天下之医，操生人之术，未有不欲天下之儿之生，未有不利天下之儿之

儿科病为何难治？这主要有天时和人为因素。自然的原因有一个，人为的因素有两个。自然最大的德是生化万物，那么为何自然气候会影响小儿使其生病呢？因为自然以阴阳来化生万物，五行以其偏胜来生克制化，不可能没有少许的偏差，在自然界之中相互制约，婴幼儿若适应这种变化就可以健康，若不能适应这种变化，就会患疾病。天也无能为力，这是由自然因素造成的儿科疾病。那么人为因素造成的儿科疾病是如何发生的？主要是两方面：一是因为小儿父母，二是因为庸医。天下父母有哪个不希望自己的孩子健康成长？既然这样，为何说父母会造成小儿得病呢？其实正是因为父母过度关心孩子的生活和成长，有时候反而会让孩子得病。做父母的常常以为人保暖才能生存，受寒会冻死，因此，常常担心孩子受凉挨冻。父母认为人活着靠吃饭，饥饿会死亡，因此父母也担心孩子挨饿。全天下的孩子要活着就得首先解决温饱问题。然而，全天下的孩子也可因温饱问题而得病。俗话说：小儿受冻挨饿一般不得病，却往往因为过饱过暖而得病。吃饱穿暖是人之常情，但这只是简单的礼，只知道对待子女慈爱就是慈爱，不知道有时看起来不慈爱，实际上却是真正的慈爱。上述即为因父母所造成的小儿得病。世间的医生，掌握高超医术，都希望孩子们能健康成长，也没有人愿意做有害儿童健康成长的事，当然了，儿童所患疾病都是靠医生治疗，来保全健康和性命。既

生，天下之儿之难，未有不赖天下之医之有以生之也。然则医也者，所以补天与父母之不逮以生儿者也。曷为乎天下之儿，难于天下之医也？曰：天下若无医，则天下之儿难犹少，且难于天与父母无怨也。人受生于天与父母，即难于天与父母，又何怨乎？自天下之医愈多，斯天下之儿难愈广，以受生于天与父母之儿，而难于天下之医，能无怨乎？曷为乎医愈多，而儿之难愈广也？

曰：医也者，顺天之时，测气之偏，适人之情，体物之理，名也，物也，象也，数也，无所不通，而受之以谦，而后可以言医，尤必上与天地呼吸相通，下与小儿呼吸相通，而守之以诚，而后可以为医。奈何挟生人之名，为利己之术，不求岁气，不畏天和，统举四时，率投三法[1]，毫无知识，囿（yòu）[2]于见闻，并不察色之谓何，闻声之谓何，朝微夕甚之谓何，或轻或重之谓何。甚至一方之中，外自太阳，内至厥阴，既与发表，又与攻里；且坚执小儿纯阳之说，无论何气使然，一以寒凉为准，无论何邪为病，一以攻伐为先；谬造惊风之说，惑世诬民；妄为疳疾之丸，戕（qiāng）生[3]伐性；天下之儿之

然医生是为了孩子的健康而努力，那么为什么又说儿童疾病是由医生造成的呢？我认为世间没有医生，儿童疾病反而可能会少些，而且人们普遍对因自然界和父母等因素所造成的疾病而产生的怨恨会少很多。产生这种现象的原因是人本来就是依靠自然和父母的养育而生存，因此，对于自然因素或父母因素而造成的疾病，也就不易产生怨恨。自从医生越来越多，因庸医所造成的儿科疾病也愈来愈多，那些因庸医而得病或者病情加重的孩子和家长，怎么可能不怨恨呢？我认为医生的职责，在于顺其自然，预测气候异常，了解人生理和病理，体察事物的道理和变化规律，对名、物、象、数等皆通，如果又谦虚好学，才可以与之探讨医学，必须上与自然界阴阳相贯通，下与小儿息息相通，同时，始终保持真心诚意的态度，这样才能当医生。然而有的医生打着为人民服务，救治人民的名义，将医疗当作自己的牟利手段，不研究四季的运气，不明白自然的气候，对四时之病轻率地用汗、吐、下三法治疗，自己肚子里没有什么东西，又道听途说，满足于一知半解，连什么是望诊，什么是闻诊，为什么会朝轻暮重或时轻时重都搞不清楚。甚至在一张处方里，用药既外治太阳经，又内治厥阴经，方子里既有发表药，又有攻下药，杂乱无章，没有成法。从治疗原则方面，拘泥于小儿为纯阳之体的认识，也不辨别清楚是六气中哪一气所引起疾病，一概用寒凉药，也不管是何种病邪致病，一概以攻伐药为先导；还编造惊风这一说法，蛊惑人心；甚至擅自伪造治疗疳疾的药丸，残害儿童性命，损害健康。长此以往，儿科疾病何时才能穷尽呢？古代医德高尚的医家，也常常辩驳反对，遗憾没有写成书流传下来。我虽没有多大才华，但希望可以解除小儿的疾病。

[1]三法：指汗、吐、下三法。
[2]囿：局限，见识不广。
[3]戕生：伤害生命。

难，宁有终穷乎？前代贤医，历有辨难，而未成书。瑭虽不才，愿解儿难。

儿科总论

古称难治者，莫如小儿，名之曰哑科。以其疾痛烦苦，不能自达；且其脏腑薄，藩篱（fān lí）[1]疏，易于传变；肌肤嫩，神气怯，易于感触；其用药也，稍呆则滞，稍重则伤，稍不对证，则莫知其乡，捉风捕影，转救转剧，转去转远；惟较之成人，无七情六欲之伤，外不过六淫，内不过饮食胎毒而已。然不精于方脉妇科，透彻生化之源者，断不能作儿科也。

古时候的医生认为儿科疾病最难治，儿科又称"哑科"，因为婴幼儿不会说话，对自己的病痛，心烦痛苦，却不能清楚表述。再者，由于小儿脏腑薄弱，腠理疏松，病情易发生传变；小儿肌肤娇嫩，神气怯弱，也容易感受外邪；用药时，若药稍有滋腻就会阻碍气机，而药稍重，又会损伤正气，若治疗稍稍不对证，则会使病情复杂。临证时捕风捉影，使疾病愈治愈重，用药与病情完全不对证。然而，与成人相比，小儿疾病不受七情六欲之伤，外因不外乎风、寒、暑、湿、燥、火六淫，内因不外乎饮食不节、饥饱失常，或先天胎毒。当然，不能精通方剂、脉象、妇产科学，不明白生育道理的，决不可做儿科医生。

俗传儿科为纯阳辨

古称小儿纯阳，此丹灶家言，谓其未曾破身耳，非盛阳之谓。小儿稚（zhì）阳未充，稚阴未长者也。男子生于七，成于八；故八月生乳牙，少有知识；八岁换食牙，渐开智慧；十六而精通，可以有子；三八二十四岁真牙生（俗谓尽根牙）而精足，筋骨坚强，可以任[2]事，盖阴气长而阳亦充矣。女子生于八，成于七；故七月生乳

古代医家认为小儿为纯阳之体，这属于道家的观点，意指小儿尚未结婚，未进行交配行为，并不是指小儿阳气偏盛。其实，小儿是阳气稚嫩，阴精未充。因为男子生于阳数七，而成于阴数八，所以男孩出生后八个月开始长乳牙，对事物稍有认识。八岁时开始换牙，智慧逐渐提高。十六岁时精关开通，具备生育能力。到二十四岁时，智齿（俗称尽根牙）开始生长，精力充沛，筋骨强壮有力，可以胜任各种事情，这是阴气增长，而同时阳气也充盛的缘故。女子生于阴数八，而成于阳数七，因此出生后七个月乳牙开始生长，并要人抱起或搀扶。七岁时换恒牙，知识了解增多，

---

[1] 藩篱：原指用竹木编成的篱笆或栏杆，这里指腠理。

[2] 任：胜任。

牙，知提携[1]；七岁换食牙，知识开，不令与男子同席；二七十四而天癸至；三七二十一岁而真牙生，阴始足，阴足而阳充也，命之嫁。小儿岂盛阳者哉！俗谓女子知识恒早于男子者，阳进阴退故也。

认知能力逐渐增强，此时不与男子同床。十四岁时，经水来潮。二十一岁时，智齿生长，阴精充足，同时阳气也旺盛，可以婚嫁。所以说，小儿哪里是纯阳之体？世俗认为女子明白事理常比男子开始得早，这是因为女子成于阳数七，男子成于阴数八，这是阳进阴退的缘故。

儿科用药论

世人以小儿为纯阳也，故重用苦寒。夫苦寒药，儿科之大禁也。丹溪谓产妇用白芍，伐生生之气，不知儿科用苦寒，最伐生生之气也。小儿，春令也，东方也，木德也，其味酸甘。酸味人或知之，甘则人多不识。盖弦脉者，本脉也，《经》谓弦无胃气者死。胃气者，甘味也，木离土则死，再验之木实，则更知其所以然矣，木实惟初春之梅子，酸多甘少，其他皆甘多酸少者也。故调小儿之味，宜甘多酸少，如钱仲阳之六味丸是也。苦寒之所以不可轻用者何？炎上作苦，万物见火而化，苦能渗湿。人，倮虫也，体属湿土，湿淫固为人害，人无湿则死。故湿重者肥，湿少者瘦；小儿之湿，可尽渗哉！在用药者以为泻火，不知愈泻愈瘦，愈化愈燥。苦先入心，其化以燥也，而且重伐胃汁，直致痉厥而死者有之。小儿

人们认为小儿是纯阳之体，因此用药多苦寒。而其实苦寒药是儿科最大的禁忌。朱丹溪说产妇用白芍会克伐生气，而不知儿科疾病用苦寒药更易克伐生气。小儿犹如春天，方位与东方相应，与木相应，五味与酸和甘相应。与酸味相应，人们可能了解一些，但要说与甘味相应，人们就不太了解。弦脉是与肝木相应的脉象，《内经》中说如果出现脉弦，同时若无胃气的，病情危急，甚至死亡。胃气，与五味对应的是甘味，如果没有甘味护养，胃气就会衰败，就如同树木离开土壤必死，再比如果树的果实，更容易明白这个道理了，除了初春的梅子味多酸，少甘味外，其他果实都是甘味多而酸味少。因此，儿科疾病，用药也应该甘味多而酸味少，就如同钱乙六味地黄丸。为什么不能轻易使用苦寒药物呢？因为火性上炎，在味为苦，火加之于万物，其内所含水分被耗竭，最后焚化，因此苦味可以除湿。人身赤裸裸，体表没有羽毛、鳞甲护卫，体属湿土，湿气过多固然会伤害人体，但是如果水分不够也会危及生命。因此痰湿重的人多肥胖，阴不足的人多消瘦。小儿阴液珍贵，怎可随便使用利湿之药破坏？医生用苦寒药以为可以泻火，却不知道愈是泻火，小儿愈瘦，且化燥伤阴。苦味入心，易从火化而燥。况且，苦味药易耗竭胃津，临床可见到因胃阴耗

---

[1]提携：牵扶。

之火，惟壮火可减；若少火则所赖以生者，何可恣用苦寒以清之哉！故存阴退热，为第一妙法，存阴退热，莫过六味之酸甘化阴也。惟湿温门中，与辛淡合用，燥火则不可也。余前序温热，虽在大人，凡用苦寒，必多用甘寒监之，惟酒客不禁。

竭而导致痉厥死亡的病例。因此，治疗小儿火病，只有实火才可以用清火之品，万万不能随意使用苦寒之品来清泻人体赖以生长发育的少火。因此，要保存阴液，消退其热，存阴退热的方剂，以酸甘化阴的六味地黄丸为最佳。在治疗湿温病时，与辛淡之品合用，但对燥火之证用苦寒药不适合。在前面所论述的温热证治中，即使是成人，但凡须用苦寒药时，也必定配合甘寒的药物来佐制。不过，对嗜酒之人，苦寒药物不在禁用之列。

儿科风药禁

近日行方脉者，无论四时所感为何气，一概羌、防、柴、葛，不知仲景先师，有风家禁汗，亡血家禁汗，湿家禁汗，疮家禁汗四条，皆为其血虚致痉也。然则小儿痉病，多半为医所造，皆不识六气之故。

近来某些行医之人，无论四季外感何种病邪，一律用羌活、防风、柴胡、葛根等辛温之品，不知道张仲景先师提出四条禁用发汗的情况：平时常感受风邪为病者；平时患有出血性疾病者；平时易感受湿邪者；外科疮疡，日久不愈合者。此四类患者发汗后，易使血亏虚于内，筋脉失养，导致痉病。小儿痉病多半数都是医生误治导致，一般都是对六气为病认识不清造成的。

痉因质疑

痉病之因，《素问》曰："诸痉项强，皆属于湿"。此湿字，大有可疑，盖风字误传为湿字也。余少读方中行先生《痉书》，一生治病，留心痉证，觉六气皆能致痉。风为百病之长，六气莫不由风而伤人，所有痉病现证，皆风木刚强屈㧖（ǎo）之象。湿性下行而柔，木性上行而刚，单一湿字，似难包得诸痉。且湿字与项强字即不对，中行《痉书》一十八条，除引《素问》《千金》

关于痉病病因的讨论，《素问》病机十九条提出"诸痉项强，皆属于湿"，此处"湿"字，大有可疑之处，可能是"风"字讹误为"湿"字。我年少时读方中行先生所著《痉书》，在我一生所治的疾病中，也特别留意痉证，认为六气皆可以导致痉病。风为多种疾病的首要原因，六淫外邪都是借助风邪侵袭人体，各种痉病的临床表现都表现出风木刚强、执拗的状态。湿性下行而柔，木性上行而刚，单单用一个"湿"字很难概括导致痉病的所有原因。况且"湿"字与"项强"在字义上也不太相符。方中行《痉书》中讨论痉病共有十八条，其中除了引用《素问》和《千金方》的两条外，其余十六条，讨论脉象的有两条，讨二条，余十六条内，脉二条，证十四条，俱无湿字证据。如脉二条：一曰：夫痉脉按之紧如弦，直上下行；二曰：《脉经》云：痉家，其脉伏坚，直上下。皆风木之象，湿之反面也。余十四条：风寒致痉居其十，风家禁下一条，疮家禁汗一条，新产亡血二条，皆无所谓湿也者。即《千金》一条，曰：太阳中风，重感于寒湿则变痉也。上下文义不续，亦不可以为据。中行注云：痉，自《素问》以来，其见于《伤寒论》者，乃叔和所述《金匮》之略也；《千金》虽有此言，未见其精悉。可见中行亦疑之，且《千金》一书，杂乱无章，多有后人搀杂，难以为据。《灵枢》《素问》二书，非神圣不能道，然多述于战国汉人之笔，可信者十之八九，其不可信者一二。如其中多有后世官名地名，岂轩岐逆料后世之语，而先言之哉？且代远年湮，不无脱简错误之处。瑭学术浅陋，不敢信此湿字，亦不敢直断其非，阙疑以俟来者。

论证候的有十四条，但都没有以"湿"作为痉病致病原因的。比如关于脉象的两条，一条说痉病脉象按上去就好像按在弓弦上一样紧张，寸、关、尺三部皆如此；另一条即是《脉经》所论：患痉病之人，脉象沉伏而坚，寸、关、尺三部皆如此。如此两种脉象皆是风木之象，与湿邪致病的脉象恰恰相反。剩下的十四条，十条是关于感受风寒之邪而病的，一条是风家禁用攻下的，一条是关于疮家禁用发汗的，两条关于产妇新产失血过多的，这十四条都没有谈到"湿"邪所致痉病。即使其中引用《千金方》的一条：太阳中风后，又感受寒湿之邪，可以转变为痉病。其中提到"湿"字，但本条与上下文行文不连贯，我认为并不可作为湿邪致痉的依据。方中行注释认为，自从《素问》中有记载以来，《伤寒论》对痉病也有论述，这是王叔和所述《金匮要略》中的有关内容。《千金方》虽有相关论述，但是说的不明白，方中行对其持怀疑态度的。况且《千金方》此书内容庞杂，章法不清，后人添加内容也多，不宜作为证据。《灵枢》《素问》这两部书，是圣人才可写出之书，但此书多出自战国或汉代古人之手，其内容确凿可信的十之八九，但是不可信的也有十之一二。比如说书中有许多后世才有的官名和地名，难道早在远古时期黄帝和岐伯就已预料到后世之事了？更何况战国和汉代距今已有很长时间，此书会有脱简讹误之处。吴瑭学识浅薄，虽不相信痉病病因就是"湿"字，但是也不敢直接就断定此系讹误之处，因此在此提出疑问，供后世学者进一步探讨。

湿痉或问

或问：子疑《素问》痉因于湿，而又谓六淫之邪皆能致痉，亦复有湿痉一条，岂不自相矛盾乎？曰：吾所疑者诸字、皆字，似湿之一字，不能包括

有人问：你质疑《素问》认为湿邪是痉病的病因，但是你又说六淫之邪皆可导致痉病，还列有湿痉一条专门论述，这不是自相矛盾吗？实际上我吴瑭所怀疑的是"诸"和"皆"二字，似乎仅仅用一个"湿"字，尚不能包括所有痉病的病因，

诸痉，惟风可以该括，一也；再者湿性柔，不能致强，初起之湿痉，必兼风而后成也。且俗名痉为惊风，原有急慢二条。所谓急者，一感即痉，先痉而后病；所谓慢者，病久而致痉者也。一感即痉者，只要认证真，用药确，一二帖即愈，易治也。病久而痉者，非伤脾阳，肝木来乘；即伤胃汁肝阴，肝风鸱（chī）张[1]，一虚寒，一虚热，为难治也。吾见湿因致痉，先病后痉者多，如夏用小儿暑湿泄泻暴注，一昼夜百数十行，下多亡阴，肝乘致痉之类，霍乱最能致痉，皆先病后痉者也。当合之杂说中《风论》一条参看。以卒得痉病而论，风为百病之长，六淫之邪，皆因风而入。以久病致痉而论，其强直背反瘛疭之状，皆肝风内动为之也。似风之一字，可以包得诸痉。要知痉者筋病也，知痉之为筋病，思过半矣。

我认为只有"风"字才能概括。另外，湿性柔，不会直接导致身体强直，湿痉发病之始，必然是兼夹风邪才会形成痉病。痉病俗称惊风，分为急、慢性两类，所谓急惊风，是指感邪后立刻发为痉病，先有痉而后再出现其他症状；所谓慢惊风，指病久之后再出现痉病。急惊风感邪后立即发痉，只要辨证准确，用药准确，往往一二付药就可痉愈，治疗起来较易；如果是病久再痉的慢惊风，要么是脾阳受损，肝木乘之，要么是胃阴和肝阴受损，肝风鸱张。脾阳受损属虚寒，肝阴、胃阴受损属虚热，两种皆属难治。我临证所见痉病因湿而成的，多先出现其他疾病而后出现痉，例如夏季小儿感受暑湿之邪，暴注泄泻，一昼夜泻下百数十次，泻下过多会导致亡阴，肝木来乘而导致痉病等之类，霍乱最易导致痉证，这些病证都属先见其他疾病而后出现痉的。应当参考并结合前面杂说中《风论》的内容相互印证。急惊风所见痉病，因为风为百病之长，六淫之邪皆因风而侵入人体。因久病而出现痉病，表现出项背强直，角弓反张，手足抽搐等症状，皆由肝风内动所致。因此，似乎"风"字可以包括各种痉病。要知道，痉病是筋脉方面的病变，只有认识到这一点，那么对痉病的认识就了解大半了。

痉有寒热虚实四大纲论

六淫致痉，实证也；产妇亡血，病久致痉，风家误下，温病误汗，疮家发汗者，虚痉也。风寒、风湿致痉者，寒证也；风温、风热、风暑、燥火致痉者，热痉也（按：此皆瘛证属火，后世统谓之痉矣，后另有论）。俗称慢脾风

外感六淫之邪导致的痉病，属实证；产妇失血过多，或病久致痉，或风邪致病而误用攻下治疗，或患温病误用汗法，或疮疡而误用汗法等，都属虚痉。感受风寒或风湿之邪而致痉的，属寒证；若外感风温、风热、风暑、燥火致痉的，属热痉（按：这些手足抽搐是火邪所致，后世将其统称为痉病，后面有专门论述）。俗称"慢脾风"的，属

---

[1] 鸱张：像鸱鸟张翼一样，比喻嚣张。

者，虚寒痉也；本论后述本脏自病者，虚热痉也（亦系瘛证）。

虚寒痉。本论后面论述的因本脏自病所导致的痉病，属虚热痉（也属瘛证）。

小儿痉病共有九大纲论

寒痉

仲景先师所述方法具在，但须对证细加寻绎（yì），如所云太阳证体强，几几然，脉沉迟之类，有汗为柔痉，为风多寒少，而用桂枝汤加法；无汗为刚痉，为寒痉，而用葛根汤，汤内有麻黄，乃不以桂枝立名，亦不以麻黄立名者，以其病已至阳明也。诸如此类，须平时熟读其书，临时再加谨慎，手下自有准的矣。

风寒嗽咳致痉者，用杏苏散辛温例，自当附入寒门。

寒痉

张仲景先师对寒痉的论述已很具体，但须对具体证候，仔细分辨。比如他所论太阳表证，症见项背拘急，脉沉迟之类，如果见汗出，属柔痉，是风多寒少之证，临床选用桂枝汤加减治疗；若无汗为刚痉，属寒痉，临床选用葛根汤治疗，方中有麻黄，但是此方既不用桂枝命名，又不用麻黄命名，是因为病已传变到阳明。诸如此类，必须要求我们平时熟读仲景之书，临证时谨慎辨证，遣方用药自然能准确。

因风寒咳嗽而致痉病，治疗时可选用杏苏散辛温散寒，当属于寒痉类。

风温痉（按：此即瘛证，少阳之气为之也，下温热、暑温、秋燥，皆同此例）

乃风之正令，阳气发泄之候，君火主气之时，宜用辛凉正法。轻者用辛凉轻剂，重者用辛凉重剂，如本论上焦篇银翘散，白虎汤之类；伤津液者加甘凉，如银翘加生地、麦冬，玉女煎以白虎合冬、地之类；神昏谵语，兼用芳香以开膻中，如清宫汤、牛黄丸、紫雪丹之类；愈后用六味、三才、复脉辈，以复其丧失之津液。

风温痉（按：此即瘛证，是少阳之气所致，下述温热、暑温、秋燥所致痉证与此相同）

风温所致痉病，正值春季风邪当令，阳气发泄之时，君火主气，宜用辛凉解表的治法。病轻用辛凉轻剂，病重用辛凉重剂，例如本书上焦篇所载银翘散、白虎汤之类。津液受损可加甘凉之品，如银翘散加生地、麦冬，玉女煎合白虎汤加麦冬、地黄等；神昏谵语加芳香开窍之品开膻中，可用清宫汤、安宫牛黄丸、紫雪丹之类；病好初期，可用六味地黄汤、三才汤、加减复脉汤等，以恢复在生病时损耗的阴液。

风温咳嗽致痉者，用桑菊饮（方见上焦篇），银翘散辛凉例，与风寒咳嗽迥别，断不可一概用杏苏辛温也。

风温咳嗽所致痉病，宜用桑菊饮（方见上焦篇）、银翘散等辛凉解表之剂，此病与风寒咳嗽所致痉病差别很大，断不可一律用辛温解表之杏苏散。

温热痉（即六淫之火气，消烁真阴者也，《内经》谓先夏至为病温者是也）

温热痉（即六淫之火邪，消烁真阴而致痉病，即是《内经》中提到的"先夏至日者为病温"）

即同上风温论治。但风温之病痉者轻而少，温热之致痉者多而重也。药之轻重浅深，视病之轻重浅深而已。

温热痉的治疗与上述风温痉相同，但是风温致痉的病情轻并且发病较少，温热致痉较多见而且病情重。临床用药轻重应根据病情轻重和病位深浅而定。

暑痉（暑兼湿热，后有湿痉一条，此则偏于热多湿少之病，去温热不远，《经》谓后夏至为病暑者是也）

暑痉（暑兼湿热之气，本卷后面有专论湿痉一条，此条专论偏于热多湿少之痉，此病与温热痉比较类似，《内经》说的"夏至日之后发病的为暑痉"）

按 俗名小儿急惊风者，惟暑月最多，而兼证最杂，非心如澄潭（tán），目如智珠，笔如分水犀者，未易辨此。盖小儿肤薄神怯，经络脏腑嫩小，不奈三气[1]发泄。邪之来也，势如奔马，其传变也，急如掣（chè）电，岂粗疏者所能当此任哉！如夏月小儿身热头痛，项强无汗，此暑兼风寒者也，宜新加香薷（rú）饮；有汗则仍用银翘散，重加桑叶；咳嗽则用桑菊饮；汗多则用白虎，脉芤而喘，则用人参白虎；身重汗少，则用苍术白虎；脉芤面赤多言，喘喝欲脱者，即用生脉散；神识不清者，即用清营汤加钩藤、丹皮、羚羊角；神昏者，兼用紫雪丹、牛黄丸

按 俗称小儿急惊风，多见于暑气当令的夏季，而且兼证也最为复杂。若非头脑清楚如同澄清的深潭，眼睛如同智慧之珠，下笔如分水犀一样，就很难对此病作出正确的辨证论治。由于小儿肌肤薄，神气怯，经络脏腑娇弱嫩小，不能耐受暑、湿、热三气之发泄。暑邪伤人，其势如奔马，传变快如闪电，岂是才疏学浅的医生所能担当起治疗此病的重任呢？夏季小儿症见身热头痛，项强无汗，此为暑邪兼风寒之邪所致，宜选用新加香薷饮；如果有汗，仍可用银翘散治疗，并重用桑叶；出现咳嗽用桑菊饮；出汗较多用白虎汤；脉象中空无力，气喘，用人参白虎汤；身重少汗用苍术白虎汤；脉象中空无力，面色红，话多，喘息声促，出现脱证者，立即给予生脉散；神志不清，立即用清营汤加钩藤、丹皮、羚羊角；神志昏迷者，可加用紫雪丹、安宫牛黄丸等；病势轻微者可用清络饮之类治疗。以上治疗方法可参见本书上焦篇，求学之人应当仔

---

[1]三气：暑、湿、热三气。

等；病势轻微者，用清络饮之类，方法悉载上焦篇，学者当与前三焦篇暑门中细心求之。但分量或用四之一，或用四之二，量儿之壮弱大小加减之。痉因于暑，只治致痉之因，而痉自止，不必沾沾但于痉中求之。若执痉以求痉，吾不知痉为何物。夫痉，病名也，头痛亦病名也。善治头痛者必问致头痛之因，盖头痛有伤寒头痛，伤风头痛，暑头痛，热头痛，湿头痛，燥头痛，痰厥头痛，阳虚头痛，阴虚头痛，跌扑头痛，心火欲作痈脓之头痛，肝风内动上窜少阳胆络之偏头痛，朝发暮死之真头痛，若不问其致病之因，如时人但见头痛，一以羌活、藁（gǎo）本从事，何头痛之能愈哉！况痉病之难治者乎！

细研究前述三焦篇暑温门中相关内容。在药物的剂量方面，应根据小儿年龄和身体壮弱，或用成人剂量的四分之一，或用二分之一等。由暑邪所致痉证，只要针对其原始病因暑邪着手治疗，则痉可自止，不必仅仅见痉而止痉。假如就知道见痉止痉，我都不明白痉究竟是何物了。和头痛一样，痉也是一种病名。擅长治疗头痛之人，必先辨明头痛发病之因，因为头痛有伤寒头痛，伤风头痛，暑头痛，热头痛，湿头痛，燥头痛，痰厥头痛，阳虚头痛，阴虚头痛，跌扑头痛，心火欲作痈脓而导致的头痛，肝风内动上窜少阳胆络所致偏头痛，朝发暮死的真头痛，假如不问头痛病因，就好比某些医生，只要临床碰到头痛，一律用羌活、藁本治疗，这么做能治疗头痛吗？更何况痉病本来就难治。

湿痉（按：此一条，瘛痉兼有，其因于寒湿者，则兼太阳寒水气，其泄泻太甚，下多亡阴者，木气来乘，则瘛矣）

湿痉（按：此条瘛证和痉病都有，因寒湿侵袭人体的，则兼有太阳寒水之气；若因泄泻太甚，下多亡阴的，属木气来乘，则手足抽搐）

按　中湿即痉者少，盖湿性柔而下行，不似风刚而上升也。其间有兼风之痉，《名医类案》中有一条云："小儿吐呃欲作痫者，五苓散最妙"；本论湿温上焦篇，有三仁汤一法；邪入心包，用清宫汤去莲心、麦冬，加银花、赤小豆皮一法；用紫雪丹一法；银翘马勃散一法；千金苇茎汤加滑石、杏仁一法；而寒湿例中，有形似伤寒，舌白不渴，经

按　感受湿邪就导致痉病的不多见，因为湿性柔而下行，不像风邪刚劲而上升。临床有时可见有湿邪兼风邪而导致的痉病，《名医类案》中有一条内容：小儿呕吐，痫病快要发作时，用五苓散治疗最好。本书上焦篇湿温门中，有用三仁汤一法；如邪入心包，用清宫汤去莲子心、麦冬，加银花、赤小豆皮治疗的方法；有用紫雪丹的；有用银翘马勃散的；有用千金苇茎汤加滑石、杏仁的。在本书的寒湿门中，有发病症似伤寒，舌苔白，口不渴，经脉拘急不舒，用桂枝姜附汤治疗。以上各种治法，都不是一定要在痉病

络拘急，桂枝姜附汤一法，凡此非必皆现痉病而后治。盖既感外邪，久而致痉，于其未痉之先，知系感受何邪，以法治之，而痉病之源绝矣，岂不愈于见痉治痉哉！若儿科能于六淫之邪，见几于早，吾知小儿之痉病必少。湿久致痉者多，盖湿为浊邪，最善弥漫三焦，上蔽清窍，内蒙膻中，学者当于前中焦、下焦篇中求之。由疟、痢而致痉者，见其所伤之偏阴、偏阳而补救之，于疟、痢门中求之。

燥痉

燥气化火，消烁津液，亦能致痉，其治略似风温，学者当于本论前三焦篇秋燥门中求之。但正秋之时，有伏暑内发，新凉外加之证，燥者宜辛凉甘润，有伏暑则兼湿矣，兼湿则宜苦辛淡，甚则苦辛寒矣，不可不细加察焉。燥气化寒，胁痛呕吐，法用苦温，佐以甘辛。

内伤饮食痉（俗所谓慢脾风者是也）

按 此证必先由于吐泻，有脾胃两伤者，有专伤脾阳者，有专伤胃阳者，有伤及肾阳者，参苓白术散、四君、六君、异功、补中益气、理中等汤，皆可选用。虚寒甚者，理中加丁香、肉桂、肉果、诃子之类，因他病伤寒凉药者，亦同此例。叶案中有阴风入脾络一条，

出现之后才可用。因为既然是感受外邪，久而致痉，那么在痉证尚未出现之前，已辨明感受外邪种类，针对病因进行治疗，断绝痉病发病之源，这样岂不是比见痉治痉要好？如果儿科医生临床时能够早辨识六淫之邪，早治疗，我认为小儿发痉必然减少。对于湿病日久而出现痉病的较多，这是由于湿为浊邪，最易弥漫三焦，上可蒙蔽清窍，内可蒙蔽膻中，学医之人应当从前书所述中焦、下焦篇中找到相关内容。那些因疟疾或痢疾而引起痉病的，应根据其偏于阴伤还是偏于阳伤来补救，可参见疟疾和痢疾门中的相关内容。

燥痉

燥气易化火，消烁津液，也能引起痉病，本病治疗方法与风温痉有些类似，学医之人可参阅本书三焦篇秋燥门中的相关内容。如果是正在秋季之时，有因伏暑内发，再外感寒凉，燥多的，宜用辛凉甘润之法；伏暑兼湿邪的，宜用苦辛淡之法，症状重的可用苦辛寒之法。临证之时对此必须仔细诊察。如果燥气化寒，症见胁痛、呕吐的，用苦温佐以甘辛之法。

内伤饮食痉（即俗称慢脾风）

按 本证出现前一定先有吐泻，其中有脾胃两伤，有专伤脾阳的，有专伤胃阳的，有伤及肾阳的，治疗可选参苓白术散、四君子汤、六君子汤、异功散、补中益气汤、理中汤等。如果虚寒较重，用理中汤加丁香、肉桂、肉果、诃子等药治疗。或由于患其他疾病而寒凉药过量使用，也可参考此法治疗。叶天士医案载有"阴风入脾络"一案，小儿痫痉厥和小儿吐泻门中对此证的论述最为详细，病案后华岫云作按语，对俗称慢

方在小儿痫痉厥门中，其小儿吐泻门中，言此证最为详细。案后华岫（xiù）云驳俗论最妙，学者不可不静心体察焉！再参之钱仲阳，薛立斋、李东垣、张景岳诸家，可无余蕴矣。再按此证最险，最为难治，世之讹传妄治已久，四海同风，历有年所，方中行驳之于前，诸君子畅论于后，至今日而其伪风不息，是所望于后之强有力者，悉取其伪书而焚耳。细观叶家治法之妙，全在见吐泻时，先防其痉，非于既痉而后设法也。故余前治六淫之痉，亦同此法，所谓上工[1]不治已病治未病，圣人不治已乱治未乱也。

客忤痉（俗所谓惊吓是也）

按　小儿神怯气弱，或见非常之物，听非常之响，或失足落空，跌扑之类，百证中或有一二，非小儿所有痉病，皆因于惊吓也。证现发热，或有汗，或无汗、面时青时赤，梦中呓语，手足蠕动，宜复脉汤去参、桂、姜、枣，加丹参、丹皮、犀角，补心之体，以配心之用。大便结者，加玄参，溏者加牡蛎；汗多神不宁有恐惧之象者，加龙骨、整琥珀、整朱砂块（取其气而不用其质，自无流弊），必细询病家确有所见者，方用此例。若语涉支离，猜疑

脾风的批驳精妙，学医之人应当静心体察。也可参照钱仲阳、薛立斋、李东垣、张景岳等各位大医家的论述，就能更加全面地理解本证。再按：本证预后最为凶险，也最为难治，且世面上对本病的错误认识和错误治法相传已久，甚至四海各地风气相同，流传多年。方中行早前对此进行驳斥，其后许多医家也附论赞同，然而直至今日，此伪风依然没有停息，希望出现强势有力的医家，彻底搜集伪书并全部焚毁。仔细研究叶天士医案对本证治法的精妙之处，完全在于刚出现吐泻症状之时，就注意预防痉病发生，而不是在发生痉病以后再寻求治疗。因此我在前面论述治疗六淫导致痉病时，方法与此类似，宗于《内经》所言："上工不治已病治未病，圣人不治已乱治未乱。"

客忤痉（即俗称惊吓）

按　小儿神怯气弱，如见到不寻常的东西，或听到不寻常的声音，或失足落空、跌倒等，可能导致痉病，不过百例痉病中有一二例属于这样的情况。要知道并非小儿所有的痉病都是因惊吓引起的。症见发热，或有汗，或无汗，面色时青时红，说梦话，手足蠕动，治疗可选用复脉汤去人参、桂枝、生姜、大枣，加入丹参、丹皮、犀角，补心阴之体，以配心阳之用。大便秘结者加玄参；便溏者加牡蛎；汗多，神志不宁，有恐惧表情者，加龙骨、整琥珀、整朱砂块（取其气而不用其质，自然不会有危害）。必须先仔细询问患者，确定是由惊吓而引起发痉的，才可用此方加减治疗。如果患者回答不够肯定，或猜疑不定的，须静下心来再次仔细诊察，确定无疑后再进行治疗。

---

[1] 上工：指医术上等，技术精湛的高明医生。

不定者，静心再诊，必得确情，而后用药。

愚儿三岁，六月初九日辰时，倚门落空，少时发热，随热随痉，昏不知人，手足如冰，无脉，至戌时而痉止，身热神昏无汗。次日早，余方与复脉汤去参、桂、姜、枣，每日一帖，服三四杯。不饮不食，至十四日巳时，得战汗而愈。若当痉厥神昏之际，妄动乱治，岂有生理乎！盖痉厥则阴阳逆乱，少不合拍则不可救，病家情急，因乱投药饵，胡针乱灸而死者，不可胜纪。病家中无主宰，医者又无主宰，儿命其何堪哉！如包络热重，唇舌燥，目白睛有赤缕者，牛黄清心丸，本论牛黄安宫丸、紫雪丹辈，亦可酌而用之。

犬子三岁，六月初九日辰时，倚在门旁突然落空跌倒，不久出现发热，一发热就发痉，昏迷不醒，手足冰冷，摸不到脉搏。到戌时，痉止，但身仍热，神昏，无汗。第二天早晨，我用复脉汤去人参、桂枝、生姜、大枣，每天一剂，服三四杯，孩子仍不饮不食，到十四日巳时，出现战汗后病才痊愈。假如在痉厥神昏之时，轻举妄动，盲目投医，哪里还有救呢？痉厥之时，阴阳逆乱，治疗稍不合拍，就会导致死亡。患者家属情急，乱用药物或胡乱针灸而造成患者死亡，这事情多得数不过来。患者和家属心中无主见，医生也是，小儿性命就堪忧了。如心包络热闭较重，症见唇舌干燥，眼白睛中有红丝的，可用牛黄清心丸，本书中提到的安宫牛黄丸、紫雪丹等类药物，也可酌情选用。

本脏自病痉（此证则瘛病也）

按此证由于平日儿之父母，恐儿之受寒，覆被过多，着衣过厚，或冬日房屋热炕过暖，以致小儿每日出汗，汗多亡血，亦如产妇亡血致痉一理。肝主血，肝以血为自养，血足则柔，血虚则强，故曰本脏自病。然此一痉也，又实为六淫致痉之根。盖汗多亡血者，本脏自病，汗多亡卫外之阳，则易感六淫之邪也。全赖明医参透此理，于平日预先告谕小儿之父母，勿令过暖汗多亡血，暗中少却无穷之病矣。所谓治未病

本脏自病痉（此证即是瘛病）

按 本病是因为患儿父母平时担心孩子受寒，给孩子盖被子过厚，穿衣服过厚，或是冬季屋内热炕过热，导致小儿每日出汗多，汗出过多造成血液亏耗而出现痉病，像产妇出血过多引起痉病一样。肝主藏血，同时肝脏本身也依赖血液濡养，肝血充足则筋脉柔顺，肝血亏虚则筋脉强直发痉，这种痉病是由肝脏自身病变所致，因此称为"本脏自病痉"。不过，此痉病实际上也是六淫致痉的根源。因为汗出过多，津血亏耗，则肝脏自病，汗出过多会损伤卫气，卫气不足则易受六淫外邪侵袭。只有依靠高水平医生在平时就预先告诉小儿父母，不要让孩子因过热导致汗出过多、津血亏耗，小儿许多疾病在不知不觉中就销声匿迹了，这即是《内经》提出的"治未病"。

也。治本脏自病法，一以育阴柔肝为主，即同产后血亡致痉一例，所谓血足风自灭也。六味丸、复脉汤、三甲复脉三方、大小定风珠二方，专翕膏，皆可选用。专翕膏为痉止后，每日服四五钱，分二次，为填阴善后计也。六淫误汗致痉者，亦同此例。救风温、温热误汗者，先与存阴，不比伤寒误汗者急与护阳也，盖寒病不足在阳，温病不足在阴也。

治疗"本脏自病痉"之法，主要以育阴柔肝为主，与产后失血过多引起痉病的治疗方法相似，正所谓"血足风自灭"。六味地黄丸，加减复脉汤，三甲复脉汤三方，大小定风珠二方，专翕大生膏等，均可据证选用。专翕大生膏在痉已止歇时，每次服用12～15克，每日两次，可以填补真阴，善后调理。如因外感六淫之邪，误汗伤阴而致痉者，也可同上治疗。治风温、温热误汗所致痉病，首先要注意保存阴液，与伤寒误汗必须马上顾护阳气不同，这是因为伤寒易伤阳气，温病易耗损阴液。

小儿易痉总论

按小儿易痉之故，一由于肌体薄弱，脏腑嫩小，传变最速；一由近世不明六气感人之理，一见外感，无论何邪，即与发表。既痉之后，重用苦寒，虽在壮男壮女，二、三十岁，误汗致痉而死者，何可胜数！小儿薄弱，则更多矣。余于医学，不敢自信，然留心此证几三十年，自觉洞彻此理，尝谓六气明而痉必少，敢以质之明贤，共商救世之术也。

小儿容易发生痉证的原因归纳起来主要是：一是小儿肌体薄弱，脏腑娇嫩，患病后传变迅速；二是近来某些医生不明白六淫侵袭人体的机理，一遇外感为病，不管哪种邪气，一律用发表之法。发生痉病以后，又重用苦寒之品。即使是用在二三十岁男女青壮年患者身上，因误汗引发痉病，最后导致死亡的例子，数都数不过来。而小儿体质薄弱，因为这个导致死亡的就更多了。我对于医学的认识，不敢自夸已精通，但对于痉病的诊治已留心近三十年，自己觉得对痉病的辨证论治已有非常深刻的认识，曾经说过，如果能够明白六淫致病的特点，那么痉病的发生率必会降低。我敢向高明的医生请教，共商救治痉病的方法。

痉病瘈病总论

《素问》谓太阳所至为痉，少阳所至为瘈。盖痉者，水也；瘈者，火也；又有寒厥、热厥之论最详。后人不分

《素问》载：太阳之气所至为痉，少阳之气所至为瘈。因为痉属水，瘈属火。另外，《素问》也详细论述了寒厥和热厥，但后人分不清痉、瘈、厥是三种病证，只是笼统地称呼为惊风

痉、瘛、厥为三病，统言曰惊风痰热，曰角弓反张，曰搐搦，曰抽掣，曰痫、痉、厥。方中行作《痉书》，其或问中所论，亦混瘛而为痉，笼统议论。叶案中治痫、痉、厥最详，而统称痉厥，无瘛之名目，亦混瘛为痉。考之他书，更无分别，前痉病论因之，从时人所易知也。谨按痉者，强直之谓，后人所谓角弓反张，古人所谓痉也。瘛者，蠕动引缩之谓，后人所谓抽掣、搐搦，古人所谓瘛。抽掣搐搦不止者，瘛也。时作时止，止后或数日，或数月复发，发亦不待治而自止者，痫也。四肢冷如冰者，厥也；四肢热如火者，厥也；有时而冷如冰，有时而热如火者，亦厥也。大抵痉、瘛、痫、厥四门，当以寒热虚实辨之，自无差错。仲景刚痉、柔痉之论，为伤寒而设，未尝议及瘛病，故总在寒水一门，兼风则有有汗之柔痉，盖寒而实者也。除寒痉外，皆瘛病之实而热者也。湿门则有寒痉，有热瘛，有实有虚。热病久耗其液，则成虚热之瘛矣。前列小儿本脏自病一条，则虚热也。产后惊风之痉，有寒痉，仲景所云是也；有热瘛，本论所补是也。总之，痉病宜用刚而温，瘛病宜用柔而凉。又有痉而兼瘛，瘛而兼痉，所谓水极而似火，火极而似水也。至于痫证，亦有虚有实，有留邪在络之客邪，有五志过极之脏

痰热、角弓反张、搐搦、抽掣、痫、痉、厥等。方中行所著《痉书》也将"瘛"和"痉"混为一谈，笼统讨论。叶天士《临证指南医案》中已有治疗痫、痉、厥的详细记载，但也只是统称"痉厥"，没有提及"瘛"这一名目，其实也是把"瘛"和"痉"混为一谈。其他医书，对这几个病证也没有加以区分。我在本书的前部分讨论痉病时也沿用该名称，目的是使现在医生能够看懂和接受而已。我认为"痉"是强直之意，即"角弓反张"，而古人称为"痉"。而"瘛"是指手足蠕动，四肢拘急挛缩，后人称为"抽掣""搐搦"，而古人称之为"瘛"。手足抽掣、搐搦不止称为"瘛"。如时作时止，止后数日或数月又再次发作，发作后不经治疗又自行停止的，称为"痫"。四肢厥冷像冰一样的，称为"厥"；四肢火热的，也称为"厥"；有的时而厥冷如冰，时而高热如火，也称为"厥"。一般而言，痉、瘛、痫、厥四种病证应该从寒、热、虚、实四方面加以辨别，就自然不会有差错。仲景有关刚痉和柔痉的论述是为伤寒而设，未提及瘛病，因此痉病就归于寒水这一门。若兼有风邪则会有汗而柔痉发作，刚痉和柔痉均属寒实之证。除寒痉以外，其他皆属实热瘛病。在湿病中，既有寒痉也有热瘛，有实也有虚。如果热病迁延不愈，阴液耗损，会形成虚热瘛证。前面所述小儿本脏自病一条也属虚热瘛病。产后惊风之痉病，既可是寒痉，即张仲景所说刚痉和柔痉，也可见热瘛，即本论所补充的瘛病。总之，痉病宜用刚而温的药物治疗，瘛病则须用柔而凉的药物治疗。另外，临床还可见痉病而兼有瘛，或者瘛病而兼有痉，即常说的"水极而似火""火极而似水"。至于痫证，也有虚实之分，既有留邪在络的客邪，也有五志过极损及脏气，叶天士医案中对此论述得颇为详细，分别施治即可。吴瑭鉴于前辈不少人将瘛和痉混为一谈，因此在此分析并加以详细探讨，以供参考。

气，叶案中辨之最详，分别治之可也。瑭因前辈混瘛与痉为一证，故分晰而详论之，以备裁采。

六气当汗不当汗论

六气六门，止有寒水一门，断不可不发汗者。伤寒脉紧无汗，用麻黄汤正条；风寒挟痰饮，用大小青龙一条。饮者，寒水也，水气无汗，用麻黄甘草、附子麻黄等汤。水者，寒水也，有汗者即与护阳，湿门亦有发汗之条，兼寒者也；其不兼寒而汗自出者则多阳之方。其他风温禁汗，暑门禁汗，亡血禁汗，疮家禁汗，禁汗之条颇多，前已言之矣。盖伤于寒者，必入太阳，寒邪与寒水一家，同类相从也。其不可发者何？太阳本寒标热，寒邪内合寒水之气，止有寒水之本，而无标热之阳，不成其为太阳矣。水来克火，如一阳陷于二阴之中，故急用辛温发汗，提阳外出。欲提阳者，乌得不用辛温哉！若温暑伤手太阴，火克金也，太阴本燥标湿，若再用辛温，外助温暑之火，内助脏气之燥，两燥相合，而土之气化无从，不成其为太阴矣，津液消亡，不痉何待！故初用辛凉以救本脏之燥，而外退温暑之热；继用甘润，内救本脏之湿，外敌温暑之火，而脏象化气，本来面目可不失

六淫之邪侵袭人体致病，其中只有寒水类病证，必须用发汗之法。伤寒无汗，脉紧，用麻黄汤；风寒夹痰饮，用大、小青龙汤。水气为病，无汗，用麻黄甘草汤、附子麻黄汤。水是寒水，有汗者当护其阳。湿病也有用发汗的，这只在湿病兼有寒邪时才用；若湿病不兼寒邪，汗自出者，则多用护阳之法。其他禁汗之病证很多，如风温禁汗，暑病禁汗，亡血者禁汗，疮家禁汗等。感受寒邪为病，寒邪必侵袭太阳经，这是因为寒邪与寒水性质相似，同类相从。为何感受寒邪之病证，治疗时必须用发汗之法？因为太阳病本寒标热，体表的寒邪与体内的寒水之气相合，若只有寒水之本，而无标热的阳为寒邪所郁，就不能称其为太阳病。水来克火，犹如一阳陷于二阴之中，足太阳被外来寒邪与体内寒水夹袭，两阴邪郁遏卫阳，因此要立即用辛温发汗之法，以提陷阳外出。若想提陷阳外出，怎可不用辛温发汗之法？若温热暑邪侵袭手太阴肺经，是火克金，太阴本燥标湿之证，此时若再用辛温发汗，必会外助温暑之火邪，内助肺脏气之燥，两燥相合，使湿土之气不能正常运化，太阴受损，津液耗竭，此时不发痉病何时会发？因此，治疗时，初起先用辛凉之品，以除本脏之燥热，外退暑温之邪，再用甘凉濡润之品，以救本脏之阴液，外消暑温之邪。如此气化得行，太阴之脏运化正常。温热暑邪致病，绝不可用辛温发汗之法，即使是辛甘药物，虽无发汗作用，亦属禁用药物。即使是伤寒病，若兼风邪，自汗者，也禁用辛温发汗，即所谓有汗不得用麻黄。无奈近世医生用羌活代替麻黄，不知道羌活辛温发汗的效果实比

矣。此温暑之断不可发汗，即不发汗之辛甘，亦在所当禁也。且伤寒门中，兼风而自汗者，即禁汗，所谓有汗不得用麻黄。无奈近世以羌活代麻黄，不知羌活之更烈于麻黄也。盖麻黄之发汗，中空而通，色青而疏泄，生于内地，去节方发汗，不去节尚能通能留，其气味亦薄；若羌活乃羌地所生之独活，气味雄烈不可当。试以麻黄一两，煮于一室之内，两三人坐于其侧，无所苦也。以羌活一两，煮于一室内，两三人坐于其侧，则其气味之发泄，弱者即不能受矣。温暑门之用羌、防、柴、葛，产后亡血家之用当归、川芎、泽兰、炮姜，同一杀人利剑，有心者共筹之。

麻黄更甚。因为麻黄茎中空而通，颜色青而有疏泄的作用，生长于内地，去节后才有发汗之效，不去节的麻黄可通可守，气薄味弱；而羌活是生长在羌地的独活，气味极为雄烈。比如在一个房间内煎煮麻黄30克，两三个人坐在旁边，不会有什么不舒服的；如果同样在房内煎煮羌活30克，两三个人坐在旁边，假如体质弱些，就会难以忍受其散发的强烈气味。温暑类疾病用羌活、防风、柴胡、葛根，与产后大出血用当归、川芎、泽兰、炮姜一样，都是杀人之药，用心的人可以共同探讨这点。

疳疾论

疳者，干也，人所共知。不知干生于湿，湿生于土虚，土虚生于饮食不节，饮食不节，生于儿之父母之爱其子，惟恐其儿之饥渴也。盖小儿之脏腑薄弱，能化一合者，与一合有半，即不能化，而脾气郁矣。再小儿初能饮食，见食即爱，不择精粗，不知满足，及脾气已郁而不舒，有拘急之象，儿之父母，犹认为饥渴而强与之。日复一日，脾因郁而水谷之气不化，水谷之气不化而脾愈郁，不为胃行津液，湿斯停矣。土恶湿，湿停而脾胃俱病矣。中焦

人们都知道"疳"就是干的意思，但却不知道"干"其实因为"湿"，而湿是由脾胃虚造成的。脾胃虚弱的原因是饮食不节，而饮食不节主要是因为小儿父母溺爱孩子，惟恐孩子饥渴，喂食过多。小儿脏腑功能薄弱，若其脏腑可消化一合食物，却强行给予一合半食物，就导致消化不良，脾气受损。而且由于小儿刚会吃，食物不论精细与否，见到食物就想吃，容易进食过多，到了脾气受郁不舒之时，小儿已出现拘急之象，父母此时还认为是饥渴的原因，硬给孩子食物，这样日子久了，脾气受困郁滞，不能运化水谷精微，精微不化则脾气更加郁困，不能为胃输布津液，水湿因而停聚于体内。脾土恶湿，水湿停聚，则脾胃虚弱不振。中焦脾胃受纳、运化饮食水谷精气，精气化而变成红色的液体，形成血

受气，取汁变化而赤，是谓血，中焦不受水谷之气，无以生血而血干矣。再水谷之精气，内入五脏，为五脏之汁；水谷之悍气，循太阳外出，捍卫外侮之邪而为卫气。中焦受伤，无以散精气，则五脏之汁亦干；无以行悍气，而卫气亦馁，卫气馁故多汗，汗多而营血愈虚，血虚故肢体日瘦；中焦湿聚不化而腹满，腹日满而肢愈瘦，故曰干生于湿也。医者诚能识得干生于湿，湿生于土虚，且扶土之不暇（xiá），犹敢恣用苦寒，峻伤其胃气，重泄其脾气哉！治法允推东垣、钱氏、陈氏、薛氏、叶氏，诚得仲景之心法者也。疏补中焦，第一妙法；升降胃气，第二妙法；升陷下之脾阳，第三妙法；甘淡养胃，第四妙法；调和营卫，第五妙法；食后击鼓，以鼓动脾阳，第六妙法（即古者以乐侑食之义，鼓荡阳气，使之运用也）；《难经》谓伤其脾胃者，调其饮食，第七妙法；如果生有疳（gān）虫，再少用苦寒酸辛，如芦荟、胡黄连、乌梅、史君、川椒之类，此第八妙法；若见疳即与苦寒杀虫便误矣；考洁古、东垣，每用丸药缓运脾阳，缓宣胃气，盖有取乎渣质有形，与汤药异歧，亦第九妙法也。

近日都下相传一方，以全蝎三钱，烘干为末，每用精牛肉四两，作肉团数

液，若中焦不能受纳运化饮食水谷，便难以生成血液，则血液亏少。再有，饮食水谷精微化生的"精气"，输布五脏，濡养脏腑；水谷精微之气化生的"悍气"顺太阳经脉而出，抵御外邪，称作卫气。若中焦脾胃受损，水谷精气得不到输布，那么脏腑就得不到滋养，出现虚证；不能化生悍气，则卫气亏虚，则固摄功能下降，出现多汗，多汗则营血亏虚更甚，血虚不能濡养肌肉，肢体逐渐消瘦。中焦水湿停聚，阻滞气机，可见腹胀满，肢体消瘦渐重，因此说此"干"实际病因在"湿"。医生如能认识到这一点，明白"湿"的原因是由于脾胃虚弱，治疗时补脾益胃还来不及，怎会妄用苦寒之品，重伤胃气，重泻脾气？公允来说，要数李东垣、钱仲阳、陈文中、薛立斋、叶天士等人掌握了张仲景调理脾胃，治疗疳疾的精华之处。治疗疳疾的有效方法主要有：疏通脾胃，补益中焦是第一妙法；升降胃气是第二妙法；升陷下之脾阳是第三妙法；甘淡之品养胃是第四妙法；调和营卫是第五妙法；饭后击鼓，鼓动脾阳是第六妙法（此即古人所说的，饮食时有背景音乐，可以鼓动脾阳，以促其运化水谷精微）；第七妙法即《难经》所说"伤其脾胃者，调其饮食"的方法；第八妙法是如果症见虫积，稍佐苦寒酸辛之品，如芦荟、胡黄连、乌梅、史君子、川椒等，以驱蛔杀虫。但是要注意，一见疳疾患儿，就用苦寒杀虫是不正确的，因为苦寒之品会损伤脾胃，更伤津液。第九妙法是参考洁古、东垣的方法，制丸剂以和缓的方式使脾阳得运，胃气得宣，因为丸剂可缓慢持久地发挥药效，与汤药荡涤而下，药性迅疾不同。

最近京城附近流传一剂用于治疗疳疾的处方，以全蝎9克，烘干后研为细末，每次取精牛

枚，加蝎（xiē）末少许，蒸熟令儿逐日食之，以全蝎末完为度，治疳疾有殊功。愚思蝎色青，属木，肝经之虫，善窜而疏土，其性阴，兼通阴络，疏脾郁之久病在络者最良，然其性慓悍有毒。牛肉甘温，得坤土之精，最善补土，禀牡马[1]之贞，其性健顺，既能补脾之体，又能运脾之用。牛肉得全蝎而愈健，全蝎得牛肉而不悍，一通一补，相需成功，亦可备用。一味金鸡散亦妙（用鸡内金不经水洗者，不拘多少，烘干为末，不拘何食物皆加之，性能杀虫磨积，即鸡之脾，能复脾之本性）。小儿疳疾，有爱食生米、黄土、石灰、纸、布之类者，皆因小儿无知，初饮食时，不拘何物即食之，脾不能运，久而生虫，愈爱食之矣。全在提携之者，有以谨之于先，若既病治法，亦惟有暂运脾阳，有虫者兼与杀虫，断勿令再食，以新推陈，换其脏腑之性，复其本来之真方妙。

肉120克，剁成肉末，拌入少许全蝎末，做成肉丸，蒸熟后，每日给小儿服用，直至全蝎末吃完，其效显著。我认为全蝎色为青，属肝木，走肝经，其性善走窜，可疏通脾胃气机，全蝎其性属阴，能疏通血络，用于脾气郁困，久病入络之疳疾疗效最好。当然，必须注意全蝎药性峻猛，有毒，不可草率使用。牛肉性温味甘，有坤土之精华，补益脾土之效很强，同时还具有雄马矫健柔顺之性，因此牛肉既能补养脾脏阴土，还可以推动脾阳，助其运化之功。两味药组合一起，牛肉得全蝎则健运之力更强，全蝎得牛肉其峻猛之性受到佐制，配合使用，疏通与补养相互补充，相得益彰。还可以准备鸡内金（鸡内金，多少不限，不要用水洗，烘干后研为细末，取适量加入各种食物，都可起到杀虫消积之用。鸡内金即为鸡的脾脏，所以能恢复脾脏之运化功能），也能有不错的疗效。小儿疳疾，可出现爱食生米、黄土、石灰、纸屑、布片等异物，这是因为小儿缺少常识，刚学会吃，什么东西都吃，以致脾不运化，积久生虫，生虫后，更加嗜食各种异物。因此，照顾小儿，必须注意其饮食卫生和节制。对患病儿童，治疗时只能先健运脾阳，有虫者兼顾杀虫，同时要制止小儿继续食异物，这样就可以推陈出新，恢复其脏腑正常功能。

痘证总论

《素问》曰：治病必求其本。盖不知其本，举手便误，后虽有锦绣心思，皆鞭长莫及矣。治痘明家，古来不下数

《素问》说："治病必求其本。"因为如果不知道病因，一动手就容易犯错。犯错后即使再有高招，也鞭长莫及。治疗痘证有名的医家，自古以来不下几十位，治痘理论也算得上很完善了，不

---

[1] 牡马：即雄马。古人通常用牝、牡表示母和公。

十，可称尽善，不比温病毫无把握，尚俟愚陋之鄙论也。但古人治法良多，而议病究未透彻来路，皆由不明六气为病，与温病之源。故论痘发之源者，只及其半，谓痘证为先天胎毒，由肝肾而脾胃而心肺，是矣。总未议及发于子午卯酉之年，而他年罕发者何故。盖子午者，君火司天；卯酉（mǎo yǒu）者，君火在泉；人身之司君火者，少阴也。少阴有两脏，心与肾也。先天之毒，藏于肾脏，肾者，坎也，有二阴以恋一阳，又以太阳寒水为腑，故不发也，必待君火之年，与人身君火之气相搏，激而后发也。故北口外寒水凝结之所，永不发痘。盖人生之胎毒如火药，岁气之君火如火线，非此引之不发。以是知痘证与温病之发同一类也。试观《六元正纪》所载温厉大行，民病温厉之处，皆君相两火加临之候，未有寒水湿土加临而病温者，亦可知愚之非臆说矣。

像温病，理论尚不完备，还需要我接着探讨。但是虽然古人治痘方法很多，但对疾病发生和发展病机的认识尚未透彻，这是因为对六气致病特点以及温病发病病因不清楚。因此要说痘证病因，只涉及一条，认为痘证是先天胎毒引起，病机演变从肝肾开始，经脾胃，到心肺，这种认识不错。但是一直没有解释为什么本病多发于子午、卯酉之年，而其他年份罕见。按五运六气规律，子午之年属君火司天，卯酉之年属君火在泉。在人体，少阴司君火，少阴有手少阴心和足少阴肾两脏。先天胎毒藏于肾，肾属八卦之坎卦，二阴包一阳，又与太阳寒水之腑膀胱相表里。所以，肾中所伏藏的胎毒在普通年份藏而不发，等到君火当令，司天君火与人身君火之气相搏，胎毒激发，痘证发作。因此，在北方寒水凝结地区，极少发生痘证。因为人身胎毒就类似于火药，司天君火之气好比导火索，火药没有导火索就不会爆炸。可知痘证和温病的发病机理相似。试看《素问·六元正纪大论篇》记载的瘟疫大流行，百姓患瘟疫的时间、地点，都是发生在少阴君火和少阳相火当令的年份，温病流行一般没有出现在太阳寒水和太阴湿土当令的年份，可知我的观点并非是凭空臆造。

痘证禁表药论

表药者，为寒水之气郁于人之皮肤经络，与人身寒水之气相结，不能自出而设者也。痘证由君火温气而发，要表药何用？以寒水应用之药，而用之君火之证，是犹缘木[1]而求鱼也。缘木求

郁于人体肌表经络的寒水之气，与人体自身的寒水之气相互结合，自己无法分解而出，这时用解表药可以祛除外邪。痘证因君火温热之气而发，邪不在表，用解表药有什么用处？用治疗风寒表证之药来治疗君火温热之邪引发的病证，好比是爬到树上去捕鱼。爬树捕鱼虽说没有用处，

---

[1]缘木：爬树。

鱼，无后灾；以表药治痘疮，后必有大灾。盖痘以筋骨为根本，以肌肉为战场，以皮肤结痂为成功之地。用表药虚表，先坏其立功之地，故八九朝灰白塌陷，咬牙寒战，倒靥（yè）黑陷之证蜂起矣。古方精妙不可胜数，惟用表药之方，吾不敢信。今人且恣用羌、防、柴、葛、升麻、紫苏矣。更有愚之愚者，用表药以发闷证是也。痘发内由肝肾，外由血络，闷证有紫白之分：紫闷者，枭毒把持太过，法宜清凉败毒，古用枣变百祥丸，从肝肾之阴内透，用紫雪芳凉，从心包之阳外透；白闷则本身虚寒，气血不支之证，峻用温补气血，托之外出，按理立方，以尽人力，病在里而责之表，不亦愚哉！

也不会有多大危害；用解表药治疗痘证，则必然会造成严重后果。痘以筋骨为根，在肌肉中与正气搏击，皮肤上结痂，如果痘证误用辛温解表，会使肌表虚弱，破坏了痘毒结痂之处，因此八九天后，痘疹颜色灰白、痘顶凹陷，牙齿紧咬，寒战，倒靥黑陷等险恶证候纷纷出现。治疗痘疹有许多精妙的古方，但是用解表药物组方，我还不敢轻易相信。但现在有些人却妄用羌活、防风、柴胡、葛根、升麻、紫苏等解表药物，甚至还有更愚蠢的人，竟然用解表药来透发痘疮闷证。痘疹发作的内因是胎毒藏于肝肾，外因是湿热交争于肌表血络，痘证"闷证"有紫色和白色两种："紫闷"是火热邪毒太盛，宜用清凉败毒之法，古方用枣变百祥丸，使胎毒从肝肾阴分由内透外，用紫雪丹芳香清凉，使胎毒从心包阳分外透；"白闷"是由患者本身虚寒，气血不足所致，应重用温补气血之剂，以托邪外出。遵循病机变化特点，立法处方，以尽人力。痘证病位在里，却用解表药，不是太愚蠢吗？

痘证初起用药论

痘证初起，用药甚难，难者何？预护之为难也。盖痘之放肥，灌浆，结痂，总从见点之初立根基，非深思远虑者不能也。且其形势未曾显张，大约辛凉解肌，芳香透络，化浊解毒者，十之七八；本身气血虚寒，用温煦保元者，十之二三。尤必审定儿之壮弱肥瘦，黑白青黄，所偏者何在？所不足者何在？审视体质明白，再看已未见点，所出何苗？参之春夏秋冬，天气寒热燥湿，所病何时？而后定方，务于七日前先清其

痘证初起用药甚为困难，为什么难呢？在于很难预先防护。因为痘疹鼓胀、灌浆、结痂等转归的好坏，总是从痘疹开始出现小点的时候就已长根。因此若不能做到深思远虑，就很难治疗。而且在此阶段，痘疹形状尚未显露，一般用辛凉解肌，芳香透络，化湿解毒之法进行治疗，约占十之七八；由于本身气血虚寒，用温煦保元法者，约占十之二三。尤为重要的是要判定患儿体质的强弱和胖瘦，肤色的黑、白、青或黄，体质是偏阳还是偏阴？其不足在哪一方面？准确判定患儿体质后，再看痘疹有没有见点？属于哪种类型？并参考春、夏、秋、冬四季不同，气候寒、热、燥、湿之不同，疾病发生的时间等，最后再立法处方。务必在患病后前七日，先清除其感受

感之外邪，七日后只有胎毒，便不夹杂矣。

的外邪，七日后，只剩下胎毒，治疗起来就不复杂。

治痘明家论

治痘之明家甚多，皆不可偏废者也。若专主于寒、热、温、凉一家之论，希图省事，祸斯亟矣。痘科首推钱仲阳、陈文中二家，钱主寒凉，陈主温热，在二家不无偏胜，在后学实不可偏废。盖二家犹水火也，似乎极不同性，宗此则害彼，宗彼则害此。然万物莫不成于水火，使天时有暑而无寒，万物焦矣，有寒而无暑，万物冰矣，一阴一阳之谓道，二家之学，似乎相背，其实相需，实为万世治痘立宗旨。宗之若何？大约七日以前，外感用事，痘发由温气之行，用钱之凉者十之八九，用陈之温者一二。七日以后，本身气血用事，纯赖脏真之火，炼毒成浆，此火不必外鼓，必致内陷，用陈之温者多，而用钱之凉者少也。若始终实热者，则始终用钱；始终虚寒者，则始终用陈。痘科无一定之证，故无一定之方也。丹溪立解毒、和中、安表之说，亦最为扼要。痘本有毒可解，但须解之于七日之前，有毒郁而不放肥，不上浆者，乌得不解毒哉！如天之亢阳不雨，万物不生矣。痘证必须和中，盖脾胃最为吃紧，前所谓

治疗痘证水平很高的医生都很多，我们不可偏执一家之言。如果偏信其主寒、主热、主温、主凉的一家之论，贪图省事，很快就会发生灾祸。痘科名家首推钱仲阳、陈文中两家。钱氏主张寒凉之法，陈氏主张温热之法，两位医家各有千秋，后世学者不可偏执一家。两位医家的主张犹如水火一般，似乎方法差别巨大，遵从一家说法就与另一家相冲突。但是世间万物都是由水火一样的矛盾构成的，若天只有夏暑而无冬寒，万物都会焦枯而死，而若只有冬寒而无夏暑，万物又会冰冻而死。因此《周易》上说："一阳一阴之谓道。"此两位医家的观点似乎相互背离，实际上是相互补充的，都是后世治疗痘证的宗旨。那么如何来遵从此宗旨呢？一般而言，大约在发病后七日内，主症以外感为主，宜用钱氏寒凉之法的患者占十之八九，而宜用陈氏温补之法的只占十之一二。发病七日后，痘证的传变和预后决定于患者自身的气血。五脏真火炼毒成浆，假如真火不足，不能鼓邪外出，必会导致毒邪内陷，此时宜用陈氏温补之法的较多，而宜用钱氏寒凉之法的较少。若痘证一直是实热证者，就坚持用钱氏的寒凉之法，若一直是虚寒证，就坚持用陈氏的温补之法。痘证证候不是固定不变的，因此治法也不应该固守一隅。朱丹溪创解毒、和中、安表之法，最为简明扼要。痘证原是由胎毒而起的，所以解毒之法可用，但须于七日之前解，有些火毒郁结，痘疮不起、不灌浆的，就必须用解毒的治法呢？好比是天气久晴无雨，干旱大行天下，万物毫无生机。痘证还可用和中之法，在痘证的演变过程中，脾胃扮演重要角色，正如前面所论痘证以肌肉为战场，而脾胃主肌肉。丹溪关

以中焦作战场也。安表之论，更为妙谛，表不安，虽至将成犹败也，前所谓以皮肤结痂（jiā），为成功之地，而可不安之也哉！安之不暇，而可混发以伤之也哉！至其宗钱而非陈，则其偏也。万氏以脾胃为主，魏氏以保元为主，亦确有见识，虽皆从二家脱化，而稍偏于陈。费建中《救偏琐言》，盖救世人不明痘之全体大用，偏用陈文中之辛热者也；书名救偏，其意可知，若专主其法，悉以大黄、石膏从事，则救偏而反偏矣。胡氏辄投汗下，下法犹有用处，汗法则不可者也。翁仲仁《金镜录》一书，诚为痘科宝筏，其妙处全在于看，认证真确，治之自效。初学必须先熟读其书，而后历求诸家，方不误事。后此翟氏、聂氏，深以气血盈亏，解毒化毒，分晰阐扬钱氏、陈氏底蕴，超出诸家之上，然分别太多，恐读者目眩。愚谓看法必宗翁氏，叶氏有补翁仲仁不及之条；治法兼用钱、陈，以翟氏、聂氏，为钱、陈之注，参考诸家可也。近日都下盛行《正宗》一书，大抵用费氏、胡氏之法而推广之，恣用大汗大下，名归宗汤，石膏、大黄始终重用，此在枭毒太过则可，岂可以概治天下之小儿哉！南方江西江南等省，全恃种痘，一遇自出之痘，全无治法，医者无论何痘，概禁寒凉，以致有毒火者，轻者重，重者死，此皆偏之为害也。

于安表之论，尤是痘证诊治之真谛，如果表不安，即使治疗接近成功，最终还是失败，如前所论痘疮以皮肤结痂为成功之地，若表不安，何来成功可言？即使及时安表还怕失去治疗时机，临证怎能妄用发表之品损伤表气？但是，丹溪推崇钱氏，却非难陈氏，我认为这是有失偏颇的。再有，万氏以调理脾胃为主，魏氏则强调保养元气，这都是其治痘独到之处，他们俩的观点虽然都是从钱、陈两位医家脱化而来，但稍偏重于陈氏。世人不知道痘证完整的病程和治法，费建中著《救偏琐言》一书，用意救民众之不知，却偏爱陈文中辛热温补之法。其书名救偏二字，可推知费氏其意，但若只用他的方法治疗痘证，一律用大黄、石膏，虽名为纠偏，实际上造成了新的偏颇。胡氏动辄使用汗、下治疗痘证，我认为其下法还是可以用的，但汗法万不可妄用。翁仲仁所著《金镜录》一书实在是痘科珍贵医籍，其诊断尤为精妙。如果辨识证候精准，疗效自会良好，从医初学者须先熟读此书，再学习其他各家之论，如此在临证时才不会失治、误治。在此之后，有翟氏和聂氏二人，注重气血虚实，解毒、化毒治疗痘证，阐述发扬了钱氏和陈氏的学术，此二人之论超出其他医家，但分型论治过于繁杂，学者容易眼花缭乱，无所适从。我吴瑭认为痘证的诊断必须推崇翁氏，而叶天士有补充翁氏未曾讨论的地方；治疗应兼用钱、陈两氏之法，可同时参考翟、聂两氏的论述，可再参考其余医家的相关论述，这样，痘证诊治之法就比较全面了。近来京城流行《正宗》一书，主要是推广运用费氏和胡氏之法，妄用大汗、大下之法，其主方名为"归宗汤"，治疗过程一直重用石膏、大黄，此方用于毒邪炽盛，且体质强壮的患者尚可，怎可用于小儿？南方江西、江南等省，完全依赖种痘来预防，一旦遇到自发的痘证，就束手无策，医生不论见到何类型痘证，一概不用寒凉药物，以致出现火毒之型，轻者转重，重者致死，这都是偏用辛热药造成的危害。

痘疮稀少不可恃论

相传痘疮稀少，不过数十粒，或百余粒，根颗圆绽者，以为状元痘，可不服药。愚则以为三四日间，亦须用辛凉解毒药一帖，无庸多服；七八日间，亦宜用甘温托浆药一帖，多不过二帖，务令浆行满足。所以然者何？愚尝见稀少之痘，竟有浆行不足，结痂后患目，毒流心肝二经，或数月，或半年后，烦躁而死，不可救药者。

相传痘疮发出稀少，全身仅几十粒，最多百余粒，痘形圆而饱满，是状元痘，此痘不用药物治疗。我却认为在发病后的三四日内，还是必须用辛凉解毒之方一帖，但不必多服；到发病七八日，还可用甘温托浆之方一帖，最多不超过两帖，务必使痘浆饱满。为什么这么做呢？因为我曾见到痘出稀少者，由于痘浆发出不足，结痂后眼部患疾，毒邪内陷心肝两经，在数月或半年后，突发烦躁而死，难以救治。

痘证限期论

痘证限期，近日时医，以为十二日结痂之后，便云收功。古传百日内，皆痘科事也。愚有表侄女，于三四月间出痘，浆行不足，百日内患目，目珠高出眼外，延至次年。二月方死，死时面现五色，忽而青而赤而黄而白而黑，盖毒气遍历五脏，三昼夜而后气绝。至今思之，犹觉惨甚，医者可不慎哉！十二日者，结痂之限也，况结痂之限，亦无定期。儿生三岁以后者，方以十二日为准；若初周以后，只九日限耳；未周一岁之孩，不过七日限。

近来医生认为，痘证在发病后十二天结痂以后就算痊愈。古代医生认为痘疮发生后一百天内的一切病证都与痘科有关。我有一表侄女，三四月份出痘，由于提浆不足，在发病后一百天内患了眼病，眼珠外凸于眼眶之外，拖到第二年二月死去，死时面部呈现五色交替，忽而青，忽而红，忽而黄，忽而白，忽而黑，此为邪毒传遍五脏，经三昼夜后才死亡。直到今日每当我回忆起此事，仍然觉得当时情景非常凄惨，当医生怎能不谨慎？十二天是结痂的一般期限，何况痘证结痂的期限也不一定。小儿满三岁者，才能以十二日为准，若一周岁或稍大一些，应当以九天为限；未满一周岁的，不过七天为限。

行浆务令满足论

近时人心不古，竞尚粉饰，草草了事。痘顶初浑，便云浆足，病家不

近世的人不如古人忠厚淳朴，竞相粉饰太平，做事马马虎虎，草率。痘疹顶部刚出现混

知，惟医是听。浆不足者，发痘毒犹可医治；若发于关节隐处，亦致丧命，或成废人；患目烦躁者，百无一生，即不死而双目失明矣。愚经历不少，浆色大约以黄豆色为准，痘多者腿脚稍清犹可。愚一生所治之痘，痘后毫无遗患，无他谬巧[1]，行浆足也。近时之弊，大约有三：一由于七日前过用寒凉，七日后又不知补托，畏温药如虎，甚至一以大黄从事，此用药之不精也；二由于不识浆色，此目力之不精也；三由于存心粉饰，心地之不慈也。余存心不敢粉饰，不忍粉饰，口过直而心过慈，以致与世不合，目击儿之颠连疾苦而莫能救，不亦大可哀哉！今作此论，力矫时弊，实从数十年经历中得来。见痘后之证，百难于痘前。盖痘前有浆可上，痘后无浆可行；痘前自内而外出，外出者顺，痘后自外而内陷，内陷者逆也。毒陷于络，犹可以法救之；毒陷于脏而脏真伤，考古竟无良法可救。由逆痘而死者，医可以对儿；由治法不精，而遗毒死者，其何对小儿哉？阅是论者，其思慎之于始乎。

浊，就说浆已足，患者不懂这些，只能听医生的话。提浆不足，如果是外发痘毒尚可救治；若痘疹发于关节或隐蔽部位，还有可能导致患者死亡，或者残废；若出现眼病，烦躁的，基本百无一生，即使不死，双目也会失明。我亲自诊治过不少痘证，痘浆颜色呈黄豆色为提浆已足已熟，如果出痘多，即使腿脚部位的痘疮浆色还有点清稀也可以开始治疗。我一辈子治疗的痘证，痘后均无后遗症，没什么特别诀窍，只是等提浆熟透而已。近时医生所犯弊端主要有三个：一是由于在痘证发作前七日过用寒凉药物，七日后又不及时补托，像畏惧猛虎一样畏惧温补药物，甚至一律都用大黄，此为用药不精；二是不能准确识别浆色，这是诊断不准确；三是存心粉饰太平，没有慈悲心，不善良。我打心眼里不敢，也不忍心粉饰自己，欺骗患者，但是说话太直，心过于慈悲，以致和现今世道格格不入，目睹小儿遭受病患折磨而不能挽救的时候，感到莫大的悲哀！今日写下此论，大力纠正时弊，实在是我数十年来的想法和认识。痘后出现的疾患，比痘前的疾患治疗起来更加困难。因为痘前可以提浆，痘后则无浆可提；痘前邪毒可自内向外而出，外出为顺，痘后邪毒由外内陷，邪毒不能排出体外，内陷为逆。若邪毒陷于肌表经络，还可设法救治，若邪毒陷于五脏导致脏真受损，考据古医书，自古就没有好的治疗方法。小儿患痘证后如因发生逆证而死，医生可以无愧面对；若是因为医术不精，导致小儿遗毒而死，医生如何能够面对？阅读本论者，治疗痘证时，一开始就要谨慎！

疹　论

若明六气为病，疹不难治。但疹之

如果弄明白六淫致病特点，麻疹也不难治

---

[1] 谬巧：巧计。

限期最迫，只有三日。一以辛凉为主，如俗所用防风、广皮、升麻、柴胡之类，皆在所禁。俗见疹必表，外道也。大约先用辛凉清解，后用甘凉收功。赤疹误用麻黄、三春柳等辛温伤肺，以致喘咳欲厥者，初用辛凉加苦梗、旋覆花，上提下降；甚则用白虎加旋覆、杏仁；继用甘凉加旋覆花以救之；咳大减者去之。凡小儿连咳数十声不能回转，半日方回如鸡声者，千金苇茎汤合葶苈大枣泻肺汤主之；近世用大黄者，杀之也。盖葶苈走肺经气分，虽兼走大肠，然从上下降，而又有大枣以载之缓之，使不急于趋下；大黄则纯走肠胃血分，下有形之滞，并不走肺，徒伤其无过之地故也。若固执病在脏泻其腑之法，则误矣。

泻白散不可妄用论

钱氏制泻白散，方用桑白皮、地骨皮、甘草、粳米，治肺火皮肤蒸热，日晡尤甚，喘咳气急，面肿热郁肺逆等证。历来注此方者，只言其功，不知其弊。如李时珍以为泻肺诸方之准绳，虽明知王晋三、叶天士，犹率意用之。愚按此方治热病后与小儿痘后，外感已尽真气不得归元，咳嗽上气，身虚热者，甚良；若兼一毫外感，即不可用。如风寒、风温正盛之时，而用桑皮、地骨，

疗。不过，麻疹出疹期限最短，只有三天。治疗时一律应该以辛凉之品为主，而俗用的防风、陈皮、升麻、柴胡之类都应禁用。一般的医生一见发疹，动辄辛温发表，这是不正确的。一般来说，应先用辛凉清解，再用甘凉之品来善后。若患赤疹，而误用麻黄、三春柳等辛温之品，会损伤肺气，症见气喘、咳嗽，甚至厥逆，初期用辛凉之品，如苦桔梗、旋覆花，桔梗上行，旋覆花降气；病情严重用白虎汤加旋覆花、杏仁；再接着用甘凉之品加旋覆花；若咳嗽明显缓解，去旋覆花。凡遇到小儿连续咳嗽数十下，气中断不能回转，等了一会呼吸回转之时喉中似有青蛙鸣叫之声，可用千金苇茎汤合葶苈大枣泻肺汤治疗。近来有医生用大黄，这是杀害患者之举。因为葶苈走肺经气分，虽也兼走大肠，但是此药先入肺后到大肠，且方中有大枣缓和药性，使其不致急趋直下。大黄则纯粹走肠胃血分，能攻下有形积滞，并不入肺经，这是白白伤了无病之处。如果固执己见，病在脏而泻其腑，会误治的。

钱氏所制泻白散，方用桑白皮、地骨皮、甘草、粳米，治疗肺经火热，症见皮肤蒸热，傍晚时热势较重，气喘咳嗽，气急，面肿等热郁于肺，肺气上逆。历来注释此方的医家，只说其功效，不说其弊端。比如李时珍就以此方作为泻肺热之代表方，甚至高明的医生如王晋三和叶天士，也随意应用此方。我吴瑭认为此方用来治疗热证后期，小儿痘证后期，外感邪气已尽，真气尚未恢复，症见咳嗽气逆，身体虚热的，效果确实良好。但是若尚有一丝一毫未解之外邪，就不可使用。如风寒或风热病邪正盛，用桑白皮、地骨皮，或者在其他的方剂中加桑白皮、地骨皮，

或于别方中加桑皮，或加地骨，如油入面，锢结而不可解矣。考《金匮》金疮门中王不留行散，取用桑东南根白皮以引生气，烧灰存性以止血，仲景方后自注云：小疮即粉之，大疮但服之，产后亦可服，如风寒，桑根勿取之。沈目南注云：风寒表邪在经络，桑根下降，故勿取之。愚按：桑白皮虽色白入肺，然桑得箕星之精，箕好风，风气通于肝，实肝经之本药也。且桑叶横纹最多而主络，故蚕食桑叶而成丝，丝，络象也；桑皮纯丝结成象筋，亦主络；肝主筋，主血，络亦主血，象筋与络者，必走肝，同类相从也。肝经下络阴器，如树根之蟠结于土中；桑根最为坚结，《诗》称"彻彼桑土"，《易》言："系于苞桑"是也。再按：肾脉之直者，从肾上贯肝膈，入肺中，循喉咙，挟舌本；其支者，从肺出络心，注胸中。肺与肾为子母，金下生水。桑根之性，下达而坚结，由肺下走肝肾者也。内伤不妨用之，外感则引邪入肝肾之阴，而咳嗽永不愈矣。吾从妹八九岁时，春日患伤风咳嗽，医用杏苏散加桑白皮，至今将五十岁，咳嗽永无愈期，年重一年，试思如不可治之嗽，当早死矣，如可治之嗽，何以至四十年不愈哉？亦可以知其故矣。愚见小儿久嗽不愈者，多因桑皮、地骨，凡服过桑皮、地骨而嗽不愈者，即不可治，伏陷之邪，无法使之上

都会使外邪锢结难解，就好比将油倒入面粉一样，很难分开。参考《金匮要略》金疮门载有王不留行散方的条文，其用桑东南根白皮来引生气，烧灰存性来止血。张仲景在方后自己注解说：创伤较小的，用药粉直接外敷即可；创伤面大的，用本散内服；产后出血也可服用此方，如遇外感风寒之邪，就不能用桑白皮。沈目南注解说：风寒表邪在经络，桑白皮性偏下降，故不宜选用。我认为：桑白皮虽色白入肺经，但是桑树裹受箕星之精华，箕星好风，风气通于肝，所以说桑白皮应该是肝经之要药。且桑叶上横纹较多，主要是络，因此蚕食桑叶而能吐丝，丝即是与络相似。桑白皮系细丝聚集而成，像筋一样，也主络脉。肝主筋脉，也主血，络也主血，因此类似筋和络的，也必入肝经，同类相从的道理。肝经向下环绕阴器，就像树根盘结于泥土之中。桑根最为盘结坚硬，《诗经》有云"彻彼桑土"，《易经》说："系于苞桑"，就是说这个。再者，足少阴肾脉直行的一支从肾上行，贯通肝膈，入于肺中，循行喉咙，夹于舌之根；其分支从肺部分出，络于心，注于胸中。肺与肾相为母子，肺金下而生水。桑根性下达而坚结，由肺下走肝肾，因此内伤病用桑根无妨，但是外感病用桑根，会引邪内陷于肝肾之阴，导致咳嗽迁延难愈。我妹妹八九岁时，在春天得了伤风咳嗽，医生用杏苏散加桑白皮，现在已近五十岁，咳嗽一直没有痊愈，还一年比一年加重。试想下，如果她所患咳嗽属不治之证，早就死了；如果是可治的咳嗽，为什么迁延四十年还不好？可见这是误用桑白皮的缘故。我遇到小儿久咳不愈，大多是因服用了桑白皮、地骨皮。凡服桑白皮、地骨皮后咳嗽难愈者，就没法治疗，因为伏邪内陷，无法再使其上出。不能用地骨皮的原因，我是从张仲景先师认为外感风寒不可用桑白皮领悟到的。一般来说，树木的根都生长于土中，为何枸杞的根要命名为"地骨"呢？这是因为枸杞的根非常深，直达黄泉，没有极限，因此古人又称它为"仙人枝"，意思是说普通人搞不清楚枸杞的根究

出也。至于地骨皮之不可用者，余因仲景先师风寒禁桑皮而悟入者也。盖凡树木之根，皆生地中，而独枸杞之根，名地骨者何？盖枸杞之根，深入黄泉，无所终极，古又名之曰仙人枝，盖言凡人莫得而知其所终也。木本之入下最深者，未有如地骨者，故独异众根，而独得地骨之名。凡药有独异之形，独异之性，得独异之名者，必有独异之功能，亦必有独异之偏胜也。地骨入下最深，禀少阴水阴之气，主骨蒸之劳热，力能至骨，有风寒外感者，而可用之哉！或曰：桑皮、地骨，良药也，子何畏之若是？余曰：人参、甘草，非良药耶？实证用人参，中满用甘草，外感用桑皮、地骨，同一弊也。

万物各有偏胜论

无不偏之药，则无统治之方。如方书内所云：某方统治四时不正之气，甚至有兼治内伤产妇者，皆不通之论也。近日方书盛行者，莫过汪切（rèn）庵《医方集解》一书，其中此类甚多，以其书文理颇通，世多读之而不知其非也。天下有一方而可以统治四时者乎？宜春者即不宜夏，宜春夏者更不宜秋冬。余一生体认物情，只在五谷作饭，可以统治四时饿病，其他未之闻也。在五谷中尚有偏胜，最中和者莫过饮食，

竟有多深。树木之根在泥土中没有比枸杞的根更深的，与众不同，因此惟独枸杞根以"地骨"命名。凡是药物有独特的形状，独特的性质，独特的名称，必然具有独特的功效，也必然具有偏胜之性。地骨入土最深，禀受少阴水阴之气，主治骨蒸劳热，其药力能深透入骨。有风寒外感者，邪在表，怎可用此药呢？或许有人说桑白皮、地骨皮都是良药，为什么你如此害怕用他们呢？我说：人参、甘草不也是良药吗？但是如果实证用人参，腹满用甘草，与外感用桑白皮、地骨皮一样，都会使得病情加重。

药物都具有偏性，所有的方剂都不可能包治百病。如果有书敢说某个方剂能够包治四时不正之气，甚至还可兼治内伤病和妇科产科疾病，都是说不通的。近世最流行的方书没有能比得过汪昂的《医方集解》，但是该书中此类说不通、道不明的内容也很多。由于此书文笔好，说理也较通顺，世人喜欢读此书，但却不知其中的错误。天下究竟有没有一首方剂能够包治四时之病呢？一般来说，适宜春季疾病的方剂，就不适应夏季之疾，适宜春夏季疾病的方剂，就不适应秋冬季之疾。我一生认识事物，发现只有五谷之食物，能够包治四时之饿病，除此之外，再没有发现能够包治四时疾病的方剂。进一步来说，五谷之性其实也各有偏胜，饮食应该算最中和的了，但是

且有冬日饮汤，夏日饮水之别，况于药乎！得天地五运六气之全者，莫如人，人之本源虽一，而人之气质，其偏胜为何如者？人之中最中和者，莫如圣人，而圣人之中，且有偏于任，偏于清，偏于和之异。千古以来，不偏者，数人而已。常人则各有其偏，如《灵枢》所载阴阳五等可知也。降人一等，禽与兽也；降禽兽一等，木也；降木一等，草也；降草一等，金与石也；用药治病者，用偏以矫其偏。以药之偏胜太过，故有宜用，有宜避者，合病情者用之，不合者避之而已。无好尚，无畏忌，惟病是从。医者性情中正和平，然后可以用药，自不犯偏于寒热温凉一家之固执，而亦无笼统治病之弊矣。

即使如此，还有冬天喝汤，夏季饮水的区别，更不要说药物了。自然界中得天地五运六气最全的要算是人，人之本源虽然相同，但是其体质各有偏胜。人之中最具中和之性的莫过于圣人，然而圣人也有偏于坚韧，偏于清静，偏于温和的区别。千百年来完全不偏不倚的只有几个人而已。常人都各有所偏，比如《灵枢》所载阴阳五等就可以知道。比人低一等的，有飞禽走兽；比飞禽走兽低一等的，有树木；比树木低一等的，有草类；比草类再低一等的，有金属和岩石，这些都有所偏胜。用药物来治疗疾病，目的就是以偏治偏。由于药物俱有偏胜，因此用药时有的宜用，有的忌用。适合病情的可用，不适合的就不用。医生用药不应该有什么喜好或憎恶，用药的唯一依据就是疾病的性质。医生只有内心中正平和，才能够选方用药，自然不会拘泥于寒热温凉一派之言，更不会用一首方剂包治百病。

草木各得一太极论

古来著本草者，皆逐论其气味性情，未尝总论夫形体之大纲，生长化收藏之运用，兹特补之。盖芦主生，干与枝叶主长，花主化，子主收，根主藏，木也；草则收藏皆在子。凡干皆升，芦胜于干；凡叶皆散，花胜于叶；凡枝皆走络，须胜于枝；凡根皆降，子胜于根；由芦之升而长而化而收，子则复降而升而化而收矣。此草木各得一太极之理也。

自古以来编撰本草书籍之人，都是逐个论述药物的性味功效，而没有从总体上论述药物形体，以及其生、长、化、收、藏的内容，因此在此特作补充。芦头部主生，干与枝叶主长，花主生化，果实主收，根主藏，这是木本植物的共性。草类植物的收和藏都在果实。凡是干都有上升之性，芦头上升的作用比干更大；凡是叶都有发散之性，而花比叶发散的作用更大；凡是枝都有入络之性，而须入络的作用比枝更大；凡是根都有下降之性，而果实下降的作用比根更大。由芦头开始生，再长、再化、再收，果实则又再下降，而后又再升、再化、再收。如此升、降、浮、沉循环往复，因此说草木都具有太极阴阳循环之规律。

愚之学，实不足以着书，是编之
作，补苴罅（jū xià）漏[1] 而已。末附
二卷，解儿难、解产难，简之又简，只
摘其吃紧大端，与近时流弊，约略言之
耳。览者谅之。

　　我的学问实不足以著书立说，编写此书目的，只是补充前人的一些疏漏之处而已。书末所附解儿难、解产难两卷，内容简之又简，只选择临床上至关重要的几点，并提出近时流弊错讹之处，也是粗略介绍，请读者谅解。

---

[1] 补苴罅漏：意指弥补文章理论等的缺漏，泛指弥补事物的缺陷。